HISTOIRE

DU

CHOLÉRA-MORBUS ASIATIQUE.

MARSEILLE. — Imprimeric de Marius OLIVE, rue Paradis, 47.

HISTOIRE

DU

CHOLÉRA-MORBUS

ASIATIQUE

DEPUIS SON DÉPART DES BORDS DU GANGE EN 1817
JUSQUES A L'INVASION DU MIDI DE LA FRANCE EN 1835,

ACCOMPAGNÉE

DE TABLEAUX STATISTIQUES

dressés d'après des documens officiels,

PAR

AUGUSTIN FABRE ET FORTUNÉ CHAILAN.

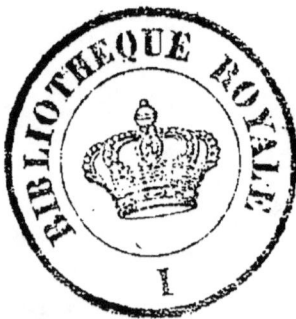

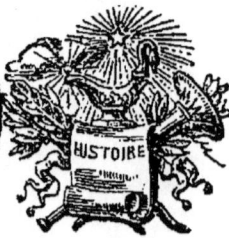

MARSEILLE,
CHEZ MARIUS OLIVE, ÉDITEUR,
rue Paradis, 47.

PARIS,
CHEZ HIVERT, LIBRAIRE,
quai des Augustins.

—

1835.

INTRODUCTION.

DEPUIS dix-huit ans on a beaucoup écrit sur le choléra-morbus oriental; on a parlé de ses symptômes, de son caractère, de ses ravages, de tout ce qui lui appartient et le constitue : mais tout ce qu'on en a dit dans chaque contrée n'est qu'une partie plus ou moins étendue de son histoire; ce n'est pas, ce ne pouvait pas être son histoire complète, car les matériaux jetés çà et là n'ont jamais été réunis et coordonnés , les élémens épars n'ont pas été fondus dans un ensemble.

Ce grand travail était à faire, et nous l'avons entrepris. Nous avons étudié la marche du fléau des Indes, nous l'avons suivi pas à pas depuis 1817 jusqu'en 1835 , depuis les bords du Gange jusqu'en Provence, et nous offrons à nos concitoyens le fruit de nos recherches.

La tâche était difficile, nous ne le dissimulons pas : était-elle au dessus de nos forces ? y a-t-il eu témérité de notre part ? nos lecteurs prononceront.

Étrangers à l'art de guérir, nous ne serions pas entrés dans
la lice s'il ne s'était agi que de matières médicales ; le silence
eût été pour nous une loi de convenance et de nécessité :
mais dans des questions de fait, d'observation, de chiffres et
de logique, nous nous sommes crus compétens, et n'accor-
dons à personne le droit de dire le contraire. Dans un sujet
qui tient de si près à la médecine, s'il nous arrive de porter
nos pas sur le domaine de cette science, c'est toujours à bon
escient. D'ailleurs l'usurpation, si c'en est une, n'est que
passagère et sans conséquence ; nous ne sommes point coutu-
miers du fait, Dieu nous en garde ! le peu que nous en connaissons n'est pas fait pour nous tenter : profanes que nous
sommes, nous avons hâte de sortir du sanctuaire d'Esculape,
où nous n'ayons vu que des ténèbres, où nous n'avons entendu
que de vaines disputes sans profit pour la raison et pour l'humanité. Après tout, lorsque les médecins, mis en face du
choléra, ont été dûment atteints et convaincus d'impuissance
complète, pourquoi ne nous serait-il pas permis d'élever la
voix ? pourquoi ne pourrions-nous pas rendre compte de nos
opinions consciencieuses ?

Quand nous avons mis la main à l'œuvre, nous n'avions
jamais réfléchi au mode de propagation du choléra ; nous
n'avions aucune idée formée d'avance sur une question importante qui a mis et qui met encore tant d'esprits en mouvement. Chez nous point d'opinion préconçue, de parti pris,
de système arrêté ; nous étions dans cette disposition intel-
lectuelle qui permet de bien connaître, et conséquemment de
bien juger. Notre manière de procéder ne pouvait pas être
plus rationnelle et plus philosophique. En faisant connaissance
intime avec le fléau d'Asie, en étudiant ses progrès dans
chaque pays, les doutes se sont évanouis insensiblement, les
nuages se sont dissipés, la lumière est entrée dans notre ame,
et notre conviction, cédant à l'éloquence des faits, au pou-

voir d'une irrésistible logique, a été pleine et entière sur la transmission du choléra, c'est-à-dire sur sa propriété contagieuse.

Il est vrai de dire que les obstacles se sont présentés en foule : notre cadre s'élargissait sans cesse devant la persévérance de nos labeurs, et plus nous avancions dans la carrière, plus le but semblait s'éloigner; mais nous n'avons pas désespéré de nous-mêmes et n'avons point failli à nos devoirs d'historiens. Un soin religieux a présidé à notre tâche. Au milieu d'une mer semée d'écueils et fertile en tristes naufrages, nous avons eu pour guides la constance, le zèle, l'impartialité, l'amour du bien, une volonté forte; et nous voilà, graces au Ciel, sur des rivages protecteurs.

Sans doute la critique aura à s'exercer sur notre œuvre; mais les hommes désintéressés et de bonne foi, au jugement desquels nous en appelons, feront la part de toutes choses. Dans une histoire dont le sujet est aussi étendu que les pays ravagés par un fléau épouvantable, dans un travail qui a exigé d'immenses recherches et qui est surchargé d'innombrables détails, qui mentionne tant de faits divers, tant de dates, tant de chiffres, tant de circonstances minutieuses mais nécessaires, qui présente tant de tableaux et fait tant de rapprochemens, qui embrasse enfin dans un cercle si vaste tant d'élémens de statistique, tant d'objets de toute couleur et de toute nature, comment n'y aurait-il point quelques erreurs? vulgaires écrivains, comment n'aurions-nous point payé à la faiblesse humaine un tribut que lui paient si souvent tant d'intelligences supérieures, devant lesquelles nous courbons un front respectueux? mais ces erreurs sont involontaires, nous l'attestons sur notre honneur : le Ciel nous est témoin que nous avons fait tous nos efforts pour atteindre la vérité, but unique de nos études, et pour découvrir la lumière au milieu des nuages amoncelés autour d'elle par de fausses doctrines, par des opinions systématiques, par les calculs de l'intérêt privé. Nous avons constamment puisé aux sources officielles, et n'avons accueilli que des documens authentiques et des témoignages dignes d'une confiance absolue. Des magistrats, des administrateurs, des personnages éminens par leur instruction, leur caractère et leur position sociale, ont bien voulu nous faire des communications utiles ; nous les prions d'agréer l'expression publique de notre gratitude profonde. Quand des faits incertains et des choses douteuses se sont montrés à nous, nous nous sommes abstenus, selon la maxime du sage. A défaut de talent, il y a de la conscience dans notre ouvrage, et nous pouvons du moins dire ce que disait Montaigne de son œuvre immortelle : *Ceci est un livre de bonne foi.*

HISTOIRE

DU

CHOLÉRA-MORBUS.

LIVRE PREMIER.

Caractère du choléra-morbus et frayeurs qu'il inspire. —Son ancienneté.
— La peste noire était une autre maladie. — Tableau d'un cholérique.
— Diverses espèces de choléra. —Le choléra asiatique, parti de Jessore
en 1817, ravage la péninsule indienne. — Les îles de l'archipel indien
en sont tour-à-tour atteintes. — Les vastes contrées de l'Asie orientale
deviennent aussi le théâtre de ses fureurs. — Le fléau envahit ensuite
la presqu'île arabique, la Perse, la Mésopotamie et la Syrie. —La
caravane de la Mecque l'introduit en Egypte. — Preuve évidente de
son importation dans ce pays. — Une frégate anglaise atteinte de la
maladie infecte l'Ile-de-France. — L'île Bourbon s'en garantit
d'abord, mais finit par en recevoir les atteintes. — Effets salutaires des
mesures d'isolement et de séquestration.

PARMI les fléaux qui désolent l'espèce humaine
il faut placer en première ligne le choléra-morbus
asiatique, redouté par-dessus toute autre maladie
en raison des funestes extensions qu'il a prises
depuis dix-huit ans. Cette épidémie cruelle, sor-

tant de la sphère étroite où elle était restée cir-
conscrite, a traversé toutes les mers, franchi les
chaînes des plus hautes montagnes, successivement envahi une immense étendue de terre, pendant des saisons opposées et sous toutes les latitudes. Cinquante millions d'hommes ont succombé à ses atteintes (1). Comment caractériser
la violence de cet agent de destruction dont le
nom seul agit partout comme un talisman redoutable? A son approche, tout fuit, tout se précipite
en désordre. Mal bizarre dans ses fureurs et mys-
térieux dans ses voies, il se rit de nos vains calculs,
se joue de nos stériles théories, trompe tous les
efforts de nos sciences, si fières de leurs progrès;
et pendant que l'on dispute sur son véhicule, sur
son principe, sur son mode de propagation, sur
les moyens d'échapper à ses coups, lui ne se permet pas un moment de repos, et n'abandonne
une victime que pour se ruer sur une autre. Hideux
ministre de la mort, monstre doué d'une activité
dévorante, il chemine faisant une horrible mois-
son, et prélève un tribut immense sur les peuples

(1) M. Moreau de Jonnès, dans son excellent rapport au conseil
supérieur de santé sur le choléra-morbus pestilentiel, ouvrage
publié en 1831, évalue à quarante millions le nombre des
victimes du fléau indien. Ce chiffre indiqué par un écrivain si
laborieux et si exact paraît le plus rapproché de la vérité ; en
suivant une proportion raisonnable, c'est à cinquante millions
que nous devons arriver aujourd'hui.

saisis d'effroi. Tous les rangs, toutes les conditions, tous les âges, lui demandent en vain merci :
dans les rians palais de l'opulence comme dans
les tristes asiles de la pauvreté il faut subir sa
loi meurtrière. Ah! c'est alors que la vie est chose
bien frêle! le fléau frappe, et l'homme de la santé
la plus robuste passe dans quelques heures à
l'état d'un cadavre en décomposition; il frappe, et
soudain retentissent des accens lamentables. Le
dévouement, le courage, il n'en a pas souci; la
beauté, le talent, il les balaie comme une vile
poussière. En présence de cette grande calamité
que deviennent nos espérances ambitieuses, nos
projets de long avenir, et nos rêves dorés, et nos
pensées d'orgueil ?

L'existence du choléra remonte aux temps les
plus anciens. Signalé par Hippocrate (1), qui le
combattait à l'aide des lotions chaudes, il a été
merveilleusement décrit par Arétée de Cappa-
doce, qui écrivait au commencement du cinquième siècle. La symptomatologie nette, exacte,
complète, que cet auteur nous a transmise, laisse
à peine quelque chose à désirer à l'esprit le plus
sévère, et sur ce point ceux qui ont écrit long-
temps après Arétée n'ont guère fait que le copier (2).

(1) Au livre VII, des Épidémies.
(2) *Rapport de l'académie royale de médecine de Paris sur le
choléra-morbus*. 1831.

On pourrait, sous certains rapports, comparer
le choléra des Indes Orientales à la terrible maladie connue sous le nom de *peste noire* qui ravagea le monde vers le milieu du quatorzième siècle;
on croit même généralement que cette peste n'est
autre chose que le choléra, mais cette opinion est
une erreur.

Dans la haute Asie, où la peste noire prit naissance, un saignement de nez annonçait l'invasion
du mal et était en même temps l'indice d'une
mort certaine et prochaine. A Constantinople,
l'historien impérial Cantacuzène parle de grosses
tumeurs purulentes aux aisselles et aux aines,
dont l'ouverture procurait du soulagement aux
malades; il parle, en outre, de petites tumeurs
aux bras, au visage et sur d'autres parties du
corps. Chez plusieurs apparaissaient sur tous les
membres des pétéchies noires, isolées ou con-
fluentes. Ces caractères ne se rencontraient pas
sur tous les malades; un seul suffisait quelquefois
pour causer la mort, et dans d'autres cas leur
réunion n'empêchait pas de guérir. Les accidens
cérébraux étaient fréquens. Plusieurs malades per-
daient la parole par la paralysie de la langue;
d'autres étaient en proie aux anxiétés et à l'in-
somnie; la soif était ardente, et les souffrances
duraient ainsi sans adoucissement jusqu'à la mort,
que plusieurs hâtaient dans leur désespoir.

Nous ne voyons encore là que les symptômes ordinaires de la peste orientale; mais il s'y joignit des accidens plus graves qui ne se sont pas représentés dans d'autres temps : les organes de la respiration étaient frappés d'inflammation gangréneuse; les malades ressentaient de vives douleurs à la poitrine, et leur haleine répandait une infection mortelle (1).

Dans les contrées occidentales ce dernier phénomène fut prédominant; une fièvre violente avec hémoptysie tuait dans les trois premiers jours.

De grandes perturbations physiques avaient précédé en Europe l'invasion de la peste noire, comme si la nature eût voulu annoncer l'approche d'une des calamités les plus affreuses dont les hommes ont gardé le souvenir. « Durant ces « temps, dit un historien de France (2), les hommes étaient tourmentés de tous les fléaux du Ciel; « un tremblement de terre universel renversait les « villes entières, déracinait les arbres et les montagnes, et remplissait les campagnes d'abîmes si « profonds qu'il semblait que l'Enfer eût voulu « engloutir le genre humain. » A Florence, au commencement de la contagion, on voyait se manifester

(1) *Recherches sur la peste noire du* XIVᵉ *siècle,* par le docteur Hecker, professeur à Berlin. — *Gazette médicale de Paris* du 31 mai 1832.

(2) Mézeray, *Hist. de France*, in-folio, t. II.

à l'aine ou sous les aisselles un gonflement égal à
la grosseur d'un œuf; plus tard ce gonflement parut indifféremment dans toutes les parties du corps;
plus tard encore la maladie changea de symptôme
et se déclara le plus souvent par des taches noires
ou livides. L'art d'aucun médecin ne pouvait arrêter le mal (1).

Tous les pays de l'Europe furent successivement
atteints par cette épouvantable maladie, à l'exception du Brabant, qui s'en ressentit à peine, par le
plus étonnant des priviléges. La peste noire régna
en Provence pendant seize mois, et une vieille
chronique s'exprime ainsi : « En 1348 fut une
« mortalité de gent en Provence et en la Langue-
« doc, si très grande qu'il n'y demoura pas la
« sixième partie du peuple (2). » Enfin le fléau
atteignit la Russie en 1351, deux ans après le
midi de l'Europe, et plus de trois ans après
Constantinople; il s'y montra avec des symptômes
à peu près les mêmes et y fit d'affreux ravages.
La maladie commençait par des frissons, de la
chaleur, des douleurs pongitives dans le dos et
les épaules, des glandes dans les cavités char-

(1) De Sismondi, *Hist. des républiques italiennes au moyen-
âge*, t. VI, ch. 28.

Cet auteur a emprunté la description de cette peste à la fa-
meuse introduction du *Decamerone* de Boccace.

(2) Le traducteur contemporain de la petite chronique manuscrite de France ou de Saint-Denis.

nues du corps ; puis venait un violent crachement de sang, et le malade expirait le second ou le troisième jour (1). La peste noire se propagea dans le Nord avec rapidité, et la république d'Islande fut anéantie ; les habitans épars de cette île glacée cessèrent de former un corps de nation (2).

Partout où la contagion régna, il suffisait, non seulement de converser avec les malades ou de s'approcher d'eux, mais de toucher aux choses qu'ils avaient touchées, pour être frappé sur-le-champ (3) ; on pensa même que les regards avaient le pouvoir de lancer le mal au loin, soit que l'éclat inusité des yeux inspirât cette idée, soit qu'elle ne fût qu'un résultat des anciennes croyances sur la fascination (4).

A Avignon le pape fut obligé de bénir le Rhône, où l'on jetait les morts, les cimetières ne suffisant pas pour les recevoir. Partout le peuple en délire, passant du sentiment à l'action, se précipita sur les Juifs, objets d'horreur dans le moyen-âge ; on égorgea ces malheureux, faussement accusés d'empoisonner les puits et les fontaines ;

(1) Hecker, ouv. cité. — Karamsin, *Hist. de l'empire de Russie*, t. IV, ch. 10.

(2) La ville de Trapani en Sicile fut complètement déserte ; tous les habitans moururent jusqu'au dernier.

(3) De Sismondi, ouv. cité.

(4) *Gazette médicale de Paris*, n. cité.

on les brûla sans miséricorde, on n'épargna pas même les enfans au berceau (1).

La terreur détruisit les relations sociales et les liens de famille ; les lois perdirent leur empire au milieu de la confusion universelle ; chacun vécut dans l'isolement et ne suivit que l'impulsion de ses caprices. Dans l'Europe entière, les trois cinquièmes de la population furent détruits (2). En général il périt beaucoup plus de jeunes gens que de vieillards, et partout où la peste cessa, l'espèce humaine se multiplia d'une manière extraordinaire, la nature accordant une vigueur nouvelle à la force génératrice (3). Les morts furent bientôt oubliés, et le monde, où tout reprit sa place, appartint encore aux vivans, livrés à toute l'activité des affaires, entraînés par les mêmes goûts, les mêmes habitudes et les mêmes passions (4).

(1) Banage, *Histoire des Juifs.* — *Voy.* aussi mon *Histoire de Provence*, t. II, chap. 25.

(2) De Sismondi, *ibid.*

(3) Montfaucon dit que les femmes accouchaient alors très fréquemment de deux ou trois enfans à la fois *(Monumens de la monarchie française*, t. II, f° 282).

(4) Une vieille chronique allemande peint naïvement cette résurrection sociale : « Après que la mortalité, les processions de flagellans, les pélerinages à Rome, le massacre des Juifs, eurent cessé, le monde recommença à vivre et à être joyeux, et les hommes se firent de nouveaux habits. »

Le caractère de la peste noire est évident, c'est la peste d'Orient avec ses bubons gangréneux; mais elle présente un épiphénomène tout spécial qui la suit dans son long voyage, c'est la gangrène du poumon : car on ne peut voir autre chose dans cette vive douleur de poitrine, cette hémoptysie et cette haleine empestée que signalent tous les contemporains (1).

Aperçoit-on les symptômes du choléra-morbus dans les signes caractéristiques de la peste noire? y voit-on les crampes, les vomissemens, la dyssenterie, et surtout la suppression des urines, marque la plus certaine du fléau indien? non certainement. Jetez les yeux sur un cholérique : l'infortuné, quel affreux spectacle il présente ! la prostration de ses forces est complète, et bien souvent il est en proie à des douleurs déchirantes; une sueur froide inonde son corps tandis qu'une chaleur brûlante le dévore entièrement; la soif est inextinguible; ses traits décomposés expriment un abattement absolu, une anxiété profonde; de sa poitrine resserrée s'exhale un souffle glacial, et sa bouche est souillée de matières vomies; sa voix est faible et comme sépulcrale; le cœur cesse de remplir ses fonctions, le sang ne circule plus, la cyanose se manifeste; la physionomie

(1) *Gazette médicale de Paris*, ibid.

crispée, les yeux enfoncés, caves, entourés d'un cercle livide, donnent au malade un aspect cadavéreux. Objet de pitié pour les uns et d'horreur pour les autres, il conserve la plénitude de son intelligence dans l'anéantissement de ses facultés vitales ; sa raison lui permet de faire librement ses adieux à la terre, et de son lit de douleur il peut voir les apprêts de ses funérailles.

La maladie dite *trousse-galant*, qui parcourut l'Europe entière en l'année 1600, ne doit pas être confondue avec le choléra-morbus, ainsi que Tissot, célèbre médecin suisse, l'a fait par erreur dans un ouvrage publié en 1770 (1). Zacutus Lusitanus a décrit le trousse-galant sous le nom de colique, après avoir décrit le choléra quelques pages plus haut. Cette colique, Zacutus l'attribue à une force occulte, à une altération pestilentielle de l'air (2).

Le choléra-morbus avec ses caractères tranchés s'est offert bien des fois aux observateurs de tous les pays ; on l'a vu paraître accidentellement sur un seul individu, ou sur quelques personnes isolément, développé par l'action de causes prédisposantes particulières à l'organisme attaqué : ainsi réduit à des limites peu étendues, il est appelé *sporadique*.

(1) Cet ouvrage a pour titre : *Avis au peuple sur sa santé.*
(2) *Rapport de l'académie royale de Paris.*

Il n'est pas rare de voir le choléra régner sous l'influence d'une constitution déterminée de l'atmosphère, et par forme de petite épidémie (1); c'est un mode qu'il a suivi fréquemment, et on l'appelle alors *catastique* : ainsi l'ont vu à Londres Sydenham en 1669 et en 1676, Huxham en 1741; ainsi a-t-il été noté à Paris à diverses époques, et notamment en 1730 et en 1780, temps où l'on remarque déjà que la maladie est plus funeste aux hommes qu'aux femmes; ainsi il en est fait souvent mention vers le milieu et la fin du siècle dernier dans les transactions du bureau sanitaire de Madras. A peu près vers la même époque le docteur Johnson fut témoin de son apparition sur la côte orientale de Ceylan. On prétend aussi que le choléra a paru en 1770 à Arcot sur la côte de Coromandel, et en 1775 dans l'île Bourbon (2).

Les annales de la science médicale nous font voir le choléra dans des contrées particulières qu'il a choisies pour séjour : c'est le choléra endémique (3), depuis long-temps observé dans

(1) *Rapport de l'académie royale de médecine de Paris.*

(2) Mémoire de Montbrion, dans le *Journal des travaux de l'académie de l'industrie*, t. 1, n° 7.

(3) Le choléra existe encore à l'état symptomatique, lié à des cas divers de maladies aiguës. Dans les contrées méridionales on le trouve joint aux fièvres bilieuses fortes, aux fièvres typhoïdes internes.

l'Inde (1); il ne franchissait jamais les bornes que
lui assignaient les causes locales et les influences
hygiéniques qui lui donnaient naissance.

Mais le choléra prenant un caractère de propagation désastreuse, le choléra, voyageur rapide et
brutal, rendant le globe entier tributaire de ses
lois de mort, le choléra régnant avec fureur sous
l'action de causes occultes indépendantes du
changement des saisons, des vicissitudes de la
température, des conditions de la géologie et des
individualités physiques, le choléra ainsi produit
était heureusement inconnu dans l'histoire de la
médecine (2); son importance et sa célébrité sont
récentes.

DÉVELOPPEMENT DU CHOLÉRA-MORBUS

EN ASIE ET EN AFRIQUE.

───

PÉNINSULE INDIENNE.

L'époque de la grande extension du choléra
date de l'année 1817. Il fit sa première apparition
à Jessore, ville populeuse située sur le delta du
Gange, à 33 lieues nord-est de Calcutta. Le 19 août

(1) Les effets du choléra indien sont exprimés par les mots
de ce proverbe usité à la côte de Coromandel : *Vomir et mourir.*
(2) Rapport de l'académie royale de médecine de Paris.

le docteur Tytler fut appelé auprès du premier malade, et du 20 au 21 du même mois quinze personnes moururent frappées du fléau. En quelques semaines on compta six mille victimes dans le seul district de Jessore; les habitans épouvantés cherchaient dans la fuite le moyen d'échapper à la mort : personne ne croyait que le mal provenait de l'impureté de l'atmosphère ou de quelque cause générale; on le considérait comme l'effet d'alimens altérés, et le docteur Tytler lui-même l'attribua d'abord à la mauvaise qualité du riz, qui, comme on sait, est la principale nourriture des Indiens.

Des fuyards atteints de la maladie contagieuse la répandirent alors le long du Gange : elle attaqua violemment les Indiens de Calcutta, et les Européens n'en ressentirent les cruels effets qu'au mois de septembre; elle parvint à son plus haut période depuis janvier jusqu'à la fin de mai 1818. Peu de villes ont été épargnées entre Silhet et Kattak, depuis l'embouchure du Gange jusqu'à son confluent avec la Jumma, formant un territoire de 165 lieues de long.

Du 6 au 7 novembre de la même année le choléra surprit le centre de l'armée anglaise sous les ordres du marquis d'Hasting, rassemblée sur les bords du Sinde, l'un des grands affluens de la Jumma, au moment où elle allait entrer en cam-

pagne contre les peuples les plus redoutables de
l'Indoustan; cette armée fut changée en un vaste
hôpital, et le dixième des troupes succomba (1).
Le 9 avril de l'année suivante le mal vint atta-
quer la division de gauche de l'armée anglaise
à Jubbulpore, au centre de la presqu'île de l'Inde.
Un corps détaché dont la santé avait été parfaite
pendant le siége de la forteresse de Chanda malgré les fatigues qu'il avait souffertes, ne prit
l'infection qu'en passant par un village où elle
régnait.

Le choléra, suivant toujours la ligne des communications commerciales, ravagea la côte de Coromandel en 1818 et 1819. A Ellore, les prisonniers
renfermés dans un édifice environné de hautes
murailles échappèrent à la maladie, qui autour
d'eux frappait à coups redoublés (2). Au mois
d'octobre 1818 Madras en fut atteint. Le fléau se
calma, mais au mois de mai 1819 il reprit toute
sa violence, et cette irruption meurtrière se prolongea, avec quelque intermittence, jusqu'en
1820 (3).

(1) *History and administration of marquese Hasting* (Asiatic
Journal, t. XVI).

(2) Le même fait s'est reproduit dans d'autres localités asia-
tiques.

(3) *Courier of Madras,* 27 novembre 1820. — *Asiatic Journal,*
juin 1825.

Il y a sur la côte de Coromandel une ville réputée sainte entre toutes les villes indiennes ; son nom est Jaggrenah, et chaque année on y célèbre une fête religieuse qui rassemble jusqu'à douze cent mille pélerins remplis d'enthousiasme et de fanatisme. Là se font voir des choses étranges, témoignages affreux de l'égarement humain : on promène les idoles sur un char autour de la pagode, et les plus dévots se précipitent sous les roues, croyant gagner le Ciel par cette mort si folle. En 1821, pendant qu'une multitude innombrable se pressait à Jaggrenah, le choléra-morbus surgit au milieu d'elle comme une apparition foudroyante, et le sol fut jonché de morts : les idoles restèrent dans le temple sacré, le char fut immobile, et la terreur dispersa soudain tous ceux qui ne tombèrent pas sous les rapides coups du fléau dévorant.

Tandis que la maladie redoutable s'avançait du nord au sud le long des côtes de Coromandel, elle traversait de l'est à l'ouest la péninsule indienne. Aux premiers jours d'août 1818 elle atteignit les côtes du Malabar, et vint menacer l'île de Bombay, qui était autrefois l'un des grands entrepôts du commerce de l'Orient ; mais après la paix de 1815 la prospérité toujours croissante de Calcutta parut éclipser la sienne, et l'obligea à chercher de nouveaux débouchés à ses exportations. Le choléra régnait avec violence au village de Panwel, séparé de l'île par un canal de sept lieues, lorsqu'un homme venant de ce village infecta Bombay, ainsi que l'a constaté le docteur Taylor (1). La maladie fut en même temps portée dans l'île de Salsette, à sept lieues au nord, et il fut avéré qu'elle y était venue avec un détachement de troupes parti de Panwel pour y escorter un prisonnier.

Ce fut le commencement d'une irruption qui, renouvelée chaque année dans cette partie de l'Asie, a servi de centre et de point de départ aux lignes itinéraires par lesquelles le choléra s'est avancé jusqu'aux rives du golfe Persique, de la Méditerranée, de la mer Caspienne, et même de la Baltique.

Ce fléau régna avec violence à Bombay, et s'étendit dans tout le territoire de cette présidence, dont la surface a près de cinq cents lieues carrées. Pendant la mousson du sud-ouest il s'avança vers Surate à travers la partie occidentale de l'île de Salsette, et se propagea au midi le long de la côte du Malabar, envahissant les établissemens portugais, dont Goa est le chef-lieu (2).

ARCHIPEL INDIEN.

Au mois de février 1819 l'île de Ceylan reçut le germe du mal asiatique par les navires qui tra-

(1) *Report of the Bombay medical board.*
(2) Moreau de Jonnès, ouv. cité.

versent journellement le détroit de Manar, et communiquent avec la côte de la presqu'île de l'Inde, dont la population était alors infectée (1). Tout démontre que la ville de Colombo en fut atteinte par cette voie. Au mois d'août de l'année suivante le vaisseau anglais *le Léander*, à bord duquel le choléra s'était manifesté sur la rade de Pondichéry, s'étant rendu à Trinquemalé dans l'île de Ceylan, il y débarqua plusieurs personnes qui succombèrent à la maladie après l'avoir répandue dans cette ville. Du littoral le choléra s'étendit dans l'intérieur de l'île, et il pénétra jusqu'à Kandy, ville située au milieu des montagnes, à une grande élévation au dessus de l'océan. Il n'y a point de doute, dit la gazette officielle de Madras, que la maladie fut importée à Trinquemalé par *le Léander*.

L'île de Penang fut infectée au mois d'octobre 1819 par suite de ses relations journalières avec la presqu'île de Malacca, où le choléra avait éclaté dès le mois d'août.

En même temps la grande île de Sumatra reçut la maladie au moyen des embarcations nombreuses venant du continent. Bientôt le choléra se répandit sur toutes les côtes de l'île et pénétra dans la ville d'Achem : le roi pour y échapper

(1) *Report of the medical board of the Ceylan army.*

abandonna sa capitale, et forma un camp à l'embouchure de la rivière; mais le mal, étendant le cercle de ses ravages, le suivit dans cet asile, et l'intérieur de l'île fut bientôt en proie au fléau.

Java, que sa proximité semblait exposer à une irruption immédiate, ne fut cependant atteint qu'au mois d'avril 1821. La maladie se déclara d'abord à Samarang, où elle fut apportée par les jonques qui commercent avec cette ville, et se propagea ensuite le long de la côte, tuant jusqu'à cent personnes par jour. Le choléra s'assoupit en juillet dans les ports de mer, mais il s'étendit aux districts du centre, et régna même dans les montagnes les plus élevées. On porte dans cette irruption la perte de Batavia à 17,000 habitans, et celle de l'île entière à 102,000 (1).

A la même époque Bornéo, la troisième des îles de la Sonde, fut assaillie par le choléra : toute la garnison hollandaise de Pontianak en fut attaquée, et le résident, qui heureusement en réchappa, fut la seule personne qui put administrer des remèdes aux autres (2).

L'archipel des Moluques ne fut point préservé du choléra par sa position reculée à l'extrémité de l'océan indien : ses rapports fréquens avec

(1) Il paraît que de nouvelles irruptions ont envahi l'île de Java pendant les années suivantes.

(2) *Account of the court of Borneo,* London 1828.

Java, qui en était alors infecté, lui communiquèrent la cruelle maladie. Amboine en éprouva les ravages au printemps de 1823, et il paraît qu'en 1825
les troupes hollandaises en ont beaucoup souffert
dans leurs expéditions à Macassar, dans l'île des
Célèbes.

Dès 1820, des navires partis du Bengale, alors
désolé par le choléra (1), le portèrent aux îles Philippines, dont l'état sanitaire avait toujours été
satisfaisant. Une affreuse et subite mortalité jeta la
terreur parmi les habitans de Manille, capitale de
ces îles; la populace se souleva, accusant les Européens et les Chinois de produire la maladie par
leurs opérations magiques; elle en massacra un
grand nombre, et le naturaliste Godefroy, qui venait de faire une importante collection de reptiles et
d'insectes, fut une des premières victimes immo-
lées à ces croyances superstitieuses. Les Espagnols,
frappés d'effroi, ne firent rien pour sauver les malheureux sur lesquels se ruait une multitude en fureur; le navire anglais *le Dauntless*, alors mouillé
devant Manille, fut l'impuissant témoin de ces
affreux massacres, et se vit forcé de mettre à la

(1) Depuis 1817 le choléra-morbus a régné dans l'immense
territoire de la présidence du Bengale, ravageant successivement ses différentes parties, s'endormant presque toujours
aux approches de la saison froide et se ranimant dès les premières chaleurs.

voile (1). On porte à plus de 15,000 le nombre des habitans de Manille qui périrent dans la première quinzaine de l'invasion. Les capitaines des vaisseaux de commerce, persuadés que le choléra était contagieux, interdirent toute communication avec la terre, et cette sage mesure leur réussit complètement ; la même mesure, adoptée par le gouverneur de Cavité, ville située dans la partie méridionale de la baie de Manille, fut aussi couronnée d'un plein succès (2).

ASIE ORIENTALE.

Dès l'année 1817, peu de mois après sa première apparition dans le delta du Gange, le choléra se répandit le long des côtes orientales du golfe du Bengale, au delà des bouches du grand fleuve de Bourampouter. En 1819 il pénétra dans les provinces du royaume d'Aracan par les communications maritimes, passa dans la presqu'île de Malacca, puis dans le royaume de Siam, où son irruption fut des plus meurtrières. Bankok, capitale de ce royaume, fut en proie à une affreuse

(1) Gazette du gouvernement de Madras, 1er février 1821.
(2) Moreau de Jonnès.
Il paraît que le germe du choléra s'est manifesté dans l'archipel des Philippines, comme au Bengale, par une série de reproductions annuelles.

mortalité. Le peuple, livré à des superstitions ridicules, s'imagina qu'un génie malfaisant, caché sous la forme d'un poisson, déchaînait les fureurs d'une inexplicable maladie, et il l'exorcisa dans une solennité religieuse; mais la contagion se propageant avec plus de facilité au milieu d'une foule immense, immola sept mille personnes sur la place même où l'on célébrait la fête (1).

En 1823 le choléra exerça d'horribles ravages dans l'empire birman. La guerre contre cet empire ayant multiplié les communications entre le Bengale et les pays au delà du Gange, le choléra s'introduisit à la suite des troupes et des mouvemens maritimes : il pénétra à Assam avec un détachement dont il moissonna les officiers, et ne cessa qu'au bout de cinq mois; sa fin parut d'autant plus extraordinaire qu'on éprouvait alors une disette extrême et une inondation dangereuse.

Les vastes contrées maritimes du Cambodge et du Tonquin ayant été atteintes du choléra par leurs relations avec la Cochinchine, qui leur est intermédiaire, bientôt les rapports qu'ont eux-

___

(1) L'expérience démontre que les grandes réunions sont toujours funestes lorsqu'il y a dans un pays des germes contagieux.

Vingt-six mille ouvriers ayant été rassemblés en 1823 pour ouvrir un canal de navigation entre Saigou, capitale de la Cochinchine, et le royaume voisin de Cambodge, le choléra attaqua cette troupe de travailleurs et en fit périr presque un tiers.

mêmes les deux pays avec les provinces méridionales de la Chine y introduisirent le germe de la
maladie : pendant l'automne de 1820 les habitans
de Canton succombaient par milliers au terrible
fléau, qui depuis cette première irruption semble
s'être reproduit chaque année dans quelques-unes
des provinces chinoises; en 1823 le choléra avait
envahi Macao, et exerçait d'affreux ravages dans
l'intérieur de l'empire; il régna à Pékin, sa capitale, avec tant de violence que le peuple épuisa
tous les moyens de sépulture exigés par la multitude des morts, et il fallut que le trésor impérial
y pourvût; Nankin subit aussi les atteintes du
mal, et ses progrès s'accrurent dans la partie septentrionale de la Chine. En 1827 le choléra pénétra au delà de la grande muraille, dans la Tartarie chinoise. Tandis qu'il s'avançait ainsi vers les
hautes latitudes de l'Asie par ses progrès dans les
régions orientales de ce continent immense, il
s'en approchait encore par un autre chemin, celui
que suivent les caravanes de l'Indoustan, en se
dirigeant sur Balk, Samarkand et Boukara, par
les contrées de Lahore, Cashgar et Caboul.

PÉNINSULE ARABIQUE.

Le choléra, qui ravageait la côte du Malabar
depuis 1818, parvint en 1821 à traverser le golfe

de Guzarate avec les navires anglais, et à surgir d'abord à l'entrée du golfe Persique et bientôt sur tout son littoral intérieur. Il éclata à Mascate, située à l'extrémité de la presqu'île arabique, et qui est le port le plus fréquenté par les caboteurs de Bombay. Là, comme ailleurs, des idées supers- titieuses, des erreurs ridicules, circulèrent au sein d'une foule ignorante et la mirent en émotion : les Arabes ayant été frappés les premiers, les Indous prétendirent que le Ciel en courroux les punissait du crime de manger de la chair de vache; mais ils furent bientôt eux-mêmes atteints du fléau, qui frappa sans distinction toutes les classes d'habi- tans. Le nombre des morts devint si considérable qu'il ne fut plus possible de les enterrer, et on les jetait à la mer, en les conduisant au large pour que les vagues ne les rapportassent pas sur le ri- vage.

La contagion parut presque aussitôt dans les îles d'Ormus et de Kischmé, à l'ouverture du golfe Persique, et sur le passage des navires qui entrent dans cette mer. Elle enleva plusieurs officiers et un grand nombre de soldats de la garnison an- glaise qui occupait la dernière de ces îles, et les officiers de santé furent les premiers qui périrent.

Au mois d'août de la même année 1821 le cho- léra avait entamé l'intérieur du golfe et désolait toutes les côtes de l'Arabie; il ravageait surtout l'île de Bahreim, où la pêche des perles rassemblait une population considérable.

Mais pour s'étendre avec plus de rapidité il fallait que la contagion s'introduisît dans quelques-unes de ces villes maritimes qu'une position favorable rend l'entrepôt du commerce oriental et le point central des caravanes : telles sont Bassora, qui lui ouvrit la Mésopotamie, et Bender-Abouschir, qui par ses communications avec les provinces de l'intérieur de la Perse lui permit d'atteindre les extrémités de ce vaste royaume (1).

PERSE.

Le choléra, qui régnait en 1821 à Bombay, et qui avait déjà été importé dans les îles de Kischmé et d'Ormus, éclata au milieu de juin parmi les habitans de Bender-Abouschir, et en peu de temps il en fit périr le sixième.

Schiraz, qui est à cent lieues de Bender-Abouschir, mais en communication directe et constante avec cette ville, vit se manifester la maladie au milieu de septembre ; sur trente-cinq mille habitans six mille furent victimes.

En continuant de se diriger au nord le choléra atteignit la ville d'Yerd, y enleva le cinquième

(1) Moreau de Jonnès, ouv. cité.

de sa population, qui était de vingt-cinq mille
ames, et parut vers la fin de l'automne à Ispahan,
ancienne capitale du royaume, à deux cents lieues
du port de Bender-Abouschir, qu'il avait envahi
six mois auparavant.

Il s'éteignit avec promptitude; mais au printemps de 1822 il se développa de nouveau au
centre de la Perse, et gagna lentement, à travers
ses provinces mal peuplées, d'un côté la ville de
Kermanschah, à 80 lieues au nord-ouest d'Ispahan, et de l'autre les régions septentrionales, vers
lesquelles se dirigent les caravanes les plus nombreuses. Il désola dans son passage les villes de
Cachan, Koms, Carbin et Tauris, suivant constamment la ligne des communications commerciales entre les provinces du midi, où débarquent
les marchandises de l'Inde, et celles du nord, où
siège le gouvernement, et qui possèdent la population la plus condensée. De Tauris il s'étendit
vers l'Arménie, et envahit successivement Khog,
Érivan, Erzeroum et une foule de villes secondaires.

En 1823 la maladie continua de renaître en
divers endroits du nord de la Perse, et de dévas-
ter les lieux qu'elle n'avait pas visités l'année précédente. Elle remonta le Khour jusqu'à son confluent avec l'Araxe, s'étendit sur le littoral de la
mer Caspienne, et fit ainsi des progrès menaçans

3

pour l'Europe. On verra bientôt comment les
communications commerciales des provinces maritimes de la Perse et de la Russie portèrent le
germe de la contagion à travers cette mer Caspienne, et l'introduisirent à Astrakan dès l'automne de 1823.

En traversant la Perse du sud au nord, le choléra s'approcha à moins de quarante lieues de Téhéran, qui est la résidence du shah, et il est vraisemblable, dit avec raison M. Moreau de Jonnès (1), que les caravanes l'y auraient introduit,
comme dans toutes les villes situées sur leur
route; mais un ordre royal leur défendit d'approcher de la ville, qui échappa par ce moyen à l'irruption dont elle était menacée (2).

MÉSOPOTAMIE ET SYRIE.

En 1821 le germe du choléra fut porté à Bagdad
par les caravanes, les voyageurs isolés, ou les flo-
tilles qui remontent le Tigre; tous les environs
furent infectés. En s'éloignant de Bagdad la maladie remonta l'Euphrate jusqu'à Anah, ville si-

(1) Ouvrage cité.

(2) En 1829 une sécurité funeste fit négliger les mesures
qui avaient obtenu ce succès, et le choléra envahit Téhéran;
endormi pendant l'hiver, il reparut dans cette capitale vers le
milieu de juin 1830.

tuée à cent lieues de Bassora, à l'entrée du désert
qui sépare la Mésopotamie de la Syrie; elle ne franchit point cet obstacle avec les caravanes, et
l'hiver étant survenu, elle disparut jusqu'au printemps de 1822 : mais alors elle reparut inopinément entre le Tigre et l'Euphrate, et s'avança de
nouveau vers la Syrie en prenant une direction
différente de celle qu'elle avait suivie la précédente année. Au mois de juillet le choléra ravagea Mosul, situé à 60 lieues au nord de Bagdad;
de ce point il s'étendit à l'occident et franchit les
frontières de la Syrie.

Au mois de novembre il envahit Alep. M. de
Lesseps, consul de France, se réfugia avec tous
les Francs qui voulurent l'accompagner, dans un
jardin clos de fossés et de murs, et situé à peu de
distance de la ville; il y demeura pendant toute
l'irruption, soumettant ce qu'il recevait du dehors
aux précautions usitées dans les lazarets : quoiqu'il y eût deux cents personnes ainsi séquestrées,
le choléra qui régnait autour d'elles, dans la ville
et dans son territoire, n'en atteignit pas une seule.

Le froid mit un terme à la contagion, mais le
printemps lui permit de se ranimer dans les lieux
où son germe avait été porté. Au mois de juin
1823 elle décima Lataquié (1). M. Guÿs, consul

(1) L'ancienne Laodicée.

à Tripoli, se renferma pareillement dans son jardin ; tous les autres Européens suivirent son
exemple; et en prenant contre le choléra les précautions qu'on prend contre la peste, ils y échappèrent tous.

A la même époque Antioche reçut les atteintes
du mal ; Tortose, Tripoli, Suedié (1), furent à leur
tour attaqués ; à la fin de juillet le choléra s'avança
dans la direction de la Caramanie; dans l'hiver de
1824 il parut à Tibériade en Judée, à 25 lieues
au nord de Jérusalem : ainsi on le vit suivre dans
sa marche meurtrière des directions souvent opposées, et pour la première fois il envahit un pays
en s'avançant par deux lignes itinéraires presque
parallèles, l'une prolongeant la côte de la Méditerranée depuis Tripoli jusqu'à Tarsous, et l'autre
s'étendant au delà des montagnes dans l'intérieur
des provinces syriennes.

ÉGYPTE.

Le choléra, en s'établissant en Judée et dans la
province de Damas, pouvait facilement s'introduire en Egypte ; le pacha, adoptant le rapport que
lui fit le 26 juin 1824 M. Moreau de Jonnès, rapporteur du conseil supérieur de santé établi à Paris,
prit avec sévérité les mesures préservatives qui

(1) L'ancienne Séleucie.

lui avaient été conseillées, et le fléau, arrêté dans sa marche, ne pénétra point dans la vallée du Nil (1).

Il l'envahit sept ans plus tard. Le 12 mars 1831 on apprit dans l'Heggiaz que le choléra-morbus s'était de nouveau déclaré à Mascate: des marchands et des pélerins atteints de la maladie partirent de cette ville et prirent la route de Gedda, où plusieurs allèrent mourir; les autres se transportèrent à la Mecque, et immédiatement après leur arrivée le choléra commença à faire deux ou trois victimes par jour. La mortalité augmenta progressivement, au point que dans les premiers jours du mois de mai elle était de 60 à 70 individus. Ensuite elle diminua sensiblement, de manière que vers la fin du même mois elle se réduisit à 6 ou 7 personnes; mais au commencement du mois de juin l'affluence des pélerins étant devenue considérable, le choléra reprit une affreuse intensité. Les habitans, saisis d'épouvante, refusèrent d'abord d'aller en pélerinage au mont Arafat; cependant ils se décidèrent à s'y rendre le 9. Ce jour-là un vent du sud souffla pendant deux heures avec tant de violence qu'il renversa presque toutes les tentes; il fut suivi d'une pluie légère dans les endroits bas, mais très forte sur la montagne : dès-lors la mortalité augmenta. Après le coucher du soleil les pélerins se transportèrent à Mesdalet et de là à Mouna,

_____

(1) Moreau de Jonnès, ouv. cité.

laissant plusieurs morts sur la route; ils campè-
rent dans cette ville au nombre de cinquante mille,
firent des cérémonies religieuses, jetèrent des
pierres au Diable, et immolèrent pendant trois
jours environ 60,000 animaux : dès ce moment le
choléra-morbus exerça de si grands ravages que
les cadavres épars dans les rues restèrent sans
sépulture. Le peuple, croyant que la trompette
du jugement dernier allait appeler toutes les gé-
nérations humaines au tribunal du souverain juge,
abandonna les agonisans et prit en désordre le
chemin de la Mecque. Là se pressait une multitude immense : les pélerins, ne sachant comment
se soustraire à la maladie redoutable, se proster-
naient autour du temple sacré qui renferme le
tombeau du prophète, et rendaient le dernier
soupir en portant sur le ciel leurs regards con-
solés.

Les pélerins de la Syrie allèrent s'établir à
Naddi-Fathmé, à environ six heures de la Mecque,
tandis que ceux de l'Egypte se rendirent à Cheik-
Mahmoud, lieu voisin de cette ville; les premiers,
après être restés dix jours à Naddi-Fathmé sans
que le choléra s'adoucit, partirent pour Médine,
et partout où ils passèrent cette maladie éclata.

Après leur arrivée à Médine elle s'y développa
avec une telle intensité que le jour de leur départ
elle fit périr 300 personnes; mais elle diminua

bientôt lorsqu'ils furent partis. Sept jours après les pélerins égyptiens entrèrent à Médine, où la contagion paraissait avoir cessé (1). Les pélerins qui se dirigèrent vers l'Egypte y pénétrèrent par deux points, Cosséir et Suez : d'après l'avis du conseil de santé établi au Caire le gouvernement du pacha envoya des troupes pour former des cordons sanitaires sur ces deux passages; mais, dit Clot-Bey, inspecteur du service de santé du vice-roi, déjà un grand nombre de pélerins s'étaient répandus dans l'Egypte, et avaient fait leur entrée au Caire, d'où, par une mesure de précaution bien tardive, le gouvernement les expulsa pour les mettre en quarantaine (2). Cosséir n'eut aucun symptôme de choléra, mais au mois de juillet on reçut l'avis qu'à Suez il s'était montré avec violence.

Le gouvernement établit aussitôt deux quarantaines d'observation : l'une à Tousa sur les bords du Nil pour y recevoir les pélerins venant de Cosséir, l'autre à Birket-el-Hagg pour recevoir ceux venant de Suez.

La caravane arriva au Caire le 13 août. L'inquié-

---

(1) Rapport du cheik Halil, uléma très instruit qui se trouvait à l'Heggiaz à l'époque du choléra. Ce rapport est inséré dans la brochure publiée par Clot-Bey à Marseille en 1832, et portant pour titre : *Relation des épidémies de choléra-morbus qui ont régné à l'Heggiaz, à Suez et en Egypte.*

(2) Brochure citée.

tude régnait dans cette grande capitale, depuis plusieurs jours les bruits vagues de l'existence du choléra-morbus prenaient de la consistance; mais du 12 au 15 août la mort rapide de plusieurs personnes de marque ne laissa plus de doute. La mortalité s'accrut rapidement, et le 16 le nombre des victimes était déjà de 83. Le lendemain toutes les affaires furent suspendues, les classes élevées s'enfuirent dans toutes les directions, et pendant plusieurs jours le Caire ne présenta que des scènes de désolation et d'horreur : partout on voyait des malheureux saisis par les premières atteintes du choléra tomber à terre comme frappés par un ennemi invisible; couchés dans les rues, ils mouraient sans autre secours qu'un peu d'eau que rarement encore ils recevaient de quelque main charitable. Quatorze cents personnes succombèrent dans un seul jour (1).

Le choléra exerça d'affreux ravages jusqu'au commencement d'octobre 1831. Il se répandit à Damiette, à Rosette, à Alexandrie, sur les vaisseaux stationnés dans les ports; un bâtiment du vice-roi perdit 358 hommes d'équipage en vingt-quatre heures. La maladie, remontant le Nil, pénétra jus-

_____

(1) *Relation succincte des ravages du choléra en Egypte*, par M. Mimaut, consul-général, pièce manuscrite envoyée à l'académie royale de médecine de Paris.

que dans la haute Egypte, à Thèbes, à Assouan, et régna partout avec fureur.

La population franque d'Alexandrie se soumit aux mesures de séquestration usitées dans les échelles en temps de peste : cette population, qui était nombreuse, n'eut à regretter qu'une seule personne, le consul d'Espagne; et encore est-il avéré que celui-ci avait communiqué avec son fils, lequel était arrivé à Alexandrie depuis quinze jours environ, et n'avait pas voulu se séquestrer. Tandis que les Francs se promenaient avec sécurité sur leurs galeries, les Arabes, les Cophtes, les Arméniens et les Turcs, qui encombraient les cours intérieures des mêmes maisons, tombaient chaque jour par centaines sous les atteintes du fléau.

On évalue à cent cinquante mille le nombre des victimes dans toute l'Egypte (1).

Il y a dans cette narration exacte plusieurs faits importans qu'il ne faut point perdre de vue. Clot-Bey affirme que le choléra-morbus existait depuis plusieurs jours au Caire lorsque les pélerins venus par Suez y entrèrent le 13 août; cependant lui-même fixe du 12 au 15 l'invasion de la maladie dans cette capitale, ce qui établirait une coïncidence à peu près parfaite entre l'arrivée de la caravane et les premiers décès de cholériques.

(1) Montbrion, *Journal des travaux de l'académie de l'industrie*, n. VII.

Mais, en admettant que l'arrivée de la caravane ait précédé ces premiers décès, il ne faut pas oublier que déjà un grand nombre de pélerins, se détachant de la caravane, s'étaient répandus dans l'Egypte et étaient entrés au Caire : c'est Clot-Bey qui nous le dit. D'un autre côté, des marchands du Caire étaient allés jusqu'à Elauge au devant de la caravane pour lui vendre des provisions ; plusieurs de ces marchands furent atteints du choléra et en moururent : nous voyons ce fait dans le rapport du cheik Halil, uléma avantageusement cité par Clot-Bey lui-même. Dans les premiers jours du mois d'août, avant l'entrée de la caravane au Caire, il y avait donc eu entre les habitans de cette ville et les pélerins de cette caravane des communications opérées par une double voie; c'est alors que le choléra s'est manifesté en Egypte : n'y voit-on pas l'importation (1) ?

(1) Serait-ce donc le hasard qui aurait fait coïncider l'arrivée de la caravane de la Mecque avec l'irruption du choléra en Égypte ? singulier hasard qui produit partout des faits identiques, car partout nous voyons le choléra importé. Nous le répétons, l'exemple de l'Égypte est des plus concluans. Le choléra régnait à Mascate. Des pélerins partis de cette ville se transportent à la Mecque, où le choléra se manifeste aussitôt; la caravane d'Égypte, qui se trouvait à la Mecque, est décimée par le fléau d'Asie; cette caravane retourne en Égypte, le choléra éclate tout de suite dans ce pays : et cet enchaînement de faits serait le produit du hasard !

M. Sue, médecin fort instruit et fort recommandable de notre

ILES DE LA MER D'AFRIQUE.

—

ILE-DE-FRANCE.

En 1819, au mois de novembre, la frégate anglaise *la Topaze*, venant de Calcutta, où le choléra
régnait encore, vint jeter l'ancre au Port-Louis,
chef-lieu de l'Ile-de-France, après avoir perdu par
cette maladie et durant la traversée plusieurs matelots de son équipage. La santé publique était
alors parfaite dans la colonie, l'une des plus salubres des îles tropicales ; de temps immémorial on
n'y avait éprouvé aucune maladie épidémique ou
contagieuse.

Le capitaine de *la Topaze* en mouillant dans
la rade cacha sa situation. Un grand bateau monté
de dix noirs qui retournaient à une habitation
voisine passa près de la frégate, et les matelots
leur vendirent différentes hardes des décédés.

ville, auteur d'une brochure intitulée : *Relation de l'épidémie
de choléra-morbus qui a régné à Marseille pendant l'hiver de
1834 à 1835*, invoque à l'appui de son système sur la non contagion l'ouvrage de Clot-Bey ; c'est à cet ouvrage que nous
renvoyons nos lecteurs et M. Sue lui-même.

Clot-Bey n'est pas bon logicien, car après avoir cité des faits
qui établissent la transmission d'individu à individu, il tire une
conclusion contraire au contagionisme.

Les dix noirs, arrivés à leur destination, revendi-
rent ces hardes à d'autres nègres, et le choléra se
manifesta tout de suite avec fureur; le propriétaire
de l'habitation fut une des premières victimes (1).

En même temps le capitaine de la frégate anglaise, au mépris des lois sanitaires, était descendu à terre suivi de ses officiers et d'une partie
des hommes de son équipage : le mal asiatique se
répandit aussitôt au Port-Louis et y fit des progrès
rapides. La terreur devint générale. Au milieu de
ces circonstances affreuses on manqua de bras
pour porter les morts au cimetière : l'administration fit équiper deux grands chariots couverts,
attelés de deux chevaux. Le plus difficile était de
trouver des conducteurs, car malgré les plus grandes récompenses personne ne voulait de ces em-
plois; enfin on trouva deux Anglais ivrognes,
misérable rebut de la population. Un jour les
deux conducteurs, encore plus ivres que de coutume, versèrent à la sortie du faubourg leurs
chariots lugubres, où étaient entassés les uns sur
les autres, enfans, adolescens, vieillards, femmes,
filles, hommes, de toute condition et de tout
rang; ce ne fut que le lendemain qu'on releva les
voitures et les conducteurs mêlés aux cadavres.

(1) Extrait d'une lettre d'un habitant de l'Ile-de-France à
M. Ozanam, doyen des médecins de Lyon (*Gazette médicale de
Paris* du 16 juin 1832).

Le choléra s'étendit dans toutes les parties de l'île; mais quelques endroits dont les communications avaient été interceptées dès le commencement de l'invasion, échappèrent à ses effets meurtriers : telle fut notamment l'habitation de M. Chamaret de Chozal, l'une des plus riches de la colonie, et dont aucun habitant ne fut atteint de la maladie parce que le propriétaire fit exécuter strictement les mesures d'isolement qu'il avait prises.

ILE BOURBON.

Cette île est située à quarante lieues de l'Ile-de-France et jouit des avantages du même climat. Le gouverneur Milius, persuadé que le choléra, qui ravageait la colonie voisine, avait un caractère contagieux, interrompit toute relation avec l'Ile-de-France, et fit les réglemens les plus sévères. Après plusieurs mois de succès sa vigilance fut trompée par la fraude : un bateau de la côte qui avait communiqué avec le navire *le Pic-Var*, lequel était parti de l'Ile-de-France le 7 janvier 1820, pendant que le choléra y exerçait ses ravages, débarqua furtivement des nègres de traite à peu de distance de la ville de Saint-Denis. La maladie s'y développa aussitôt et fit périr huit esclaves le premier jour : une partie des habitans s'enfuit en toute diligence. Un lazaret fut établi dans la ville,

et des postes en fermèrent les issues pour empêcher l'extension du fléau dans les campagnes :
grace à ces moyens de séquestration prudente
le choléra ne franchit pas l'enceinte de Saint-Denis (1). Ainsi deux colonies voisines, n'offrant aucune diversité dans la disposition atmosphérique et
dans l'action des agens de la nature nécessaires à
la vie humaine, furent traitées différemment par
le fléau dévastateur : l'Ile-de-France, où les lois sanitaires furent violées, perdit un habitant sur
douze (2), tandis que l'île Bourbon, qui se soumit
à un système d'isolement semblable à celui que
l'on oppose à la peste, n'en perdit qu'un sur quinze
cents.

(1) Gazette officielle de Madras du 8 juin 1820. — Feuille
hebdomadaire de Bourbon. — Correspondance du gouverneur
Milius.

(2) D'après l'état officiel dressé par [le gouverneur de cette
île le nombre des décès cholériques s'éleva à 7,000, ce qui
donne un décès sur douze habitans; mais un témoin oculaire,
M. Combleholm, d'accord avec l'opinion publique, porte à
20,000 le nombre des victimes, ce qui d'après la population de
la colonie fait la proportion d'un sur 4 1/2.

LIVRE DEUXIÈME.

—

PROGRÈS GÉOGRAPHIQUES DU CHOLÉRA

EN EUROPE

DEPUIS 1830 JUSQU'EN 1832.

Entrée du choléra-morbus en Europe. — Il éclate à Astrakan, puis à
Orembourg, villes russes. — Seconde invasion du fléau à Astrakan.—
Ses progrès rapides dans la Russie. — Ses ravages à Moscou et à Saint-
Pétersbourg. — Il entre en Pologne à la suite des troupes russes. —
Celles-ci le communiquent à l'armée polonaise, laquelle à son tour
infecte la population. — Le choléra en Prusse. — Berlin en est frappé.
— Il entame ensuite les états d'Autriche. — La Gallicie et la Hongrie
souffrent cruellement. — Le choléra à Vienne. — Belle conduite de
l'empereur d'Autriche.

EMPIRE DE RUSSIE.

Le choléra indien, parvenu en Syrie et plus
tard en Egypte, semblait menacer l'Europe d'une
invasion prochaine; il n'avait qu'à franchir la Méditerranée, vaste lac sillonné par les vaisseaux de
toutes les nations commerçantes : il ne choisit pas

cette voie, bien qu'il se trouvât face à face avec
nos rivages, et c'est du nord qu'il devait nous
venir, comme s'il eût voulu nous donner des le-
çons sur l'incertitude des choses humaines. Aussi
bien, un peu plus tôt ou un peu plus tard, nous
ne pouvions pas lui échapper, car cette maladie
est d'une nature impitoyable qui ne fait grace à
aucun peuple; son arrivée n'est qu'une affaire de
temps. Il lui a plu de prendre gîte au centre de
notre civilisation brillante et de nos arts séducteurs, au milieu de nos lois de police et d'hygiène:
là, semblable à un génie infernal qui se prend à
sourire à l'aspect de nos maux et de notre impuissance, elle s'est trouvée tout aussi à l'aise que sur
les bords du Gange, de l'Euphrate et du Cydnus;
elle a moissonné sans obstacle comme dans les
pays de l'ignorance et de la barbarie.

On a vu au livre précédent que le choléra
oriental s'était établi en 1823 sur les côtes de la
mer Caspienne après s'être avancé du sud au
nord dans l'intérieur de la Perse. Au mois de septembre il atteignit le territoire européen, et porta
son funeste germe à Astrakan, ville commerçante
située près des embouchures du Volga. La flotille
russe en fut d'abord attaquée, sans doute parce
que ses équipages avaient communiqué avec quelques-uns des ports persans de la mer Caspienne,
où le mal sévissait alors. Aussitôt le gouverne-

ment russe fit partir pour Astrakan six médecins
habiles qu'il chargea d'observer le choléra et d'en
arrêter les progrès. Leur rapport établit d'une manière incontestable l'identité du choléra d'Astrakan et de celui des bords du Gange; en outre il
conseilla d'employer toutes les précautions usitées
contre les contagions exotiques.

Le gouvernement de Russie, suivant des avis
si sages, parvint à étouffer dans Astrakan le germe
de la maladie, qui n'atteignit que 216 individus et
n'en tua que 72 sur une population de trente mille
ames. Une commission sanitaire fut formée à Saint-
Pétersbourg. Le général Yermoloff, gouverneur de
la Géorgie, envoya en Perse un médecin distingué
pour y voir de près le fléau des Indes et présenter
ensuite le résultat de ses observations cliniques.

Les événemens justifièrent les craintes qu'on
avait conçues : vers la fin de 1828 le choléra oriental éclata à Orembourg, ville située à la limite de la
Russie d'Europe, et qui est un marché d'échanges
avec les régions de la haute Asie. Depuis 1813
elle reçoit annuellement des caravanes nombreuses qui transportent à travers les steppes de la
Boukarie les marchandises de la Chine, du Thibet,
du Caboul et de l'Indoustan, pays envahis par le
choléra depuis plusieurs années. La rigueur du
froid assoupit la maladie à Orembourg, mais le 26
août 1829 le chirurgien major Smirnoff la signala

sur un soldat nommé André Yvanoff, lequel fut porté à l'hôpital militaire, où il mourut au bout de douze heures; d'autres soldats, successivement atteints, succombèrent aussi; enfin aux premiers jours de septembre le mal se manifesta tout-à-coup dans la classe la plus pauvre du peuple, et le 20 novembre il n'y avait plus un seul choléri-que dans la ville. Sur une population portée à 7,000 ames il y eut 801 malades, sur lesquels 121 moururent (1).

Le choléra se répandit dans le district d'Orem-bourg. Le premier village attaqué fut Rassipnoe: toutes les relations s'accordent à imputer l'exten-sion de la maladie à un marchand de vin qui était allé pour affaires à Orembourg, et qui, étant ar-rivé malade au village, mourut du choléra le len-demain. Bicoulovoy fut ensuite frappé. Rassipnoe et Bicoulovoy sont placés à une grande distance l'un de l'autre, sur deux routes ayant comme in-termédiaires un grand nombre d'autres villages qui ne furent atteints que plus tard ou qui ne le furent pas du tout (2).

Tandis que le fléau s'introduisait par les com-munications commerciales de la haute Asie dans les provinces russes situées au nord de la mer

(1) *Rapport de la société royale de médecine de Paris.* — Moreau de Jonnès, *loco cit.*

(2) Rapport cité.

Caspienne, il s'approchait par une autre voie de celles situées au midi et à l'occident de cette mer; il prenait un chemin qui devait le conduire au centre de l'empire.

En 1829 et 1830 le choléra était revenu en Perse; bientôt il passa l'Araxe et entra dans la Nouvelle Géorgie, tandis qu'il se propageait dans une multitude de lieux en deçà du Caucase. En remontant la rivière de Kour il s'avança dans l'intérieur du pays vers le pied des montagnes, et le 27 juillet il éclata à Tiflis; on le méconnut d'abord, ce qui lui permit de s'étendre rapidement: sur 30,000 habitans réduits à 8,000 par les émigrations, il en périt 2,500 en vingt-huit jours.

La maladie s'avança de nouveau vers Astrakan et ne tarda pas à l'envahir: des rapports parvenus au conseil médical de Pétersbourg font connaître qu'elle fut importée par un brick venant de Bakou, port situé sur la côte occidentale de la mer Caspienne et infecté dès le mois de juin (1); ce brick, qui entra le 20 juillet dans le Volga, avait perdu huit hommes de son équipage dans une traversée de cent lieues. La contagion se développa le 31 juillet dans la ville, et le 27 août le nombre des décès s'élevait à 4,043.

Alors la maladie fit des progrès rapides par la voie du Volga, qui traverse les principales villes

(1) Moreau de Jonnès, ouv. cité.

de la Russie et arrose ses provinces les plus peuplées; par la double route de Tambof et de Woro-
netz elle s'approcha de Moscou, où ses premiers
symptômes furent reconnus le 26 août.

En même temps elle se manifesta à Nijni-Novogorod immédiatement après la foire, qui avait
réuni un nombre immense de marchands venus
de divers pays parmi lesquels quelques-uns étaient
infectés.

Les autorités de la petite ville de Sarepta, située
sur le Volga, à cent lieues d'Astrakan, interdirent
toute communication aux barques qui venaient de
cette dernière ville; elles défendirent aussi aux
rouliers venant de la foire de Nijni-Novogorod de
passer par la ville et de s'arrêter dans ses environs: ces mesures suffirent pour préserver les habitans du fléau des Indes orientales, tandis que
les villes situées sur le même fleuve, au dessus et
au dessous de Sarepta, furent infectées par la maladie, et virent succomber une partie de leur
population (1).

Nijni-Novogorod fut un nouveau foyer de
contagion qui permit au choléra de hâter son
développement dans les provinces du centre de
l'empire. Il continua de remonter le Volga, et s'é-

_____

(1) Mémoire de M. de Loder, médecin de l'empereur de
Russie, à Moscou.

tendit surtout dans les gouvernemens de la rive gauche (1).

Il suivit encore une autre ligne itinéraire. Le Volga et le Don ne sont séparés que par un intervalle de quelques lieues à Douskaïa, dans le pays des Cosaques; ce lieu est le point central des communications entre la mer Caspienne, où le Volga se jette, et la mer d'Azof, où le Don a son embouchure : le choléra en remontant le Volga se propagea par les voies commerciales sur les deux rives du Don; il envahit ainsi les provinces méridionales de la Russie et le littoral de la mer Noire.

Le choléra en descendant le Don infecta Donestkaïa, Tcherk., Azof et Taganrog : ici les navires du commerce se trouvèrent en contact avec lui; au mois d'octobre ils le portèrent à Sébastopol, grand arsenal maritime de la mer Noire, situé à l'extrémité méridionale de la Crimée, à Nicolaïeff et à Kherson, qui gisent aux embouchures du Bog et du Dniéper, enfin à Odessa. Au mois de décembre le choléra infectait la Bessarabie; bientôt la Moldavie en subit les rigueurs.

A la même époque le fléau continuait de régner à Moscou; un cordon de troupes en enveloppait le territoire, et quatre établissemens de quarantaine étaient formés sur divers points; on avait divisé la population en quarante-sept quartiers

(1) Moreau de Jonnès, *ibid.*

séparés par des barrières et des corps de garde;
dix hôpitaux temporaires furent organisés, et le
ministre de l'intérieur, comte de Zakrewki, chargé
par l'empereur de l'exécution des mesures sanitaires, s'enferma dans la ville pour remplir cette
tâche. L'empereur lui-même ne tarda pas d'arriver; il demeura dix jours à Moscou quand la maladie exerçait ses plus grands ravages; et lorsqu'il
quitta cette ancienne capitale pour se rendre à
Twer, il donna l'exemple de l'obéissance aux lois
et aux réglemens de police en se soumettant à une
quarantaine de huit jours. Au mois de janvier 1831
l'intensité du choléra diminua progressivement
à Moscou sous l'empire d'une température tellement basse que tous les fleuves étaient glacés; on
continua néanmoins d'exécuter les mesures sanitaires jusqu'à la fin d'avril, plusieurs exemples
ayant montré que la maladie peut se ranimer tout-
à-coup au moment où l'on croit qu'elle est près
de s'éteindre.

Saint-Pétersbourg avait été soumis à des mesures préventives d'une excessive rigueur; un tri-
ple cordon militaire surveillait ses communications avec Moscou; des hôpitaux extraordinaires
y furent établis, et le gouvernement prescrivit
aux habitans de faire des approvisionnemens pour
une année, comme s'il eût fallu soutenir un long
siége contre un ennemi redoutable. Le choléra ne

pénétra point à Saint-Pétersbourg par la voie de
Moscou; il y pénétra par le chemin de Saratoff,
qui était en proie à la maladie : aucune quarantaine n'existait sur cette ligne. Ce fut le 26 juin
1831 que la contagion se déclara dans la ville de
Pierre-le-Grand, et ce fut d'abord parmi les classes pauvres ou livrées à l'intempérance qu'elle fit
le plus de victimes.

La populace, ignorante et crédule, se voyant
exposée à un ennemi invisible qui semblait établir une distinction odieuse entre le riche et le
pauvre, s'imagina qu'on avait formé contre elle
un immense complot d'empoisonnement; elle
crut aussi que les médecins faisaient transporter dans les hôpitaux des serfs en bonne santé
pour les soumettre à des expériences mortelles.
L'effervescence populaire devint extrême : le 2
juillet il y eut des rassemblemens considérables
au grand marché; on attaqua les charrettes qui
emportaient les malades; on maltraita les officiers
de police et les surveillans qui leur servaient d'escorte. Le 3, aux approches de la nuit, le tumulte
était à son comble : des bandes de furieux envahirent l'hôpital, arrachèrent les malades de leurs
lits pour les ramener chez eux, massacrèrent deux
médecins et un gendarme, brisèrent toutes les
voitures. Les autorités prirent des mesures militaires pour disperser la multitude, qui n'avait cessé

d'appeler l'empereur, disant qu'il était son juge
et son soutien. L'empereur arriva le 4 de Péterhof,
il harangua le peuple à plusieurs reprises, et ses
paroles énergiques firent une impression profonde : la foule se retira à son commandement,.
et l'ordre fut rétabli.

Cette émeute contribua beaucoup à propager la
contagion, et dès le 6 juillet on comptait 500 décès. Le mal, défiant tous les remèdes connus,
marcha avec une rapidité si grande que 5,367 personnes en avaient été atteintes le 15, et 2,500
étaient mortes. Le choléra ayant continué ses ravages jusqu'à la fin de l'année, le nombre des malades s'éleva à 13,142, dont 8,856 hommes et
4,296 femmes; celui des morts a été de 9,250, dont
5,820 hommes et 3,430 femmes (1) : Saint-Pétersbourg a 434,000 habitans.

Les bruits d'empoisonnement qui avaient couru
à Saint-Pétersbourg se répandirent dans quelques
gouvernemens de l'intérieur, et principalement
sur la route de cette capitale à Moscou : des crimes affreux furent commis dans les colonies militaires de Novogorod et dans la ville de Staraja-
Russa; on exerça d'effroyables cruautés contre les
chefs qui avaient d'abord essayé de ramener les

---

(1) Rapports officiels publiés dans le journal de Saint-Pétersbourg. — *Journal des travaux de l'académie de l'industrie*, vol. I, n° 7.

colons à l'obéissance; deux généraux, deux cents officiers de tous grades, des médecins, des femmes, des enfans, périrent dans des supplices inouïs; plusieurs furent pendus à des arbres et hachés; d'autres, attachés par les bras à des poteaux, eurent les jambes séparées du corps à coups de baguette de fusil.

L'invasion du choléra-morbus dans la capitale de l'empire russe a présenté des circonstances d'une grande importance scientifique, lesquelles sont consignées dans les rapports officiels de la commission médicale envoyée en Russie par le gouvernement anglais.

On y lit les faits suivans :

1° *Prison de la cité.* — Une femme atteinte du choléra mourut en peu d'heures : les trois femmes qui l'avaient frictionnée succombèrent à la même maladie trois jours après.

2° Un homme qui avait quitté Saint-Pétersbourg le 21 juin, fut pris de choléra le 27 à Colpina, ville où le fléau asiatique n'avait pas encore paru : un individu qui l'accompagna depuis son arrivée en fut pris le 28, et le garde-malade de ce dernier fut attaqué le même jour.

3° *Hospice des enfans trouvés.* — Ce fut le 19 juin que s'offrit le premier cas dans cet établissement chez une jeune fille de 17 ans : des quatre garde-malades qui la frictionnèrent trois étaient déjà attaqués au bout de trois jours; le docteur Doepp, médecin en chef de l'hospice, en fut pris lui-même le 22.

4° *Cronstadt.* — Un marchand russe nommé Chaoosoff, qui venait de Saint-Pétersbourg et qui avait été sur les barques près de Navesky le 15 juin, arriva à Cronstadt le même jour et tomba malade dans la nuit du 17; ce fut le premier cas de choléra dans cette ville. Le troisième fut celui d'un soldat de la douane; son frère, qui assista à son enterrement le 19, tomba malade le 20 et mourut en dix heures.

5° *La corvette* NAVARINE. — Le 20 juin on reçut l'ordre de visiter tous les bâtimens qui venaient de l'est : le 26 deux hommes de l'équipage de la corvette furent attaqués; ces hommes appartenaient au bateau chargé d'examiner les barques de Saint-Pétersbourg.

6° *La frégate* LA VÉNUS. — Ce navire avait joui d'une santé parfaite, quand le 27 juin deux de ses hommes, qui la veille étaient allés à Cronstadt, furent pris de choléra.

7° *Retour de la maladie à Colpina.* — Un voiturier venant de Wibourg arriva à Colpina le 12 juillet en parfaite santé, à trois heures du soir; trois heures après il éprouva les premiers symptômes du choléra et mourut à l'hôpital le 14. Un homme qui depuis dix-huit ans était infirmier à l'hôpital fut chargé de le soigner; cet homme le frictionna, lui soutint la tête pendant les vomissemens, tomba malade le 17 et mourut le 19.

8° De 264 médecins qui pratiquaient à Saint-Pétersbourg au commencement de la maladie, plus de 40 ont été frappés par elle et 19 en sont morts.

9° Enfin le choléra exerça de grands ravages parmi les personnes employées au service des cholériques dans les hôpitaux (1).

La Livonie avait été infectée par les barques

(1) *Hôpital des marchands.* — Malades : un fournisseur, deux fellchers ou chirurgiens-barbiers, quatre infirmiers; un mort.

Hôpital du régiment de Semenoffoski. — Malades : trois fellchers, sept infirmiers; deux morts.

Hôpital d'été d'Aboucoff. — Malades : huit infirmiers; trois morts.

Hôpital consacré aux cholériques établi à l'école des enfans du clergé. — Sur huit employés deux malades.

Hôpital des marchands de chanvre. — Sur douze employés trois malades, deux morts.

Hôpital militaire général. — Trois médecins malades, dont un mort; douze infirmiers malades, dont quatre morts. Douze étudians en médecine employés passagèrement eurent tous la diarrhée et quelques-uns de légers symptômes.

Hôpital naval pour les cholériques. — Sur quarante-deux employés, dont deux médecins, aucun ne fut malade.

Hôpital des enfans trouvés pour les cholériques. — Sur quarante-six employés il y a eu dix-huit malades.

Hôpital des écuries impériales. — Sur sept employés trois ont été malades.

Hôpital de Rogistovensky. — Les cinq médecins et tous les employés de tous genres ont éprouvé les atteintes du choléra.

descendant la Dwina et ses affluens. Peu de jours après l'arrivée d'un convoi de cinq cents barques chargées de blé qui sortaient des provinces désolées par le choléra en 1830, la maladie s'était développée à Riga avec beaucoup de violence le 17 mai 1831; cette ville, de 49,000 habitans, n'en fut délivrée que le 17 août, après avoir perdu 1,913 individus sur 4,817 malades.

La contagion pénétra à Mittau par l'entremise des personnes arrivées de Riga; la trace de la transmission d'individu à individu a été signalée dans presque tous les cas : il y eut 468 morts sur une population de 12,000 ames. Windau, quoique situé à quelques milles de Riga, fut préservé par un isolement complet (1).

A Revel on ne compta qu'un très petit nombre de malades, quoique cette ville soit située entre Pétersbourg et Riga; le choléra y fut apporté par un Juif, joueur de vielle, qui mourut le 27 juillet 1831.

POLOGNE.

Dès le mois d'août 1830 M. Sauvé, médecin en chef de l'armée polonaise, avait observé au camp de Powouski, près de Varsovie, sur trois soldats de l'armée du grand-duc tous les symp-

(1) *Journal des travaux de l'académie de l'industrie*, n. cité.

tômes qui depuis se sont manifestés dans le choléra asiatique : l'un de ces soldats mourut, les
deux autres guérirent. Quelque temps après, c'est-
à-dire dans les premiers jours de février 1831, le
docteur Brandt, président du bureau sanitaire de
Varsovie, avait aussi observé tous les caractères
de cette cruelle maladie sur trois individus : le
premier était un habitant de la ville basse récemment arrivé du camp russe, où il avait fait un
voyage qui l'avait beaucoup fatigué; les deux autres étaient un officier russe et son domestique,
prisonniers de guerre. Tous les trois succombèrent (1).

Ce n'étaient là que des cas isolés, sans puissance
de propagation alarmante; mais les événemens
politiques furent les auxiliaires du fléau destruc-
teur. La généreuse Pologne, long-temps foulée
aux pieds de l'autocrate moscovite, crut que le
temps était venu de reprendre sa place parmi les
nations, et releva avec enthousiasme le glorieux
drapeau de sa trop courte indépendance; pour
combattre cette insurrection héroïque le gouvernement russe tira des troupes de Koursk et du
pays des Cosaques du Don, provinces qui avaient
été désolées par le choléra pendant l'automne de
1830 : la maladie entra en Pologne par l'angle

(1) *Rapport sur le choléra-morbus observé en Pologne en 1831,*
par M. Chamberet.

sud-est du périmètre de ce royaume, partie qui confine à la Volhinie; elle se dirigea au nord-ouest en suivant la ligne des communications et des mouvemens militaires dont Varsovie était l'objet commun. Elle atteignit Lublin vers la fin de mars 1831, après avoir infecté, dans un cours de quarante lieues, une multitude de villages. Le 1er avril tous les hôpitaux et les lazarets de Siedlec étaient encombrés de soldats russes attaqués du choléra; et le 10 du même mois cette contagion existait parmi les blessés et les prisonniers amenés à Praga, faubourg de Varsovie, séparé de cette ville par la Vistule. Le même jour le choléra prit son développement meurtrier au sein de l'armée polonaise après le combat d'Iganie, à huit milles de la capitale, et dans lequel cette armée fut victorieuse : les dépouilles des morts et le contact des prisonniers de guerre communiquèrent la contagion aux vainqueurs.

« Le choléra, dit M. Sauvé (1), a offert quatre « époques distinctes. La première, du 10 avril au « commencement de mai, a présenté vers la fin « une sorte de dégénérescence en dyssenterie. « La deuxième époque date du départ de l'armée

(1) *Rapport sur le choléra-morbus observé à Varsovie pendant les mois de juillet et août* 1831, par F.-J. Trachez, chirurgien-major, professeur à l'hôpital militaire d'instruction de Strasbourg.

« de Varsovie, après la retraite de Kuslow et de
« Kaluszyen et le retour de l'armée au premier de
« ces villages : alors l'armée polonaise a pris ses
« cantonnemens sur le local d'un ancien camp
« russe, et s'est couchée sur la paille et logée dans
« les baraques de ces derniers. Cette époque du
« choléra a été moins longue que la première et
« n'a duré qu'environ huit jours ; beaucoup de
« malades ont présenté les symptômes subits de
« la première époque et ont succombé en quel-
« ques heures.

« La troisième époque date du départ de l'ar-
« mée pour l'expédition de Zykocin : c'est au re-
« tour de ce lieu, où les Polonais ont encore été
« aux prises avec les Russes, que le choléra s'est
« montré de nouveau et a fait en trois jours plu-
« sieurs victimes. Son début a été subit comme à
« la première époque, puis il a disparu entière-
« ment.

« A la quatrième époque il s'est manifesté dans
« les trois divisions de cavalerie, principalement
« dans le troisième régiment de lanciers, lequel
« s'est trouvé sous la forteresse de Modlin pen-
« dant 24 heures alors que le choléra commen-
« çait à s'introduire dans cette place, c'est-à-dire
« du 25 au 30 juin : il est à remarquer que ces
« divers exemples de choléra se sont montrés
« après le cantonnement de ce régiment dans les

« villages rapprochés du camp de Powouski, trans-
« formé en hôpital pour les cholériques, villages
« dans lesquels les malades firent de fréquentes ex-
« cursions.

« A Milosna, lors du deuxième retour à Kuslow,
« endroit où avait campé long-temps la grande
« armée russe, des officiers supérieurs ont subi-
« tement contracté le choléra. Plusieurs avaient
« mangé, l'un dix livres de veau et bu plusieurs
« bouteilles de porter, l'autre plusieurs livres de
« charcuterie et bu plusieurs verres d'eau-de-
« vie. »

Suivant les rapports officiels le nombre des
décès de cholériques était à Varsovie de 2,642
le 7 septembre 1831, et il y avait eu 5,868 cas;
à cette époque il restait encore 132 malades. La
prise de cette malheureuse ville et la dispersion
des autorités nationales empêchèrent de recueillir
plus tard des renseignemens complets; tout ce
que nous savons c'est que le 26 novembre il n'y
avait plus de choléra dans la capitale de la Pologne. Ainsi l'on peut supposer que c'est dans la
première quinzaine de novembre qu'il s'est éteint
graduellement : en effet le mémoire d'un médecin allemand (1) nous apprend que dans les sept
derniers jours d'octobre l'hôpital des Juifs ne

(1) *Le choléra à Varsovie*, par le docteur Koehler.

reçut qu'un seul malade, et qu'il n'y eut pas un seul décès durant cet intervalle.

Le mal avait envahi Varsovie le 5 avril 1831, et il régna dans toute son intensité jusqu'au 5 mai; alors il commença à décroître, et cette décroissance dura jusqu'au 25 juin. A cette époque il y eut une recrudescence formidable qui dura jusqu'au 20 juillet, où elle reçut un nouvel accroissement; mais à dater du 15 août le choléra décrut insensiblement jusqu'au mois de novembre.

Les mouvemens multipliés des deux armées entre le Niémen et la Vistule répandirent le germe de la contagion dans tout ce vaste territoire : le 18 mai la maladie existait à Ostrolenka, Lomza, Drohiczyn, Ciechanowiec, Pultusk, Makow, Nazielskal, Plonsk, etc.; elle avait envahi Augustowo sur la frontière de la Prusse orientale, et dans une autre direction elle s'était rapprochée du territoire prussien en traversant la Vistule et en s'avançant sur sa rive gauche vers la Silésie; elle s'étendit principalement le long des rives de la Vistule, remontant ce fleuve vers Cracovie jusqu'au village de Hielcé, et le descendant jusqu'à Sluzéwo près de Thorn.

TERRITOIRE PRUSSIEN.

On devait croire que la ville de Thorn, qui reçoit journellement les barques venant de Varsovie,

serait la première des états prussiens qu'envahi-
rait le choléra : il n'en a point été ainsi ; les bateaux qui pouvaient lui importer la maladie l'ont
traversée sans la lui communiquer. C'est à Dantzick
qu'elle éclata d'abord, et l'alarme se répandit aussitôt dans tous les états du nord de l'Europe.

Le bruit courut en Allemagne que la contagion
avait été introduite à Dantzick à la suite du prince
Galitzin, général russe, lequel, étant venu de Riga
encore infecté, se prévalut de l'importance de sa
mission pour ne pas se soumettre ainsi que ses
domestiques et ses bagages aux lois conserva-
trices de la santé publique; d'autres disent (1)
que Dantzick reçut le choléra par un convoi parti
d'un port russe : quoi qu'il en soit, la maladie s'y
montra le 27 mai 1831, et ses premières victimes
furent les habitans du quartier riverain. Elle s'é-
tendit ensuite dans tous les quartiers, attaquant
indistinctement toutes les classes de citoyens.
Quoique le mal fît moins de progrès à Dantzick
qu'ailleurs par la sévérité des mesures administratives, il ne cessa complètement qu'avec la dix-hui-
tième semaine, après avoir enlevé 1,043 personnes sur 1,432 malades, au milieu d'une population
de 66,367 ames. Les enfans succombèrent en
grand nombre : chose extraordinaire! ils formèrent environ la moitié du nombre total des morts,

(1) *Journal des travaux de l'académie de l'industrie*, n° VII.

proportion beaucoup plus élevée que celle qui a
été observée partout ailleurs, exception unique
dans l'histoire du fléau d'Asie.

A la fin de septembre 1831 les diverses parties
du cercle de Dantzick avaient été envahies successivement. Le cercle de Kœnigsberg subit la contagion dès le milieu de juillet. Elle éclata le 17 à
Pillau, situé sur le golfe de Dantzick, et n'y causa
que peu de ravages. Memel fut atteint le 20; le mal
y sévit avec violence, mais ne fut pas de longue
durée. Tilsit, qui a 9,000 habitans, fut infecté
depuis le 20 juillet jusqu'au 1er décembre; le
nombre des malades fut de 398, et celui des morts
de 218.

La ville de Kœnigsberg fut envahie vers la fin de
juillet : pendant la nuit du 22 au 23 une femme
subit les atteintes du choléra dans le chantier de
Kunighof; le lendemain cinq personnes tombèrent
malades dans le même lieu; trois autres furent
attaquées la nuit suivante. La maladie ne tarda pas
à se propager dans la ville. Le peuple, irrité par
les mesures de police, ayant fait une émeute le
26 et une autre émeute le 27, la mortalité eut un
accroissement considérable : il y a eu 2,205 malades et 1,319 morts sur une population de 69,560
habitans. On a observé que la contagion a souvent
atteint les habitans de la même maison; la dé-
pendance des nouveaux cas à l'égard des anciens,

c'est-à-dire la transmission d'individu à individu, est clairement établie par le fait que la presque totalité des cas secondaires a été observée dans les sept jours, et le plus souvent même dans les trois premiers jours qui ont suivi l'apparition du choléra dans une maison (1).

Le mal indien, qui s'était montré sur divers points de la frontière polonaise, atteignit Posen le 14 juillet 1831. Le 15 aucun nouveau cas ne fut observé; déjà l'on se flattait de n'avoir eu qu'une fausse alarme, lorsque le 16 deux nouveaux malades vinrent détruire cette courte illusion. Le choléra-morbus augmenta jusqu'à la quatrième semaine, et diminua jusqu'à la dixième: dès-lors on a observé une légère recrudescence. Enfin il n'y avait plus de malades du 24 octobre au 11 novembre, jour où quelques cas se montrèrent de nouveau. Posen a 30,000 ames : le nombre des malades s'est élevé à 864, et celui des morts à 521. Les indigens furent les plus maltraités, comme partout ailleurs : on n'a compté que 21 décès dans les classes moyennes ou aisées. Les maladies ordinaires n'ont point cessé pendant le règne du choléra; au contraire elles ont pris un nouveau degré d'activité.

Le choléra, continuant sa marche vers l'occident, parvint sur les bords de l'Oder : il envahit

(1) *Journal des travaux de l'académie de l'industrie*, n° VII.

Kustrin le 15 août 1831, et Francfort-sur-l'Oder
le 6 septembre. Peu de villes ont été plus épargnées que Francfort; le nombre des malades pendant cinq semaines n'a pas dépassé 51, et celui
des morts 33 (1) : il faut dire qu'une administration paternelle fit ses efforts pour que les pauvres
vécussent dans la propreté et la tempérance; elle
leur distribua des vêtemens chauds et une nourriture saine.

Une fois parvenue sur la rive gauche de l'Oder,
la contagion ne tarda pas à s'approcher de Berlin.
Le 29 août 1831 un batelier mourut à Charlottembourg, à peu de distance de la capitale de la
Prusse, sur un bateau qui douze jours auparavant
avait été chargé de tourbe dans un pays infécté,
à Linum près d'Oranienbourg. Dès que les autorités eurent reconnu l'existence du choléra, non-
seulement le bateau, mais tous ceux qui étaient
dans le voisinage, furent immédiatement séquestrés; mais cette mesure ne s'étendit point à un
grand nombre de barques qui se rendirent de
Charlottembourg à Berlin après la mort du batelier : aussi dès le 30 août, à deux heures après
midi, un matelot tomba malade sur le quai des
constructeurs de bateaux, et mourut en huit heu-

(1) Francfort-sur-l'Oder a une population de 22,000 ames,
en sorte qu'il y a eu 1 malade sur 431 habitans, et 1 mort sur
667.

res avec tous les symptômes du choléra; à cinq
heures du soir un vagabond eut le même sort
dans le même quartier; enfin un cordonnier qui
demeurait près de la rivière fut atteint quatre
heures après, et mourut en très peu de temps.

Dès-lors l'existence du choléra ne pouvant plus
être cachée fut reconnue officiellement. Trente-six
individus succombèrent dans la première semaine,
et les commencemens de la maladie furent meurtriers puisque sur les soixante-quatre premiers
malades un seul guérit. A la troisième semaine
on comptait 336 nouveaux malades et 162 morts.
Pendant les semaines suivantes, quoique le nombre des malades eût diminué d'une manière notable, celui des morts présenta quelques variations:
il fut plus grand dans la cinquième semaine, et
moindre dans la troisième, la quatrième et la sixième. A compter de la onzième la violence de la contagion s'affaiblit beaucoup, et le nombre des malades et des morts se réduisit de plus des deux tiers;
au mois de décembre la diminution fut encore
plus sensible, et la maladie pouvait être considérée comme terminée.

Au commencement de janvier 1832 le nombre
des malades s'élevait à 2,261, et celui des morts
à 1,420, chiffre peu élevé quand on le compare à
la population, qui est de 230,000 ames. Les militaires souffrirent le moins, car il n'y a eu que 35

malades et 17 morts sur une garnison de 12,000 hommes (1).

Le plus grand nombre de nouveaux malades a été observé le 15 septembre, le dix-septième jour de l'invasion du mal; ce jour-là le chiffre s'est élevé à 62, et c'est le 17 du même mois, c'est-à-dire le vingt-neuvième jour de l'invasion, que s'est trouvé le plus grand nombre des morts dans les vingt-quatre heures : le chiffre atteignit 41. Enfin la quotité des guérisons journellement obtenues n'a pas dépassé 33; elle a été telle le 24 octobre. La proportion de celles-ci a été de : 3,87 sur 100 malades dans les premiers jours, et de 36,90 sur 100 malades jusqu'au centième jour, c'est-à-dire qu'un peu plus du tiers de ceux-ci a guéri et qu'environ les deux tiers sont morts.

La mortalité a été un peu plus forte chez les hommes que chez les femmes dans les 1,500 premiers malades; plus tard elle a été presque égale chez les deux sexes. Quant aux âges, le ta-

_____

(1) Le roi accorda aux soldats un supplément de paie pour qu'ils se fournissent un bon potage tous les matins et un verre d'eau-de-vie amère ; il leur fit distribuer des chaussons de laine et une ceinture de flanelle. Les soldats ont en outre porté des vêtemens plus chauds que ne l'exigeait la saison, et la discipline fut étendue aux précautions hygiéniques; tout soldat convaincu d'avoir mangé du fruit ou de s'être livré à quelque excès était mis aux arrêts.

bleau suivant montre quelle a été la fréquence du
choléra aux diverses époques de la vie :

	Hommes.	Femmes.	Total.
A 10 ans et au dessous...	145	99	244
De 11 à 20	62	60	122
De 21 à 30	106	105	211
De 31 à 40	175	125	300
De 41 à 50	135	116	251
De 51 à 60	85	96	181
De 61 à 70	65	67	132
De 71 à 80	21	28	49
De 81 à 90	3	7	10
	797	703	1,500

Il résulte de cet exposé que jusqu'à l'âge de 5o
ans il y a eu à Berlin plus de malades parmi les
individus du sexe masculin que parmi ceux de
l'autre sexe, et qu'au dessus de 5o ans les femmes
ont été plus souvent atteintes que les hommes.

Nous voyons aussi que l'âge de 3o à 4o ans
est l'époque de la vie où l'on a compté la majorité
des malades ; que la période de 4o à 5o ans est
venue immédiatement après; que les enfans au
dessous de 1o ans ont occupé la troisième ligne.
On a ensuite remarqué que les tempéramens robustes et sanguins succombaient plus fréquemment que d'autres ; la même observation a été
faite à l'égard des enfans scrofuleux.

Les professions qui ont fourni proportionnellement le plus grand nombre de malades sont celles
d'infirmiers, de fossoyeurs, de tisserands et de cor-

donniers. Le fléau a choisi dans les classes pauvres la majeure partie de ses victimes; cependant
il a aussi enlevé quelques personnes d'un rang
plus élevé, parmi lesquelles on compte des employés supérieurs et des médecins : au nombre de
ces derniers on cite le docteur Callow, praticien
fort distingué, qui continuait à visiter les malades, à disséquer les cadavres, à en goûter le sang
et les déjections, malgré un dévoiement qui durait depuis quinze jours.

Les variations atmosphériques n'ont exercé aucune influence marquée sur le nombre des malades et des guérisons ; il n'en est pas de même des
différens jours de la semaine, ainsi qu'on peut le
voir par le tableau suivant, qui a été dressé sur les
sept premières semaines :

	Malades.	Guéris.	Morts.
Dimanches............	195	57	148
Lundis..............	245	60	151
Mardis.............	272	72	153
Mercredis	260	58	142
Jeudis.............	252	80	184
Vendredis.........	225	63	143
Samedis...........	258	55	136

D'où il suit que le mardi, le mercredi et le jeudi
ont été les jours où il y a eu le plus de malades, et
le dimanche celui où il y en a eu le moins. La même remarque avait été faite à Kœnigsberg, et l'on
a cru que les excès commis par les ouvriers le di-

manche et le lundi étaient la cause de la différence observée.

Les maladies autres que le choléra n'en ont pas moins suivi leur cours à Berlin, et ont même causé la mort d'un grand nombre de personnes; ce qui prouve combien est peu fondée l'opinion de ceux qui pensent que toutes les maladies doivent prendre le caractère cholérique pendant la durée de la contagion.

Les divers membres d'une même famille ont été souvent atteints; quant à l'apparition d'un nouveau cas de choléra dans la même maison, il a été observé cent soixante et une fois sur 770 malades (1). La plupart des établissemens publics, tels que l'hôpital des enfans trouvés, le nouvel hospice, la maison de travail des pauvres, ont été préservés par l'isolement.

D'un autre côté le choléra-morbus atteignit à Berlin quatre-vingt-dix-sept personnes employées à soigner des malades; sur ce nombre 70 guérirent et 27 succombèrent (2). Cette proportion est envi-

(1) On l'a observé soixante-cinq fois après l'intervalle d'un jour, trente-quatre fois après deux jours, vingt-trois fois après trois jours, seize fois après quatre jours, onze fois après cinq jours, sept fois après six jours, trois fois après sept jours et deux fois après huit jours.

(2) Ce sont 8 médecins, 2 chirurgiens, 65 infirmiers, 7 porteurs de malades, 1 inspecteur de lazaret, 1 directeur de quarantaine, 3 surveillans, 1 baigneur, 1 veilleur, 2 porteurs de cadavres, 2 blanchisseuses et 1 journalier.

ron quarante fois plus forte que pour la masse de la population; en effet on a vu dans la capitale de la Prusse les quarante-un centièmes des employés des hôpitaux contracter le choléra, tandis que pour toute la population l'on n'a compté qu'un malade sur cent trois habitans (1) : chacun peut facilement déduire les conséquences de tels faits.

Les cordons placés sur la frontière polonaise empêchèrent long-temps le choléra d'envahir la Silésie, bien qu'elle fût dans son voisinage immédiat. Une quarantaine de vingt jours fut établie sur les limites de cette province et maintenue avec une excessive rigueur; en outre, des lazarets placés sur différents points étaient destinés à renfermer les personnes qui, étant sorties de quarantaine, ne paraissaient point en parfaite santé; enfin le médecin Remer fils fut chargé de surveiller l'état sanitaire de toutes les barques qui arrivaient sur l'Oder : la Silésie se croyait ainsi garantie; mais ce privilége, qui durait depuis le mois d'avril, cessa dans les derniers jours de juillet, époque de l'infection de plusieurs villages prussiens; quelques jours plus tard Schrim et Schroda subirent la contagion. Elle se répandit bientôt dans toute la province, mais n'atteignit Breslau que deux mois après, c'est-à-dire le 23 septembre : ce jour-là

(1) *Bibliothèque de Genève* du mois d'octobre 1832. — *Gazette médicale de Paris* du 8 novembre de la même année.

Jeanne-Louise Karlsdorf fut transportée à l'hôpital et succomba promptement avec tous les symptômes du choléra-morbus ; cette femme , âgée de trente-six ans, était épuisée par la misère. Ce fait inattendu provoqua de la part de l'autorité les recherches et les enquêtes les plus minutieuses, et l'on ne put parvenir à savoir si la femme Karlsdorf avait communiqué avec des étrangers ou avait fait emploi d'effets contaminés.

Les jours suivans plusieurs personnes tombèrent malades sur divers points de la ville, et le bulletin du 10 au 11 octobre annonçait que 71 habitans avaient été attaqués du choléra ; sur ce nombre 35 avaient succombé, et 15 étaient guéris.

Breslau, capitale de la Silésie, compte une population de 60,000 habitans, parmi lesquels se trouve une classe nombreuse d'artisans et d'ouvriers ; la brusque cessation des affaires commerciales et la suspension des travaux jetèrent dans la misère une multitude de familles; il fallait remédier à cet état affligeant; de prompts secours ne se firent pas attendre : au premier appel des magistrats les habitans de Breslau répondirent par des témoignages de zèle généreux et de bienfaisance infatigable; des comités de charité furent organisés dans tous les quartiers ; non-seulement on donna aux malheureux des vêtemens, du bois de chauffage, des alimens de bonne qualité, mais encore on assainit leurs habitations, on ferma celles qui étaient malsaines, on divisa les familles nombreuses qui étaient entassées dans des chambres étroites (1).

Le 15 décembre 1831 la maladie paraissait terminée à Breslau; le nombre des cas avait été jusqu'alors de 1305, et celui des morts de 688 (2).

A peu près à l'époque où le choléra franchissait la frontière de la Silésie, la ville libre de Cracovie en était affligée. Le 20 juin le germe contagieux y fut apporté par des Juifs venant de Czentuchan, et s'y développa avec beaucoup de violence, enlevant 60 à 90 personnes par jour; plus tard ce nombre fut réduit. La mortalité, qui avait cessé chez les Juifs, sévissait encore chez les chrétiens, réunis en grand nombre pour la célébration des fêtes religieuses (3).

HAMBOURG.

Cette ville de commerce avait des relations trop multipliées avec les ports de la Baltique infectés du choléra pour ne pas en être atteinte elle-même; il s'y manifesta au mois d'octobre 1831,

(1) *Du choléra-morbus en Russie, en Prusse et en Autriche;* par Auguste Gérardin et Paul Gaimard, membres de l'académie royale de médecine de Paris.

(2) *Gazette d'état de Prusse* du 19 février 1832.

(3) *Journal des travaux de l'académie de l'industrie,* n° VII.

mais il n'y exerça pas un grand ravage ; on va le
voir par le tableau suivant :

Semaines.	Nomb. des malades.	Guéris.	Morts
1re, du 8 au 15 octobre........	55	2	31
2me, du 15 au 21 id........;	247	15	102
3me, du 22 au 28 id.,........	218	65	142
4me, du 28 au 4 novembre......	152	94	79
5me, du 5 au 11 id..........	83	55	46
6me, du 12 au 18 id..........	52	60	29
Total........	807	289	428

Depuis lors la maladie a toujours été en diminuant, et au mois de décembre 1831 elle avait
entièrement cessé.

MONARCHIE AUTRICHIENNE.

Un double cordon sanitaire ne pût soustraire
la Gallicie à l'invasion du choléra, qui exerçait ses
ravages dans les provinces limitrophes russes et
polonaises : le 6 mai 1831 la ville de Brody fut
infectée, et dans peu de jours le fléau y causa une
mortalité effrayante ; au bout d'un mois on compta
4,639 malades et 1,767 morts, ce qui, sur une
population de 24,000 âmes, donne 193 malades
et 73 morts pour 1,000 habitans.

Lemberg, la capitale de la Gallicie, subit le
même sort le 23 mai ; trois jours après, le choléra
éclata soudainement au faubourg dit de Cracovie
dans la maison d'une blanchisseuse : la fille de

cette femme avait apporté la veille au soir du linge sale provenant d'une maison infectée, et elle avait laissé ce paquet dans la chambre; à trois heures la mère, qui n'avait pas touché le linge, fut attaquée; la fille n'éprouva aucune indisposition.

Dans le couvent des carmélites, le sous-prieur, homme robuste de soixante ans, alla confesser un cholérique; comme il avait l'ouïe dure, il était dans l'habitude d'approcher son oreille très près de la bouche de ses pénitens, ce qu'il fit aussi dans ce cas, ne croyant pas à la contagion; revenu au couvent, il visita sans changer d'habit le prieur, homme maladif, avec lequel il s'entretint plusieurs heures: vers minuit le prieur tomba malade et mourut en huit heures; le sous-prieur fut attaqué avant midi et succomba le troisième jour; un novice et un frère qui avaient soigné et frotté les deux malades furent atteints deux jours après, et le dernier seul fut sauvé. Le reste de la communauté se séquestra avec le plus grand soin, et le couvent ne fit pas d'autre perte (1).

Le choléra-morbus régna à Lemberg jusqu'à la fin du mois d'août 1831. Le nombre des malades y a été de 5,013, et celui des morts de 2,621; ce qui, sur une population de 45,000 ames, donne la triste proportion de 1 malade sur 9 habitans

(1) *Le choléra à Lemberg, observé et décrit par le docteur Moritz Rohrer.*

ou de 111 sur 1,000, et de 1 mort sur 13 ou de
74 sur 1,000.

Pendant que les deux principales villes de la
Gallicie étaient ainsi ravagées par cette cruelle
maladie, les diverses parties de la province en recevaient successivement le germe, qui s'y dévelop-
pait avec d'autant plus de violence qu'il y trouvait
des populations nécessiteuses et agglomérées. On
fait dans ce pays un effroyable abus d'eau-de-vie;
hommes, femmes, jeunes filles, tous en boivent
immodérément; les Juifs surtout, qui sont très
nombreux, donnent sur ce point l'exemple de
l'intempérance.

Plusieurs districts, villes et villages, se préser-
vèrent du choléra au moyen d'un isolement complet. A Lemberg, au foyer même de la contagion
la plus intense, la princesse Lobkowitz se séquestra dans son hôtel avec toute sa famille et une
suite nombreuse; elle y fit mettre à exécution les
lois que l'on oppose dans nos lazarets aux enva-
hissemens de la peste, et la maladie de l'Inde ne
put franchir les murs de cet asile, et la mort le
respecta, elle qui ne respectait rien de ce qui se
trouvait sur sa route, elle qui remplissait de victimes livides tous les alentours désolés.

Le choléra avait entièrement cessé dans la Gallicie au milieu du mois de février 1832. Cette
vaste province a une population de 4,451,175

ames : suivant les rapports officiels publiés dans l'*Observateur Autrichien* le nombre des localités infectées s'est élevé à 3,608 sur 6,415, et il y a eu 260,083 individus atteints, parmi lesquels 97,789 sont morts; ces deux chiffres présentent la proportion de 58,43 malades et 21,96 morts sur 1,000 habitans.

Le choléra s'introduisit aussi dans la Hongrie, la Bulgarie, la Valachie et la Moldavie. Il se manifesta à Jassy le 14 juillet 1831 : un jeune homme de 14 ans, garçon dans la boutique d'un confiseur nommé Stamatopoulo, en fut immédiatement frappé, mais il guérit; la maladie prit ensuite un grand développement.

La Hongrie reçut le mal asiatique par des bateaux chargés de sel qui partirent de Szalnok avec un équipage de cent quatre-vingts hommes et descendirent la Theiss : ces hommes s'arrêtèrent sur divers points de la route, et y communiquèrent le choléra sans en être eux-mêmes attaqués. Arrivés à Roff le 28 juin, ils en éprouvèrent les atteintes et soixante-dix d'entre eux moururent : les maisons riveraines ne tardèrent pas à recevoir la contagion et à la propager dans les villages environnans.

Un commerce considérable, des relations actives et nombreuses, existent entre Roff, Szalnok et Pest : aussi, malgré les cordons de troupes, un bâtelier parti de Szalnok et arrivé le 14 juillet à

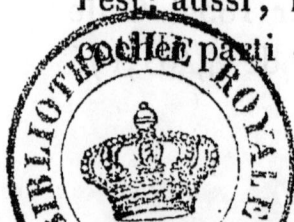

6

Pest y apporta la maladie, qui se répandit avec beaucoup de rapidité. Les mesures prises par l'administration pour arrêter les progrès du fléau soulevèrent les étudians, qui se livrèrent à divers actes de violence et rétablirent les communications entre Pest et Bude (1). La première de ces villes, bâtie dans une plaine sablonneuse et sèche, eut plus de malades que la seconde. A Bude le plus grand nombre des victimes se montra le long du Danube, et non sur la hauteur. Les voituriers et les employés aux inhumations succombèrent presque tous, et l'on fut obligé de les remplacer par des malfaiteurs; cependant sur deux cents médecins ou chirurgiens exerçant à Bude ou à Pest, un seul succomba.

En Hongrie le gouvernement voulant imposer d'office un médicament de son choix, avait nommé une commission dont les membres décidèrent que le spécifique pour le choléra était le *magisterium bismuthi*. Tous les pharmaciens reçurent l'ordre de prodiguer ce médicament à tous ceux qui en demanderaient, et on leur prescrivit la manière d'en faire usage. La Hongrie, un moment rassurée,

(1) Pest, qui est la ville la plus peuplée de la Hongrie, est situé sur la rive gauche du Danube; Bude est sur la rive droite du même fleuve, et ces deux villes communiquent entre elles dar un pont volant : la première a 75,000 habitans, et la seconde en a 40,000.

en fit une provision immense, et le peuple s'en servit sans modération comme sans discernement; mais voyant bientôt l'inefficacité de ce remède il fit entendre des murmures et prit une attitude menaçante : l'emploi du bismuth fut alors aboli par ordonnance (1).

La contagion parcourut presque tous les comitats de la Hongrie, mais surtout elle sévit dans les parties marécageuses : il est cependant quelques villes éloignées de ces localités insalubres, telles que Czongrad et Debrein, où elle a régné avec violence.

Dans plusieurs lieux des bruits absurdes d'empoisonnement furent accueillis avec d'autant plus d'avidité que l'ignorance du peuple était plus profonde. Les paysans, sous l'influence de cette idée extravagante, se mirent en révolte ouverte, saccagèrent les châteaux des nobles, se portèrent à tous les excès et commirent des meurtres d'une atrocité effroyable; ils étendirent leur vengeance jusque sur les officiers chargés de veiller à l'observation des quarantaines. Les mutins ayant trouvé dans les maisons qu'ils avaient pillées une grande quantité de chlorure de chaux s'imaginèrent que c'était avec cette matière qu'on empoisonnait les eaux : plusieurs fois ils forcèrent des

(1) *Relation des épidémies du choléra-morbus observées en Hongrie, etc.*, par le docteur Sophianopoulo (Paris, 1832).

médecins à avaler du chlorure, refusant de croire à toute autre preuve d'innocence. Ce ne fut qu'en envoyant des corps de troupes dans les districts révoltés qu'on parvint à mettre un terme à ces actes d'anarchie et de fureur.

Le choléra avait à peu près cessé en Hongrie dans les premiers jours de mars 1832, après y avoir atteint 537,199 personnes, et en avoir enlevé 237,066 : c'est le pays de l'Europe qui a le plus souffert; une sécheresse extraordinaire y avait causé une disette affreuse et universelle; cette disette existait encore en 1831, à l'époque où le choléra éclata; la misère publique était extrême.

Le mal dévastateur, après avoir frappé la Hongrie, menaçait la basse Autriche et la capitale de l'empire; le gouvernement résolut de s'opposer à l'irruption, et pour atteindre ce but un cordon de troupes fut établi sur les frontières hongroises; en outre on fit paraître :

1° Un rescrit de l'empereur sur l'établissement et la police des cordons sanitaires, et sur les peines à infliger en cas d'infraction aux réglemens;

2° Des instructions sur la police et le personnel des établissemens de quarantaine;

3° Des instructions aux autorités locales sur la conduite qu'elles devaient tenir dans le cas où la maladie éclaterait, et sur les mesures que devaient prendre alors les commissaires civils;

4° Des conseils sur le régime à suivre pour se préserver des atteintes du fléau ;

5° La division de la ville en sections soumises à l'inspection des commissaires de santé et des médecins désignés à cet effet;

6° Enfin des instructions adressées à ces commissaires sur le rapport qu'ils devaient adresser journellement à l'autorité supérieure touchant l'état sanitaire de la section confiée à leurs soins, le nombre des malades et des morts, etc. (1).

Toutes ces mesures avaient été mises en pratique dans le courant du mois d'août.

Un boucher parti de Roab arriva à Vieselbourg le 5 du même mois, et il paraît que cet homme, quoique bien portant, infecta l'hôte chez lequel il vint loger : celui-ci succomba avec toute sa famille. De Vieselbourg la contagion gagna le comitat de Presbourg, où elle parvint le 6 août.

Vienne, quoique entourée d'un double cordon, fut envahie le 16 du même mois. Il y eut alors deux cas isolés qui furent déclarés par les autorités ne point avoir le caractère du choléra indien. Il s'en présenta de nouveau le 1er septembre et successivement quelques autres; le 14 septembre il fut impossible de méconnaître et de cacher l'existence de la maladie dans Vienne. Du 14 au 15 quarante-une personnes furent brusquement

(1) Rapport d'Auguste Gérardin et Paul Gaimard.

frappées, et sur ce nombre dix-sept succombèrent; le lendemain, 15 septembre, cent trente-neuf
personnes furent atteintes du choléra, et soixante-
quatre moururent dans l'espace de vingt-quatre
heures : dès-lors l'existence de la maladie fut officiellement reconnue. Déjà elle avait frappé toutes
les classes : des conseillers, des médecins et des
nobles avaient succombé dès les premiers jours ;
on comptait 764 malades et 3o3 morts. Bientôt le
nombre des malades diminua, et celui des morts
présenta quelques oscillations.

Dans le cours de trois mois, c'est-à-dire du 15
septembre au 15 décembre, Vienne et ses faubourgs ont eu 4,046 malades et 1,936 morts. La
maladie continua faiblement jusqu'au 15 février
1832 ; à cette époque elle ne laissait aucune trace
de son existence. Le nombre total des cas s'élevait à 4,229, et celui des décès à 1,975 (1).

La contagion, long-temps bornée à la ville de
Vienne, ne s'est étendue aux faubourgs que plusieurs semaines après. Celui de Léopoldstatd a été
le plus maltraité : on a remarqué que les appartemens situés au nord ont eu plus de malades que
ceux qui étaient situés au midi ; les classes riches
ont plus souffert proportionnellement que dans
d'autres villes ; les militaires n'ont pas eu beau-

(1) *Observateur Autrichien* du 16 février 1832.

coup de malades, mais les employés des hôpitaux n'ont pas été épargnés (1).

On isola d'abord toutes les maisons où le choléra se manifestait; mais le 27 septembre (2) on supprima ces entraves d'après l'avis de la majeure partie des médecins viennois : les communications devinrent libres entre les divers quartiers de la ville et entre la ville et la banlieue; les cordons sanitaires, reconnus inutiles, furent levés, et l'empereur laissa à chaque province le soin de sa conservation.

De Vienne le choléra, s'avançant toujours vers l'occident, a gagné Brunn et Lintz, a franchi la frontière de la Bohême ; étant parvenu sur les bords de la Moldau, il a envahi Prague le 28 novembre 1831, et y a sévi jusque vers le milieu de février 1832 : à cette époque le nombre des malades s'élevait dans cette capitale à 2,954, et celui des morts à 1,300 environ, sur une population de 80,000 ames.

Le nombre des personnes attaquées du choléra en Bohême a été fixé comme il suit, d'après les rapports officiels :

(1) Ainsi dans l'hôpital du faubourg Rossau neuf ont été alités en peu de jours : le prêtre, l'inspecteur, un infirmier, trois manœuvres, le portier, sa femme et sa fille.

(2) *Observateur Autrichien* du même jour.

Noms des Cercles.	Nomb. des malades.	Morts.
Rakonitz................	2,612	695
Koniggratz.............	375	143
Bunslau...............	663	196
Kaurzim..............	2,061	798
Chrudim..............	2,366	683
Bischow..............	167	92
Czaslau..............	487	198
Tahor...............	17	9
Leutmeritz...........	123	34
Peraun..............	3	2
Pilsen..............	8	3
Total.........	8,850	2,863
Militaires.............	413	146
Total général...	9,263	3,009

sur une population de 3,208,222 habitans.

Dans l'étendue de l'empire autrichien le nombre total des malades s'éleva à 846,566, et celui des morts à 344,360.

Au milieu de cette calamité publique l'empereur ne cessa de donner à ses sujets des marques de sollicitude paternelle : il fit d'honorables efforts pour secourir les malades, pour consoler les malheureux, pour alléger la misère des pauvres. Honneur aux puissans du monde qui savent compatir aux souffrances humaines! gloire éternelle aux princes qui font asseoir avec eux sur le trône l'image des vertus et de la bienfaisance!

LIVRE TROISIÈME.

PROGRÈS GÉOGRAPHIQUES DU CHOLÉRA

EN EUROPE ET EN AMÉRIQUE

DEPUIS 1831 JUSQU'EN 1835.

Ravages du choléra en Angleterre, en Ecosse et en Irlande. — Sa
marche en Belgique et en Hollande. — Il envahit le Portugal, puis
l'Espagne. — Scènes d'anarchie et de sang à Madrid. — Le choléra
désole horriblement la Norwège et la Suède. — Il exerce ses fureurs
en Amérique. — Le Mexique en souffre principalement. — Tableau
de la mortalité par castes à la Havane.

GRANDE-BRETAGNE.

LE 20 octobre 1831 le choléra se montra à Sunderland pendant qu'il existait dans la plupart des
ports de la Baltique à proximité desquels cette
ville anglaise se trouve.

Un médecin français de grande renommée,

qui était allé en Angleterre pour y observer la marche et les phénomènes du choléra asiatique, le savant professeur Delpech, enlevé aux sciences par une mort bien déplorable pendant qu'il pouvait encore leur rendre tant de services, nous apprend de quelle manière le choléra a été importé à Sunderland (1). Un matelot ayant été employé au déchargement d'un vaisseau venant de Hambourg, ville alors infectée, eut le choléra, et fut porté à l'hôpital, où il mourut; le jour suivant, la garde qui l'avait servi fut attaquée de même et succomba; plusieurs malades furent aussi atteints, on jugea prudent d'enlever les autres : il ne resta qu'un vieillard jugé trop faible; il fut attaqué, mais ne mourut pas (2).

A peu près à la même époque des lits de plume furent apportés à Sunderland par des matelots qui les avaient achetés à Riga, à Cronstadt, à Hambourg; plusieurs de leurs camarades étaient morts du choléra dans la traversée : ces lits, qui restèrent à Sunderland, avaient pu servir à des cholériques (3).

(1) *Etude du choléra-morbus en Angleterre et en Écosse pendant les mois de janvier et février* 1832, par le professeur Delpech.

(2) A Vienne en Autriche on a fait des observations tout-à-fait semblables : les malades réservés pour l'enseignement clinique dans deux salles de l'hôpital ont été infectés du choléra par l'introduction d'un cholérique parmi eux.

(3) Le docteur anglais Haslewod dans un ouvrage qu'il a

Quoi qu'il en soit, l'importation de la maladie par la voie maritime est un fait de toute évidence : le choléra se montra d'abord sur le quai de la rive sud-est du fleuve *the Wear*, dans les maisons où l'on reçoit le plus grand nombre d'étrangers, enfin dans celles où logent les personnes occupées sur le quai ou à bord des navires; en s'éloignant de la rive du fleuve il s'est manifesté surtout dans les quartiers habités par les personnes que le commerce maritime fait vivre.

D'autres quartiers qui paraissent avoir une position meilleure et plus saine furent ensuite infectés; les dernières maisons de la Grand'Rue, du côté occidental, près l'embouchure du fleuve, furent désolées par le fléau, il n'y resta personne debout : ces maisons, anciennes et mal bâties, sont hautes et accessibles à tous les vents; les percemens y sont assez nombreux. Tandis que ces maisons étaient ainsi maltraitées la maladie n'a pas pénétré dans une caserne ayant une enceinte générale avec une seule porte en face des maisons dont il s'agit, et seulement à trente pas de distance. Cette caserne, placée à l'embouchure du fleuve,

publié sur l'épidémie de Sunderland raconte qu'une chaise à porteur qui servait à transporter les cholériques appartenait à la maison des pauvres, et y était rapportée toutes les fois qu'elle avait servi; les habitués de la maison s'amusèrent à se porter mutuellement : il en mourut rapidement cinq qui avaient pris part à cet amusement. *(History and med. trait. of cholera.)*

est bâtie sur un terrain plus bas que tout le reste de la ville, et se trouve par conséquent dans des conditions moins favorables de salubrité : il n'y a pas eu un seul cholérique. Quelle est la cause de ce privilége? on la déterminera facilement quand on saura que la garnison tout entière a été rigou-reusement consignée dans la caserne, que per-sonne n'y est entré et que personne n'en est sorti tant que la contagion a duré.

La ville de Newcastle est séparée en deux par-ties inégales par la rivière la Tyne; la partie la moins étendue sur la rive méridionale forme un faubourg nommé Gateshead, qui a les plus grands rapports avec Sunderland par la rivière, et qui a été atteint après cette ville. On ne peut dire com-ment la maladie pénétra à Gateshead : on parle d'une marchande d'habits qui aurait acheté et re-vendu des vêtemens de cholériques, et qui aurait succombé elle-même; le fait n'a pu être vérifié, dit Delpech. Ce qu'il y a de plus sûr, ajoute-t-il, c'est que les trois premiers cas de choléra y ont eu lieu dans des maisons saines, situées sur le sommet de la colline et par conséquent très ven-tilées : ainsi commença la contagion.

Elle était calmée, lorsqu'une femme alla à Sa-lowel, près Newcastle, soigner son frère, qui mou-rut du choléra; elle y passa deux jours à laver les vêtemens du défunt : à son retour à Gateshead elle fut attaquée du même mal; son père et son frère furent atteints après elle. Ils guérirent tous les trois, mais à l'occasion de cet accident la maladie recommença à Gateshead.

La plus grande partie de Newcastle est sur la rive septentrionale; cette partie de la ville a un quartier bas, voisin de la rivière, et un quartier élevé qui en est plus éloigné; le quartier bas n'est pas fort sain, les rues y sont étroites; quant au quartier haut, il couronne une colline découverte où tous les vents peuvent souffler. Pour se faire une idée de la disposition de ce quartier, dit encore Delpech, il faut se représenter les beaux quartiers de Londres, leurs rues larges et droites, avec leurs beaux *squares;* il faut se rappeler les plus beaux quartiers de la Chaussée-d'Antin ou du faubourg Saint-Honoré à Paris; il faut se transporter dans les plus beaux quartiers de la partie neuve de Marseille, et les semer de promenades trois ou quatre fois larges comme les allées de Meilhan: hé bien! dans ce beau quartier il n'y a pas une rue où il n'y ait eu des cholériques; ceux qui cherchent la raison de l'épidémie dans l'insalubrité locale seront fort déconcertés par ce fait (1).

La contagion se répandit dans les environs de la ville : là aussi les plus salubres habitations comme les plus chétives furent atteintes.

(1) *Étude du choléra-morbus.*

Au village de Newburn plusieurs bateliers connus étaient revenus de Newcastle avec la diarrhée pendant que le choléra y régnait; le 1er janvier 1832 Robson, batelier lui-même, résidant dans la partie basse du village, fut atteint de la maladie et mourut le troisième jour; un de ses voisins, batelier comme lui, fut attaqué à son retour, le 5 janvier, et succomba : dès ce moment le mal se dirigea partout, mais d'abord autour des premiers malades et sur ceux qui les avaient soignés. Sept garde-malades y furent envoyés de Newcastle; cinq reçurent le germe contagieux, et deux moururent. Le ministre de la paroisse, habitant une maison saine et grande, fut emporté par le même fléau; il avait assisté les mourans en grand nombre. Deux jeunes médecins venus de Newcastle furent en danger par la diarrhée, et le chirurgien du village fut pris du mal, mais il guérit (1).

Les villages de Bellsclose et Scotswood, près de Newcastle, sur la Tyne, sont réunis par des maisons intermédiaires. Il n'y avait pas encore eu de malades tandis que le choléra régnait à Newcastle;

(1) Au même village de Newburn un enfant de 18 mois nourri par sa mère fut atteint du choléra : la mère avait eu la maladie *douze jours* auparavant, et n'avait pas cessé d'allaiter son nourrisson tant que le lait avait subsisté. Ce délai de douze jours est digne de fixer l'attention des observateurs parce qu'il peut jeter quelque lumière sur le temps nécessaire au développement de la maladie, sur la période d'incubation.

lorsque le 20 décembre un batelier nommé Nicholson revint de cette ville avec la diarrhée; il habitait une maison située entre les deux villages; la diarrhée cessa spontanément : le 27 les deux enfans de Nicholson eurent le choléra, dont ils guérirent. Les voisins vinrent visiter les malades; parmi eux était mistriss Guthrie, femme habitant la maison attenante; elle fut prise du choléra après la guérison des enfans de Nicholson et résista aux coups du mal ; la contagion atteignit cinq membres d'une famille nommée Dods, parmi lesquels trois succombèrent.

Elle se répandit ensuite de la même manière, des plus voisins aux plus éloignés.

A Lemmington, près Newcastle, il n'y avait pas eu de malades jusqu'au 21 décembre 1831.

Dans cette dernière ville mistriss Walles soigna son mari, lequel mourut du choléra; elle vint vivre chez son beau-père à Lemmington ; trois jours après, c'est-à-dire le 21, elle fut prise du choléra et mourut le lendemain; le 27 son beau-père fut attaqué de la même maladie et mourut le même jour. Quelques-uns des plus proches voisins eurent la diarrhée après ces deux accidens.

L'un deux, Joseph Rand, fut atteint du choléra le 9 janvier et mourut dans la journée.

La maladie, suivant ensuite le même ordre, s'étendit dans tout le village.

A Westmoor, près Newcastle, deux hommes qui moururent rapidement, communiquèrent la contagion aux habitans vers la fin de décembre : ils étaient allés à cette date assister au convoi d'un parent mort du choléra dans la partie basse de Gateshead. La maladie se répandit ensuite autour de leur maison et parmi leurs connaissances (1).

Un voyageur du commerce appartenant à une maison de Londres, qui après avoir séjourné à Newcastle vint à Morpeth, y fut pris du choléra et mourut; il n'y avait pas encore eu de malades en ce lieu ni à quarante lieues à la ronde : un marchand de bestiaux de Hawick, ville du comté de Roaburgh, distante de cinquante milles au nord de Morpeth, coucha deux jours après dans la chambre où venait de mourir le voyageur, retourna à Hawick, où la santé publique était parfaite, y fut attaqué du choléra et mourut. A compter de ce moment il y eut successivement dix-sept malades, dont quatre succombèrent. Le premier, après le marchand, fut son frère; après lui et successivement, dans la même maison, son neveu, sa sœur, son domestique; puis une blanchisseuse, son mari et son fils; deux enfans affaiblis par une maladie précédente, le médecin qui avait soigné ces malades, enfin la sœur de celui-ci (2).

(1) Delpech, ouvr. cité.
(2) *London Medical Gazette* du 3 mars 1832.

Le choléra fit son apparition à Musselburgh au commencement de janvier 1832, le lendemain d'une fête solennelle en Ecosse. Une vieille femme fut la première victime; son fils vint lui donner des soins avec sa jeune épouse : ils tombèrent malades tous les deux et moururent. La vieille femme reçut aussi des visites et des soins de la part d'une riche famille bourgeoise où elle avait été long-temps employée, d'abord comme nourrice, puis comme domestique : la maladie se déclara aussitôt dans cette famille; elle attaqua le plus jeune des enfans, ensuite le père, la mère et un autre fils; tous les quatre expirèrent. En même temps une femme du voisinage fut emportée par la violence du mal. Bientôt une jeune fille mourut aussi; on l'enterra le soir même pour arrêter la contagion, et on lava la maison avec soin; malgré ces précautions la mère de cette fille fut attaquée deux jours après, et succomba au bout de quelques heures; sa sœur, qui était venue de Leith pour la consoler, reçut l'atteinte du choléra presque en entrant dans la maison, et ses nièces la trouvèrent morte sur le plancher; le mari de cette dernière, arrivant de Leith pour avoir des nouvelles de la famille, éprouva à son tour une attaque mortelle immédiatement après son retour. Ces événemens sont bien connus dans le pays, où ils ont fait une profonde sensation; on

7

ne pouvait trouver de gardes pour soigner les
malades, et tout le monde les abandonnait (1).

Le 19 janvier 1832 un marchand de chiffons
et de cornes étant allé à Musselburgh pour son
commerce, éprouva le 22 tous les symptômes du
choléra après son retour à Edimbourg, et mourut le 27. Une chanteuse en plein air et un jeune
homme de 17 ans venus séparément de Musselburgh et d'autres lieux infectés furent aussi saisis par la maladie et lui résistèrent; une femme
vivant avec ce jeune homme dans la même chambre, fut atteinte le 24, mais la contagion céda aux
soins des hommes de l'art. Six jours après, la
femme d'un employé dans une filature de laine
étant allée à Musselburgh auprès de son fils malade
du choléra tomba elle-même malade à son retour,
et ne put être sauvée. En même temps, c'est-à-dire
le 7 février, la femme d'un militaire pensionné
subit une atteinte du mal; quatre jours après, son
mari la suivit au tombeau, frappé des mêmes
coups : il ne paraît pas que cette femme fût sortie
de la ville, mais il est probable qu'elle s'était mise
en contact avec des personnes infectées. Tels furent les commencemens du choléra à Edimbourg.
Dans cette ville célèbre, asile des études consciencieuses et fortes, sanctuaire où les sciences,

(1) Delpech, ouv. cité.

cultivées de bonne foi et dépouillées de charlata-
nisme, ne se prostituent point à des spéculations
mercantiles, l'administration publique eût rougi
de n'opposer aucun obstacle à la marche du fléau
indien ; elle ne voulut pas imiter la stupide indifférence des peuples d'Orient, qui à l'aspect des
malheurs déchaînés sur eux s'enveloppent dans
leurs manteaux et s'imposent l'inaction pour loi,
s'imaginant que rien ne peut changer l'immuable
volonté du Ciel : les magistrats de la capitale de
l'Ecosse établirent une maison de quarantaine
pour les personnes qui avaient vécu autour des
cholériques. « Pendant environ quinze jours que
nous avons pu contempler cette curieuse expérience, dit Delpech (1), huit exemples sont venus
démontrer qu'il est dangereux de se trouver dans
l'atmosphère immédiate d'un malade lorsque le
foyer dont elle émane a acquis une grande intensité. »

Les premiers cas de choléra à Glascow sont
environnés d'incertitude et de mystères parce
qu'une partie considérable de la population avait
intérêt à cacher ou dissimuler les faits qui pouvaient mettre en évidence une vérité pénible. Les
fabricans de cette ville emploient dans les ateliers
de filature un grand nombre de gens du peuple;

(1) Ouv. cité.

la peur leur avait fait prendre la résolution de fermer leurs ateliers sitôt qu'un cholérique s'y serait montré. Les ouvriers, connaissant ces dispositions, niaient la maladie, éloignaient les médecins ou ne les appelaient que très tard; ils contestaient le genre de mort de ceux de leurs parens ou de leurs camarades qui succombaient. Ces causes ont dû, comme dans beaucoup d'autres villes, rendre bien difficiles les éclaircissemens sur le mode d'introduction de la maladie. Tout ce que l'on sait positivement c'est que le choléra régnait à Glascow dans les premiers jours de février 1832; que l'une des premières victimes fut un jardinier nommé Ferguson, qu'il emporta rapidement le 11; qu'une femme qui l'avait servi comme garde-malade expira le lendemain avec tous les symptômes de la même maladie; que le 13 une autre femme mourut du choléra à l'hôpital, où la fille Ferguson, qui avait aussi servi son père, succomba elle-même le 14.

« Je vais, dit Delpech, rappeler un exemple « qui donnera une idée de ce que nous avons « trouvé dans la plupart des cas, je puis dire par- « tout où nous avons pu prendre des informations « nous-même.

« La ville de Kirkintiloch, non loin de Glascow, « est située sur le sommet d'une colline fort élevée. « Sur une autre colline parallèle et très voisine

« est bâti un petit bourg dans lequel passe un
« canal qui fait la communication entre la mer du
« Nord et celle d'Irlande. Un ravin dans lequel
« coule un ruisseau fangeux sépare la ville et le
« bourg voisin ; des habitations malsaines cou-
« vrent le ruisseau et les deux versans. Il n'y a
« pas eu un malade du choléra dans ces cloaques ;
« ils se montrèrent sur le bord le plus habité du
« canal. Le premier fut un enfant en apprentis-
« sage chez un tisserand, lequel habitait la maison
« la plus voisine de l'embarcadère. Après lui,
« dans la même maison, la femme du tisserand
« fut attaquée; en face, à quinze pas, une vieille
« femme, et, à côté, une famille composée de quatre
« enfans et de leurs deux parens : le plus jeune
« fut le premier attaqué et mourut; le père fut en-
« levé presque aussitôt. La mère pendant la courte
« maladie de son mari voulut tenter de sauver
« les trois enfans qui lui restaient; elle les envoya
« chez une de leurs tantes à Kirkintiloch, qui jus-
« que-là était intact. Ces trois enfans y furent pris
« de la maladie, l'un d'entre eux y succomba;
« leur mère et leur tante résistèrent, mais une
« blanchisseuse qui avait lavé le linge des cholé-
« riques fut attaquée et périt. La maladie se ré-
« pandit ensuite autour de ces premières victimes.
« En outre de cette espèce d'itinéraire, il est im-
« possible de ne pas remarquer que Kirkintiloch

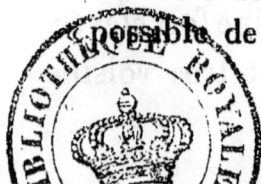

« et le bourg voisin sont infiniment plus sains
« que les habitations situées sur le ruisseau inter-
« médiaire; que c'est sur le passage d'un canal,
« sur les rives mêmes, sur le point de débarque-
« ment d'une voie de communication très fré-
« quentée, que le premier accident a eu lieu (1). »

Peslay est une ville importante, située seulement à sept milles de Glascow; la plupart des
maisons y sont fort saines, et l'on y trouve toutes
les conditions du *very comfort*, comme disent les
Anglais. Le 13 février le nommé Galbreth, libraire
colporteur, tomba subitement malade du choléra.
La femme Mac-Donnald, chez laquelle il demeurait, lui prodigua les soins de garde-malade; mais
dans la journée cette femme subit elle-même une
attaque de choléra et ne succomba point. Elle fut
remplacée auprès de Galbreth par une infirmière
de l'hôpital, laquelle fut atteinte et résista au mal.
Le fils de la femme Mac-Donnald, jeune homme
de seize ans, vivant dans la maison de sa mère,
ne tarda pas à éprouver les symptômes de la contagion et eut le bonheur de lui échapper. Le 14
une veuve demeurant en face de la ruelle où vivait
Galbreth fut attaquée à son tour et périt. Plusieurs autres personnes qui demeuraient dans le
voisinage ou qui avaient été plus ou moins en

(1) *Étude du choléra-morbus*, par le professeur Delpech.

communication les unes avec les autres devinrent la proie du fléau. Une femme mourut après avoir nettoyé la chambre de l'un de ces cholériques, et un comédien ambulant qui avait établi son théâtre dans le même quartier, tomba aussi victime de l'affreuse maladie.

Comme on le voit, le choléra s'est répandu d'un point central vers la périphérie, et le point central est le bord de la rivière où sont les embarcadères ; la contagion ne s'est point écartée des quartiers voisins de cette rivière, navigable et fort pratiquée (1).

L'Irlande paya aussi tribut au mal asiatique. Le 26 avril il y avait à Cork 818 cas et 225 décès. Le dépôt de mendicité fut transformé en hôpital pour les cholériques, et la contagion régnait avec tant de violence qu'elle enleva quelques personnes en trois heures. On écrivait de cette ville à la même date : « Vous ne pouvez imaginer la méfiance des classes inférieures pour les médecins. « Les rues sont aussi silencieuses que la tombe (2).» Vers le 20 de mai le total des malades était à Cork de 2,149, et l'on comptait 464 morts.

Le 30 avril le choléra avait fait à Dublin 360 victimes sur 902 malades ; le 20 du mois suivant,

(1) Delpech, même ouv.

(2) *Gazette Médicale de Paris* du 8 mai 1832.

le nombre des premières s'élevait à 860, et le nombre des cas était de 2,228. Un homme nommé Cresby, dont la femme était morte du choléra, fut assez fou, malgré les avertissemens de ses amis et de ses voisins, pour se coucher après les funérailles dans le lit de celle-ci avec son enfant, âgé de trois ans; le surlendemain au soir tous les deux furent pris du choléra et moururent dans la nuit (1).

Un des évêques protestans se retrancha dans une maison du côté de Wicklow, il y avait rassemblé des provisions et ne laissait entrer ni sortir personne; des appareils de désinfection étaient établis dans une autre maison éloignée, les journaux et les lettres du prélat anglican y passaient avant de lui être remis (2) : la maladie ne pénétra point dans cet asile.

Cove, Arklow, Downpatrick, Belfait, Naas, Kingsead, Carlingford, Drogheda, Kinstown, Graig et d'autres lieux furent aussi atteints. Le choléra prit beaucoup d'extension dans le sud de l'Irlande, principalement à Limerick, où plusieurs personnes des classes élevées moururent. La petite ville de Tullamore, bien bâtie et contenant à peine 7,000 habitans, fut celle qui souffrit le plus, car dans une seule semaine le nombre des morts s'éleva à 200, et il n'y eut pas une seule guérison.

(1) *Dublin Times.*
(2) *Gazette Médicale de Paris*, ibid.

Londres fut atteint le 9 février de la même
année 1832. Le choléra se déclara d'abord à Ro-
therhith, à l'extrémité orientale de la ville, quartier qui n'a que des rues étroites et humides sur
la rive droite de la Tamise. La maladie se manifesta
en même temps à Limehouse, sur l'autre côté du
fleuve, quartier habité en grande partie par des
ouvriers et des marins du dock. De là le fléau
s'est transporté rapidement dans le faubourg de
Southwak, sur la rive droite de la Tamise, et à
Lambeth, autre faubourg situé sur la même ligne,
plus à l'est. Il s'est ensuite répandu dans Londres
même, d'abord dans la paroisse de Mary-Lebone,
où se trouvent aussi de petites rues habitées par
le bas peuple.

Par quelle voie la transmission du choléra asiatique s'est-elle opérée à Londres ? nous manquons
sur ce point de données positives. En général,
les habitans de cette immense métropole, ainsi
que ceux de Liverpool, de Manchester et de toutes
les villes de commerce, ne s'occupaient du choléra que pour en nier l'existence. Cette absurde
dénégation y était une mode et un système; c'était
une chose de convention entre les fabricans et
les négocians pour que les affaires ne fussent pas
entravées par des restrictions administratives.
Enfin la politique et l'esprit de parti, habiles à
chercher pâture pour les haines aveugles et les

passions ardentes, vinrent exploiter ce triste sujet,
où se jouait la vie des hommes. L'opposition anglaise reprochait au ministère les sommes qu'il
dépensait pour veiller à la sûreté publique, et il
y eut dans le parlement une discussion animée : à
la chambre des Pairs les uns votaient pour une
enquête, les autres voulaient qu'on fit officiellement connaître aux colonies l'invasion du fléau;
aux Communes M. Warburton dit qu'il fallait
interdire toute communication avec les lieux contaminés ; M. Hume s'y opposait, considérant la
mesure comme impraticable, et regardant d'ailleurs toutes les précautions humaines comme
inutiles; M. Harding proposait de diminuer le
nombre des détenus dans les maisons d'arrêt, lord
Althorp annonçait que le gouvernement allait présenter un bill; ici on exagérait le mal, là on tour-
nait en ridicule les simples précautions que l'expérience commande ; les esprits flottaient incertains, et du choc de toutes ces paroles contradictoires la lumière ne pouvait jaillir.

Cependant le ministère britannique fut plus
sage que ses détracteurs, et le succès de ses mesures donna gain de cause à ses opinions : partout
où le choléra se déclarait les troupes étaient consignées rigoureusement dans les casernes, et il
n'y a pas eu un cas de maladie dans les garnisons
ainsi consignées ; le réglement suivi à Édimbourg

et qui consistait à isoler pour peu de temps ceux qui avaient vécu auprès des malades, rendit de si grands services à la capitale de l'Ecosse que le gouvernement anglais ordonna de l'imiter dans tout le reste du royaume.

En Angleterre on ne fut complètement délivré du choléra qu'au commencement de 1833. Cette maladie a duré environ quinze mois.

D'après les rapports quotidiens envoyés au gouvernement par le bureau central, et formés de ceux arrivant tous les 15 de chaque mois des différens lieux infectés, les progrès de la maladie à l'égard du nombre des localités furent comme il suit :

TABLEAU
du nombre total des cas et des décès dans chaque mois depuis novembre 1831 jusqu'au 31 décembre 1832.

ANNÉE.	MOIS.	NOMBRE des LOCALITÉS ATTAQUÉES.	CAS.	DÉCÈS.
1831.	Novembre	1	319	97
	Décembre	5	697	282
1832.	Janvier	6	2,149	614
	Février	11	2,462	708
	Mars	12	3,188	1,519
	Avril	19	2,708	1,401
	Mai	16	1,700	748
	Juin	36	3,579	1,363
	Juillet	42	12,162	4,816
	Août	52	23,351	8,875
	Septembre	88	15,616	5,479
	Octobre	63	9,278	4,080
	Novembre	23	2,166	802
	Décembre	8	828	140
	Totaux	382	80,203	30,924

De ce résumé il résulte qu'en Angleterre ce fut au mois d'août que le choléra atteignit sa plus grande violence; que les cas pendant les trois mois de chaleur (juillet, août et septembre) se trouvent être le double des autres mois; que les décès pendant ces trois mêmes mois forment plus des trois cinquièmes du nombre total; que les mois les plus froids (novembre et décembre) sont ceux qui ont présenté le moins de cas et de décès; enfin que les trois huitièmes des personnes attaquées périrent (1).

Le choléra oriental a régné à Londres pendant dix mois : il a atteint son plus haut degré d'intensité au mois de juillet; et les proportions de cette intensité entre les mois chauds, froids et intermédiaires ont été les mêmes que dans les provinces. Le nombre des cas a été de 11,020, et celui des décès de 5,275, sur une immense population de 1,431,734 ames : cette capitale est une des villes où la mortalité a été le plus faible quoiqu'elle ait été d'un sixième environ de la mortalité générale du royaume (2).

Il y a eu dans quelques parties de l'Angleterre des scènes déplorables qui rappellent celles dont plusieurs contrées de l'Europe ont aussi été le

(1) *Journal des travaux de la société française de Statistique universelle*, n. VI, décembre 1835.

(2) *Revue Britannique*, n. XXXI, juillet 1835.

théâtre. A Birmingham le bruit s'était répandu
qu'on enterrait les malades encore en vie : la multitude se porta dans les cimetières, brisa les cercueils, déterra les cadavres, et attaqua les personnes soupçonnées de ce crime imaginaire ; l'une
d'elles mourut des suites des violences qu'elle
avait essuyées. Des enquêtes suivies de verdicts
constatant les décès ne suffirent pas pour dissiper
les préventions populaires, il fallut employer la
force.

Mais ces excès ne sont rien en comparaison de
ceux qui éclatèrent à Manchester. Des milliers d'individus de la dernière classe du peuple remplissaient les rues en vociférant. Dans la foule on
distinguait un groupe portant un brancard sur
lequel gisait le cadavre mutilé d'un enfant dont
un médecin avait séparé la tête du tronc, sans
doute pour la soumettre à des observations ana-
tomiques. Les hommes qui formaient ce groupe
s'arrêtaient de temps en temps et montraient le
cadavre à la multitude ; ils s'écriaient que les docteurs en médecine de l'hôpital des cholériques
avaient assassiné ce malheureux enfant. Cependant la foule augmentait et commençait à présenter l'aspect le plus formidable. Tout-à-coup
éclata le cri : *Portons-nous sur l'hôpital et démo-
lissons-le.* Cette populace furieuse se dirigea vers
l'édifice, se mit à en briser les portes et les fenê-

tres, se précipita dans l'intérieur, et fit sortir les
malades, qui expirèrent tous en arrivant chez eux.
Alors commença une scène épouvantable de dé-
vastation et de fureur; les nouveaux brancards
destinés au transport des cholériques furent bri-
sés et réduits en cendres. Les officiers de police
arrivèrent sur ces entrefaites; mais l'inutilité de
leurs efforts détermina l'autorité à envoyer chercher un fort détachement de hussards commandé
par lord Brudenell. Grace à l'arrivée de ces troupes les magistrats purent faire des arrestations
et on somma la multitude de se disperser en la
menaçant de la lecture du *Riot-Act*. Cette menace
eut son effet, et la tranquillité fut rétablie.

BELGIQUE.

Il était facile de prévoir que le fléau des Indes
régnant en Angleterre passerait le détroit pour
s'établir en France. Vers la fin du mois d'avril
vingt-un départemens étaient devenus sa proie;
mais nous devons encore le suivre en pays étranger, d'après le plan de notre ouvrage.

Au mois d'avril Lille en avait subi les atteintes
meurtrières, et la Flandre française en était désolée; la Belgique le reçut bientôt.

Le 24 avril le choléra-morbus se déclara à Cour-
tray, mais avec une bénignité remarquable, car

le 5 mai il n'avait enlevé que seize personnes. La
régence de cette ville prit des mesures efficaces
pour secourir la population indigente. La commission sanitaire prit une autre mesure également
salutaire : on avait remarqué que dans plusieurs
maisons, et surtout dans les réduits obscurs de la
misère, le choléra se bornait rarement à n'atta-
quer qu'un seul individu; pour arrêter le progrès
du mal on résolut de faire évacuer ces habitations aussitôt qu'un cas de choléra serait reconnu,
de transporter tout de suite le malade à l'ambulance, de soigner et nourrir toute sa famille dans
un vaste local destiné à cet effet.

D'un autre côté le gouvernement belge, d'après
l'avis unanime des députations des états provin-
ciaux et du conseil supérieur de santé, maintint
les mesures restrictives existant à l'égard des provenances des pays étrangers où régnait la contagion.

Le 18 mai la maladie était stationnaire à Cour-
tray; à la fin du mois elle avait à peu près cessé.
Le nombre des cholériques était d'environ 150, et
la mortalité avait été d'un sur trois.

A Gand, dès le 26 mai, un ouvrier tailleur
nommé Claessens fut frappé du choléra et guérit.
Le lendemain la nommée Thérèse de Guis, belle-
fille de l'homme chez lequel logeait Claessens, fut
prise des symptômes de la maladie; transférée à

l'hôpital, elle y mourut le 28. Le même jour Charles Malfait, journalier, Suzanne Sant son épouse, leur fils et leur fille, entrèrent tous les quatre à l'hôpital avec tous les signes caractéristiques du choléra; la femme y mourut, le père et les deux enfans furent sauvés (1). Dans la même journée et le lendemain 29 d'autres personnes succombèrent.

En même temps la maladie se déclarait à Weteren, à Saint-Ghilain, à Roulers, à Jemmapes, à Furnes, à Mons.

Le 15 juin une femme eut à Bruxelles la plupart des symptômes cholériques; cependant les médecins s'abstinrent de porter un diagnostic positif. Bientôt d'autres cas se manifestèrent, et le gouvernement se hâta d'appliquer les mesures sanitaires d'isolement et de quarantaine, qui obtinrent un incontestable succès : le 8 juillet il n'y avait eu à Bruxelles qu'une quinzaine de malades. « Il est impossible, écrivait-on de cette ville à la « *Gazette Médicale de Paris* (2), il est impossible « de ne pas reconnaître qu'un aussi heureux ré- « sultat est dû aux bonnes mesures sanitaires « prises et au moyen d'isolement exécuté chez « nous : si la maladie avait été laissée libre dans

(1) *Gazette Médicale de Paris.* — *Voyez* aussi divers journaux belges.

(2) Tome iii, n. 57.

« son cours elle serait déjà arrivée à sa plus haute
« période de croissance, et chaque jour nous ver-
« rions un grand nombre de nos concitoyens mois-
« sonnés par le fléau. »

Le 28 juillet il y avait eu à Bruxelles 111 cas
et 57 décès. On calculait au 1er septembre qu'il
était mort du choléra 673 personnes sur une population de 100,000 ames.

La maladie avait alors cessé à Gand; le nombre
des décès y avait été de 527.

Louvain avait été frappé le 16 juin, Luxembourg le 4 juillet; Anvers le fut vers le milieu de
ce mois; le 24, 124 personnes avaient été attaquées, et le nombre des morts était de 88. Une
maison d'isolement était en pleine activité, et l'on
établit deux nouveaux hôpitaux temporaires pour
les cholériques. L'invasion du fléau renouvéla
dans la ville d'Anvers une pratique superstitieuse
qu'on ne connaissait plus dans ce pays que par
d'anciennes traditions : dès cinq heures du matin
plusieurs centaines d'individus, la plupart appartenant à la classe du peuple, se réunissaient pour
parcourir les rues, pieds nus, chapeau en main,
et poussant des lamentations, dans le but d'appeler sur eux la clémence du Ciel. L'autorité mit
sagement fin à ces démonstrations, qui troublaient
le repos public et portaient la terreur dans l'ame
des malades.

Trois sœurs de la charité soignaient les cholériques à l'hôpital; pendant que l'une d'elles donnait ses soins à un mourant, celui-ci, surpris par un vomissement, en remplit le visage de la sœur, qui fut atteinte de la maladie dans le moment même; elle mourut bientôt malgré tous les secours qu'on lui prodigua pour la sauver (1).

A la fin du mois d'août Bruges fut envahi; Liège et la province de Limbourg ne reçurent les coups du fléau que vers le 23 octobre.

HOLLANDE.

Le 25 juillet 1832, un bateau pêcheur, ou plutôt contrebandier, dont le pilote et un matelot se trouvaient indisposés, arriva à Scheveningue, bourg hollandais de 4,800 ames; il venait du Sas-de-Gand, où le choléra régnait alors. Ces deux hommes se rétablirent bientôt; mais les trois jours suivans quelques autres personnes tombèrent malades, présentant les mêmes symptômes qu'on avait remarqués chez les deux premiers. Le 29 un autre individu fut frappé; d'autres le furent ensuite. Depuis le 25 juin, jour que l'on regarde en Hollande comme celui de l'invasion du choléra, jusqu'au 30 juillet, le nombre des malades s'éleva à 46, et l'on compta 17 décès.

(1) *Gazette Médicale de Paris*, t. III, n. 68.

. Le choléra gagna le 13 juillet la résidence royale de La Haye; douze jours après on y comptait 71 malades et 33 morts. A cette époque Rotterdam était déjà infecté; le machiniste du bateau à vapeur *le Batave* y avait apporté le germe de la contagion, et le 30 juillet il y avait 227 cas et 89 morts. Ce jour-là Kampen reçut les atteintes de la maladie. Leyde, Amsterdam, Dordrecht, Gouda, Shoklaid, Schiedam, furent envahis dans les premiers jours du mois d'août; puis vint le tour d'Harlem, de Katwich, de l'île de Schokland, de Bois-Le-Duc, Utrecht, Lieuwardem, Zvolle, Groningue, Berg-Op-Zoom.

· Les observations faites sur la naissance du choléra-morbus à Berg-Op-Zoom sont vraiment curieuses, et méritent d'être reproduites dans l'intérêt des questions qui s'agitent sur la propagation de la maladie. Le premier malade fut un soldat revenant de Rotterdam, où il passa la nuit, et où le choléra régnait; arrivé le 28 août, il fut pris de diarrhée et de vomissemens le lendemain, et le 30 il présentait tous les signes du choléra. Le second cas se manifesta chez une dame qui arriva aussi de Rotterdam le 2 août; le 3 au soir elle fut assaillie par le mal. Jusqu'au 13 il n'y eut aucun accident; mais ce jour-là on amena deux canonniers venant encore de Rotterdam, allant à la citadelle d'Anvers, et saisis du choléra en chemin.

Nouvel intervalle de 17 jours où la maladie n'atteignit personne; mais un schutter arrivé le 23, avec son corps, des lieux où le choléra exerçait ses ravages, en fut saisi dans la nuit du 29 au 30 août : le 3 et le 4 septembre quatre hommes convalescens d'autres affections et encore très faibles furent frappés par le choléra dans la salle où ce schutter avait été placé; le 7 trois des infirmiers qui les avaient soignés tombèrent aussi malades (1).

Le choléra fut importé à Dordrecht par les mariniers de la Meuse, à Gouda par un bateau naviguant sur l'Yssel, à Leyde par deux personnes venant de La Haye, à Amsterdam par le capitaine d'un navire venant de Rotterdam, à Harlem par un batelier.

Dans tous ces cas, les individus qui ont introduit la maladie dans une ville encore saine arrivaient directement d'une ville infectée.

Middlebourg, capitale de la Zélande, et Assem dans la Drenthe, n'eurent aucun malade. Amheim, dont la population est de 13,600 habitans, n'eut qu'un cas isolé. La localité la plus maltraitée est celle qui reçut la première la contagion cholérique : Scheveningue eut 616 malades et 250 morts sur 4,800 habitans.

(1) *Essais sur la connaissance et le traitement du choléra asiatique dans les Pays-Bas,* par Arntzenius (Amsterdam, 1832).

Dans l'espace de quatre-vingts jours compris entre le 25 juin et le 12 septembre le choléra s'est étendu de l'ouest à l'est, depuis le littoral de la mer du Nord jusqu'au Rhin, dans une aire dont le diamètre est de plus de quarante lieues; pendant la même période il s'est répandu du sud au nord, depuis la frontière belge jusqu'à l'embouchure des canaux de Groningue dans la mer d'Allemagne, à une distance de soixante lieues des limites méridionales du pays.

Aucune des dix provinces de la Hollande n'a échappé entièrement à l'attaque du fléau; cependant il semble n'avoir touché que quelques parties de la Zélande, de la Gueldre, de la Frise et de la Drenthe.

Si l'on apprécie par leur population les lieux qu'il a envahis, on voit que son action meurtrière a été renfermée dans une étendue de territoire qui n'excède pas la moitié de la Hollande, ce qui suppose que son germe ne s'est disséminé que sur une surface de 715 lieues carrées; mais si l'on considère comme infectée toute province où il s'est manifesté, sa sphère d'activité doit être portée au double, et comprendre tout le territoire hollandais, dont l'étendue est d'environ 1,430 lieues carrées.

La durée moyenne de l'invasion fut seulement de 66 jours dans chaque lieu infecté, terme beaucoup moindre que dans la plupart des autres villes de l'Europe; cependant à Rotterdam la maladie se prolongea jusqu'au 18 janvier 1833, et régna pendant 182 jours; à Amsterdam elle en dura 107.

Voici le tableau officiel de ses progrès, publié par le gouvernement hollandais dans la *Gazette de La Haye* du 4 mars 1833 :

PROVINCES.	NOMBRE des lieux infectés.	POPULATION des lieux infectés.	NOMBRE des cholériques.	NOMBRE des décès.
Brabant sept..	19	63,653	246	106
Gueldre......	15	67,467	80	46
Hollande sept.	25	279,752	1,769	920
Hollande mér.	84	364,450	5,672	2,647
Zélande	5	4,616	16	11
Utrecht........	26	86,397	1,149	499
Frise.	17	40,000	190	89
Overissel	21	77,257	480	225
Groningue....	13	68,034	565	247
Drenthe.	7	20,560	86	31
Totaux.	232	1,072,186	10,253	4,821

Ce qui donne pour les contrées envahies 4,52 morts sur 1,000 habitans.

Comme on le voit par ces nombres, la violence du mal fut en Hollande aussi grande que partout ailleurs, puisque 4,854 malades ont succombé sur 10,253; seulement sa propagation fut moins puissante. Nous ne raisonnons ici que d'après les documens officiels; mais on croit généralement que le ministère hollandais, dans des vues politiques, et les autorités locales, dans l'intérêt de leurs relations commerciales et industrielles, ont atténué les effets du choléra-morbus.

Ces effets dans les différentes provinces n'ont point correspondu aux idées systématiques qu'on se fait communément des causes productrices ou excitantes de la maladie : un climat humide, un sol marécageux, les eaux stagnantes des fossés, de nombreux canaux, n'ont exercé sur le choléra aucune influence appréciable; la Zélande surtout, qui se compose d'îles marécageuses enveloppées d'une atmosphère saturée d'humidité et de brouillards infects, n'a eu que 16 cas de choléra; Flessingue, ville renommée par son insalubrité, a été complètement épargnée par ce fléau.

La Hollande septentrionale et la Hollande méridionale, qui sont comparativement beaucoup plus saines, ont été les plus maltraitées. C'est par cette dernière que le choléra commença son irruption, et ces deux provinces, contenant les grandes villes de La Haye, Rotterdam et Amsterdam, sont d'ailleurs de toutes les parties du pays celles où le mouvement des communications est le plus actif et le plus étendu.

Au contraire les provinces les moins peuplées, celles qui n'ont qu'un faible commerce, et conséquemment peu de relations extérieures, la Gueldre, la Frise et la Drenthe, n'ont eu qu'un petit nombre de cas de choléra.

PORTUGAL.

Au commencement de 1832 le choléra, comme nous l'avons dit, laissait encore en Angleterre des traces de sa funeste existence, lorsqu'il se manifesta dans Oporto, seconde ville du Portugal, avec laquelle les Anglais ont toujours eu des relations nombreuses. A cette époque don Miguel et don Pédro se disputaient le pouvoir dans une lutte acharnée, et le royaume était en proie à tous les maux de la guerre civile. Une foule d'étrangers, la plupart venus d'Angleterre, grossissaient sans cesse les rangs de l'armée de don Pédro, concentrée à Oporto. Vers le 15 février 1833 les premiers cas de choléra-morbus se montrèrent dans les hôpitaux militaires de cette ville, et à peu près en même temps au village de Saint-Jean-de-la-Foz, situé à l'embouchure du Duero (1). Le mal régna à Oporto pendant six mois.

Les opérations des deux armées et les événemens politiques favorables à la cause de don Pédro facilitèrent le développement de la maladie, qui passa bientôt dans le camp de don Miguel. Aux premiers jours du mois de mars elle se déclara à Belem, l'un des faubourgs de Lisbonne. Don Mi-

(1) *Chronique de Gibraltar* du 21 février 1833.

guel, qui possédait alors cette capitale, ordonna
le 23 avril au corrégidor de Belem de s'entendre
avec le cardinal patriarche et don Joachim Gomez
da Silva pour nommer une commission de trois
membres chargée de faire des souscriptions au
profit des indigens atteints du choléra. Don Miguel
fit dire des prières publiques dans toutes les églises de Lisbonne pour implorer la miséricorde
divine, et en même temps il voulut que le prieur
du monastère royal de Saint-Vincent-de-Fora aug-
mentât les aumônes et les distributions d'alimens
que cette communauté avait coutume de faire. Les
ordres du prince furent ponctuellement exécutés,
et les principaux habitans de Lisbonne s'empressèrent de fournir un généreux concours (1).

Le choléra ne tarda pas à envahir la ville entière,
et l'autorité publia le 3 mai un bulletin duquel
il résulte que le mal indien depuis son invasion
à Lisbonne jusqu'à ce jour-là avait frappé 876
personnes, sur lesquelles 325 étaient mortes (2).
Le 11 mai une diminution considérable se faisait
sentir dans le nombre des cas, qui d'ailleurs devenaient beaucoup moins meurtriers. Les hôpitaux
souffraient le plus. Du 26 au 27 juin il y eut une
recrudescence, et l'on constata 233 cas en vingt-

(1) Extrait de la *Gazette de Lisbonne* du 3 mai de la même
année.

(2) Note fournie par la commission sanitaire de Lisbonne.

quatre heures. Le 11 juillet on comptait à Lisbonne 3,280 décès sur 6,770 malades. Le 13 la
période de décroissance commença, et selon les
derniers bulletins elle se soutint tant dans les hôpitaux que dans la ville et les faubourgs; il n'y
eut que 36 cas le 17. Les relations sociales, long-
temps interrompues, se rétablirent, et les rues
commencèrent à s'animer. La maladie, comme
partout ailleurs, avait souvent touché les mêmes
maisons, et dans quelques-unes tous les habitans
moururent jusqu'au dernier.

Au commencement du mois d'août le choléra
était considéré comme n'existant plus à Lisbonne;
il avait enlevé 3,474 individus sur 7,305 malades.

Il s'était étendu dans toutes les provinces, et
principalement dans les Algarves. A la fin de juillet
Villaréal en était à peu près délivré, car on n'y
vit qu'un seul cas le 31, et deux cas, dont un mor-
tel, le 1er août; mais à Tavira, à Faro, et dans les
autres villes des Algarves, le mal continuait de
décimer la population conjointement avec la guerre
que se faisaient les troupes régulières et les gué-
rillas des deux partis. A la fin de 1833 le choléra
avait complètement disparu du sol portugais.

ESPAGNE.

Dès les premiers mois de 1832 une junte centrale de santé avait été établie à Madrid sous la

présidence de don Manuel Fernandez Varola, et
deux ordonnances royales rendues par Ferdi-
nand vii le 19 avril et le 19 mai de l'année suivante avaient mis en vigueur contre l'invasion du
choléra-morbus les mesures sanitaires jadis opposées à la fièvre jaune (1). Les voyageurs venant de
Portugal et les provenances du même pays étaient
soumis à une surveillance rigoureuse, à une quarantaine fatigante, à divers actes d'isolement et
de séquestration mal compris et encore plus mal
exécutés, de sorte qu'on avait tous les inconvé-
niens de l'institution sans en avoir les avantages.

Le choléra, passant de Portugal en Espagne,
parut le 9 août 1833 à Huelva, ville de 7,882 ames,
avec un port de mer, dans la province d'Andalousie, à peu de distance des Algarves : selon les
instructions du cabinet de Madrid, le capitaine-
général marquis de Las Amarillas fit entourer
Huelva d'un cordon de troupes et mit en interdit
toutes les communes à dix lieues à la ronde. Cela
n'empêcha point le choléra de se manifester le
25 août à Ayamonte, petite ville de 6,347 habitans,
encore plus rapprochée de la frontière du Portugal. C'est une des villes qui ont été le plus maltraitées par la contagion, ainsi qu'on peut s'en convaincre par les chiffres suivans :

(1) *Gazette de Madrid* du 23 avril et du 23 mars 1833.

des cas et des décès cholériques constatés dans la ville d'Ayamonte
du 28 août au 13 octobre 1833.

—

		Cas.	Décès.
1re semaine . . . . du 28 août au 1er sept.		395	27
2e id. . . . . . . 2 id. au 8 id.		1,276	78
3e id. . . . . . . 9 id. au 15 id.		495	65
4e id. . . . . 16 id. au 22 id.		279	28
5e id. . . . . 23 id. au 29 id.		57	9
6e id. . . . . . . 30 sept. au 8 oct.		19	5
7e id. . . . . . . 7 id. au 13 id.		2	1
		2,523	213

Ce résultat donne sur 1,000 habitans 397,5 malades et
33,55 morts.

Huelva souffrit aussi beaucoup, on y comptait
le premier septembre 349 malades et 126 morts.
Le choléra, bien loin d'être calmé à cette époque,
n'était pas encore monté à son plus haut degré
de violence.

Dans les premiers jours de septembre le fléau
envahit Séville, capitale de l'Andalousie; il fit
d'abord d'épouvantables ravages au faubourg de
Triana, et ensuite indistinctement dans tous les
quartiers de la ville. Conformément aux ordres de
la cour, les autorités administratives et militaires
sortirent de la place; mais les autorités municipales demeurèrent à leur poste. L'*audience royale*

abandonna aussi Séville, à l'exception de la chambre criminelle, qui resta pour contenir les malfaiteurs et veiller au maintien de l'ordre. Le marquis de Las Amarillas, suivi de la junte de santé, se retira à Alcada de Guadaira. Les habitans du faubourg de Triana, dans un mouvement de désespoir, voulurent quitter leurs demeures empestées et pénétrer de force dans la ville; il fallut garder en armes le passage du pont et en défendre les approches. Don Joachim Beneito, lieutenant du corrégidor, d'accord avec la municipalité, qui craignait de plus graves désordres, prit des mesures pour calmer cette irritation et secourir les indigens atteints du choléra : trois hôpitaux temporaires furent établis par ses soins; il employa au nettoiement du Guadalquivir et à d'autres ouvrages d'utilité publique douze cents malheureux (1) qui furent ainsi arrachés à l'oisiveté et aux mauvais sentimens qu'elle inspire. Le gouvernement, de son côté, distribua quelques secours en argent et en denrées tirées de divers greniers de la province; il abolit aussi les droits d'octroi sur les objets de première nécessité.

Cependant le choléra ne ralentissait point sa marche ni ses coups. Le 13 septembre il enleva 122 personnes à Séville, et 152 le lendemain. Le

(1) *Gazette de Madrid* du 24 septembre 1833.

nombre des malades et des convalescens était énorme; on ne voyait que des scènes de deuil, des objets de pitié, des choses lamentables. Le bulletin qu'on va lire donnera une idée des ravages du mal :

	CAS.	DÉCÈS.
Le 28 septembre..............	641	216
29　id...................	664	267
30　id...................	605	225
Le 1ᵉʳ octobre...............	619	169
2　id...................	570	178
3　id...................	584	184
4　id...................	508	207
5　id...................	504	156
6　id...................	460	133
7　id...................	447	165
8　id...................	438	115

La diminution s'étant soutenue plus ou moins régulièrement, il y eut :

	NOUVEAUX CAS.	DÉCÈS.
Le 15 octobre................	156	58
16　id...................	161	51
17　id...................	141	49
18　id...................	129	43

La décroissance continua son cours; il n'y eut que 56 malades et 31 morts le 22 octobre, et le 8 novembre suivant le funeste règne du choléra fut regardé comme fini à Séville. Les ravages de ce fléau y avaient présenté des proportions effrayantes, car sur une population de 91,360 habitans, beaucoup réduite par l'émigration, il y eut 24,000 malades et 6,262 décès.

TABLEAU SYNOPTIQUE

des cas et des décès constatés dans la ville et les faubourgs de SÉVILLE du 1er septembre au 8 novembre 1835.

DURÉE de L'ÉPIDÉMIE.	POPULAT.	MALADES.	DÉCÈS CHOLÉRIQUES.			DÉCÈS ORDINAIRES.	TOTAL GÉNÉRAL des décès.	DÉCÈS	
			MASCULINS.	FÉMININS.	TOTAL.			sur 1,000 malades.	sur 1,000 habitans.
69 jours.	91,360	24,000	2,683	3,579	6,262	553	6,615	260,9	68,75

DÉCÈS par SEMAINE.	1re.	2e.	3e.	4e.	5e.	6e.	7e.	8e.	9e.	10e.
	380	745	1,030	1,473	1,411	842	375	162	146	51

PÉRIODES	d'invasion.	Ascendante.	Décroissante.	Fin.

OBSERVATIONS.

Parmi les décès on en compte 1,141 d'enfans des deux sexes âgés de moins de 12 ans, c'est I sur 5 1/2 environ (5,7);

157 militaires divisés comme suit :

    4 Généraux.
    5 Brigadiers.
    8 Chefs de corps.
  27 Officiers.
113 Sous-Officiers.
———
157

91 Ecclésiastiques séculiers et réguliers.

  33 Prêtres.
  2 Clercs.
 56 Religieux de divers ordres.

——
91

Les variations atmosphériques n'out exercé aucune influence sur la marche de l'épidémie.

Cordoue, Jaen, Grenade, Almeria, Cadix, Malaga, et les autres districts de l'Andalousie, furent successivement envahis. Badajoz, Olivenza et Cacerès dans l'Estramadure, province voisine du Portugal, avaient été frappées dès la première semaine du mois de septembre; les royaumes de Léon, de Murcie et de Valence, la principauté des Asturies et la Galice, le furent ensuite.

Le choléra-morbus, après avoir franchi la Sierra-Morena en sautant du Guadalquivir au Tage, arriva aux portes de Madrid vers la fin du mois de juin 1834, en dépit des cordons de troupes et des juntes sanitaires. L'effroi s'empara des habitans de cette capitale, et les plus riches prirent aussitôt la fuite, à l'exemple de la reine Christine et de toute la cour, qui se retirèrent à Saint-Ildefonse, en défendant toute communication entre cette résidence royale et le dehors. Dans les trois derniers jours du mois de juin le nombre des choériques morts à Madrid ne fut que de vingt-un; il fut de 372 dans la première quinzaine de juillet. Tout semblait donc annoncer que le fléau ne sévirait pas; mais cet espoir fut cruellement déçu. Le 16 juillet il se déchaîna tout-à-coup avec tant de fureur qu'il enleva 243 personnes, et un nombre plus considérable encore le lendemain. Cette rapide croissance, le lugubre tintement des cloches, la vue continuelle des brancards couverts qui voi-

turaient des malades aux hôpitaux, et l'administration des secours religieux qui se faisait avec
la solennité usitée en Espagne, frappèrent le
peuple de terreur; des bruits d'empoisonnement
de fontaines circulèrent dans son sein : la foule
imputa ce crime imaginaire aux moines et particulièrement aux franciscains et aux jésuites.

Le 17 au matin, on remarquait partout des
signes d'agitation violente, et des individus, poursuivis comme empoisonneurs par une multitude
exaspérée, furent maltraités sur plusieurs points.
Vers les deux heures après midi, un homme qu'on
prétendait avoir surpris jetant de l'arsenic dans
la tonne d'un porteur d'eau, fut massacré sur la
porte du corps-de-garde de la Puerta-del-Sol.
Aucune mesure n'avait été prise par les autorités
civiles et militaires. Des groupes menaçans se formèrent sans obstacle dans tous les quartiers, et
principalement dans la rue de Tolède aux environs
du collége des jésuites : ceux-ci voyant leur demeure cernée s'y barricadèrent à la hâte; mais
la foule en fureur, renversant ces faibles obstacles, se précipita dans le collége, et y massacra
plusieurs jésuites qui essayèrent de s'échapper
déguisés en bourgeois; les autres, réfugiés dans la
sacristie, furent sauvés par le courage d'un volon-
taire de la garde urbaine, qui, le sabre à la main,
déclara aux assaillans qu'ils auraient à passer sur

son corps avant de pénétrer dans l'asile des religieux. Sur ces entrefaites, le capitaine-général parut
au milieu des meurtriers et parvint à empêcher
que les jésuites, qui se préparaient à la mort, ne
fussent mis en pièces.

En même temps, le couvent de San-Francisco-
el-Grande, chef-lieu de l'ordre, était attaqué par
un autre attroupement où l'on remarquait des ur-
bains et des soldats de la ligne. Les religieux se
défendirent pendant plusieurs heures, et quarante
d'entre eux tombèrent sous les coups des assassins.
D'un autre côté, le monastère de Saint-Thomas fut
horriblement saccagé; mais il ne paraît pas qu'il
y ait eu des victimes, sans doute parce que les
moines avaient trouvé le moyen de se sauver.
Dans la même soirée, d'autres couvens furent menacés, et surtout celui des Carmes, situé à peu
de distance de la Puerta-del-Sol. Des troupes de
ligne arrivèrent enfin pour prévenir de nouveaux
désastres.

Le lendemain 18, le peuple se porta sur le célèbre couvent de Notre-Dame-d'Atocha, à l'extrémité du Prado. Des troupes accoururent; le prieur,
à la tête de sa communauté, fit ouvrir le couvent
que l'on visita avec soin, et aucun excès ne fut
commis; dès lors le calme se rétablit et ne fut
plus troublé.

Au milieu de ces affreuses scènes d'anarchie et

de sang, soixante-neuf moines avaient perdu la
vie. Un décret royal, signé à Saint-Ildefonse le 11,
proclama que tout attroupement qui se dirigerait
avec des armes vers un couvent ou une maison
particulière pour troubler la paix publique, devrait se séparer après trois sommations, ou sinon
serait dispersé par la force. Le gouvernement des-
titua en outre toutes les autorités de Madrid. Ceux
des perturbateurs que l'on put saisir furent livrés
aux tribunaux qui appliquèrent à quelques-uns
d'entre eux un châtiment sévère, et la milice urbaine expulsa de ses rangs les membres de ce
corps qui avaient fait partie des groupes.

Le chiffre de la mortalité causée par le choléra
a présenté à Madrid les divisions suivantes :

Du 20 au 30 juin	21 décès.
1er au 15 juillet........	372
15 au 31 id..........	3,495
1er au 15 août..........	802
15 au 31 août..........	179
TOTAL......	4,869

Partout on avait pris contre le choléra des mesures administratives et militaires qui n'étaient pas
toujours intelligentes dans leur extrême rigueur.
L'épouvante glaçait les esprits, brisait les rapports
sociaux et les liens de famille. Des malheureux
privés de tout secours expiraient au milieu des
champs. A Ségovie, on en vint au point de murer
la maison où mourait un cholérique, et de brûler

tout ce qu'elle renfermait. Ailleurs on assassinait les malades, ou tout au moins on les dépouillait vivans. Tous les objets de consommation renchérirent, et quelques-uns manquèrent tout-à-fait; le cours des voitures publiques resta suspendu, et la désorganisation fut complète. L'entraînement de la peur était si rapide et si universel, que certaines villes demeurèrent presque désertes par la fuite de leurs habitans. La chambre des procuradorès, regardant comme inutiles les lazarets et les cordons sanitaires, se disposait à adopter une pétition pour leur suppression immédiate, lorsque le gouvernement alla au devant de ce vote, et vers la fin du mois d'août il ordonna cette suppression.

De Madrid le choléra s'était étendu dans toutes les parties de la Nouvelle-Castille, à Tolède, Ciudad-Réal, Cuença et Guadalajara. Ensuite il avança vers le nord dans toute la largeur de la Péninsule, de l'est à l'ouest. Il se manifesta à Burgos le 5 août, et envahit toute la Vieille-Castille. Ensuite il pénétra successivement dans l'Aragon, les provinces basques et la Navarre, venant ainsi ajouter ses ravages à ceux de la guerre civile; en même temps la Catalogne était atteinte. Entre toutes les villes de cette vaste principauté, Tarragone fut frappée la première; Tortose et Reus la suivirent de près. Le 16 août le choléra éclata à Barcelonne, mais sa marche y fut d'abord lente, car le 30 du même mois il n'avait encore fait que 29 victimes. Prenant soudain un développement inattendu, il déploya tant de violence que le 7 septembre on comptait environ 1,800 personnes atteintes, parmi lesquelles 272 avaient perdu la vie. L'intensité du mal ne fit que s'accroître; le 18 il y eut 157 décès, et 248 le lendemain; le fléau était alors à l'apogée de sa fureur. Le 20 on compta 183 morts, 134 le 21, et dès ce moment le choléra entra dans une période de décroissance soutenue. Le 17 novembre il avait fini son cours à Barcelonne, après y avoir enlevé environ 2,600 personnes, et le 19 on chanta dans la cathédrale de cette ville un *Te Deum* en action de graces.

Les îles Baléares ne furent pas épargnées par la maladie. Le 7 octobre 1834 elle se déclara à Mahon, mais il ne paraît pas qu'elle y ait sévi avec force.

Le choléra a fait un assez long séjour en Espagne, car au mois de janvier 1835 il régnait encore dans quelques parties de cette vaste péninsule. Le district de Cacerès n'en était pas délivré; Almaden, dans la Nouvelle-Castille, et Ronda, dans l'Andalousie, continuaient d'être en proie à ses ravages. Le mois suivant il s'éteignit dans ces localités, et l'Espagne, tout-à-fait affranchie, ne fut plus condamnée à lui payer tribut.

L'Andalousie, la première province frappée, est aussi celle qui a le plus souffert; au contraire, la Gallice, les Asturies, la Biscaye et la Navarre, dernières provinces atteintes, sont celles que le choléra a traitées le moins rigoureusement. Il y a néanmoins à cet égard une exception pour la Catalogne, où la maladie des Indes a sévi avec quelque violence, bien qu'elle s'y soit montrée aussi tard.

L'Espagne entière, sans y comprendre les îles Baléares, a eu 274,121 malades, et 67,134 morts; ces deux chiffres se divisent dans les diverses provinces (1) comme suit :

	CAS.	DÉCÈS.
Andalousie.......	111,317	21,616
Aragon..........	8,186	1,688
Asturies.........	3,140	814
Biscaye..........	4,037	1,309
Castille-Nouvelle..	33,765	8,637
Castille-Vieille ...	17,457	5,890
Catalogne........	18,389	5,805
Estramadure.....	13,804	3,665
Gallice..........	709	102
Léon............	21,630	6,475
Manche..........	2,400	601
Murcie..........	4,943	1,594
Navarre.........	9,093	2,702
Valence.........	25,251	6,236
TOTAL....	274,121	67,134

(1) Pour la plus grande intelligence de cet ouvrage, nous avons conservé l'ancienne division territoriale de l'Espagne, bien qu'un décret du 30 novembre 1833, rendu par la reine Christine sous le ministère de M. Zea-Bermudez, divise le royaume en

NORWÉGE ET SUÈDE.

Vers la fin du mois d'août 1833, pendant que le choléra sévissait en Portugal et en Espagne, il envahit la Norwége, et ses ravages ne cessèrent qu'après qu'il eut désolé les principales villes du pays; la capitale fut la plus maltraitée. Au 21 novembre on comptait déjà 621 morts à Christiania, 427 personnes étaient guéries, et il restait 273 malades.

Le fléau passa en Suède dans l'année 1834; le 16 juillet il se manifesta d'abord avec violence à Gothenbourg, ville forte avec un bon port à soixante lieues sud-est de Stockholm. Le 20 août il avait déjà enlevé 1,800 personnes sur une population de 23,000 ames. A cette époque la maladie avait perdu de son intensité à Gothenbourg, mais elle avait remonté le cours de la Gotha-Elf, et s'étendait rapidement dans l'intérieur du royaume en dépit des cordons sanitaires établis par le gouvernement pour calmer les inquiétudes du peuple. Wenersborg, Boras, Jankoping, Karlstad,

49 provinces qui prennent le nom de leur capitale respective. C'est un premier pas dans la voie de l'unité territoriale à laquelle le roi Joseph et les cortès de 1822 avaient voulu parvenir par des mesures plus décisives que celle-ci, mais qui restèrent sans effet.

La Navarre, l'Alava, le Guipuzcoa et la Biscaye conservent leur ancienne dénomination.

Christinhum, et une foule d'autres villes furent successivement envahies.

Le choléra ravagea la Suède avec une fureur inouïe. Jankoping qui n'a que 4,000 habitans en perdit le septième; proportion vraiment désastreuse et qui, depuis l'apparition du choléra en Europe, ne s'était encore présentée nulle part. Le choléra ne cessa à Gothenbourg que vers le 10 septembre, après y avoir fait 2,336 victimes; cette ville fut littéralement décimée.

Le 25 août la présence du mal indien fut officiellement constatée à Stockholm. Le 7 octobre, sur une population de 80,000 ames, 7,882 personnes avaient été atteintes, et 3,269 avaient succombé. Les classes aisées furent beaucoup plus maltraitées qu'ailleurs, et plusieurs personnes de distinction moururent. Dans le château même le maître des cérémonies du roi fut enlevé; le célèbre chimiste suédois Berzélius reçut les coups de la maladie, mais il en réchappa, et le monde savant apprit cette nouvelle avec un vif intérêt.

Vers le 10 octobre le choléra était arrivé au dernier degré de sa période décroissante à Stockholm; mais ce ne fut que le 14 janvier 1835 que la capitale et tout le royaume en furent déclarés affranchis (1).

---

(1) *Annuaire hist. et univ. pour* **1834**, par Ulysse Tencé.

AMÉRIQUE.

ÉTATS-UNIS.

Aucun navire européen n'était arrivé ni n'avait
pu arriver à Québec, dans le Canada, en l'année 1832, avant le 8 ou le 9 mai, à cause des
glaces, et il n'y avait dans cette ville aucun symptôme de choléra. Dans la semaine qui avait précédé le 8 juin, quelques vaisseaux arrivèrent d'Angleterre avec des émigrans; ces navires avaient
eu le choléra, et, sur deux d'entre eux, cette
maladie avait enlevé trente-cinq hommes. Vers le
9 du même mois elle parut à Québec, et sa marche y fut assez rapide, car le 12 il y eut 37 morts
et le lendemain un pareil nombre. Bientôt les hôpitaux se remplirent de malades; plusieurs personnes furent enlevées en cinq ou six heures, et
les marins expiraient à bord des vaisseaux. Le 16
il y avait 380 morts; le 18 on en comptait 500; le
22, 993. Enfin, le 1er juillet, c'est-à-dire vers la fin
de la maladie, les décès de cholériques s'élevaient
à 1,350. La population de Québec est d'environ
35,000 ames; ce qui fait 39 morts environ (38,55)
sur 1,000 habitans.

Montréal fut beaucoup plus maltraité; le choléra s'y manifesta le 11 juin, et de ce jour-là au 24 août il y eut 2,820 décès. On évalue à 30,000 habitans la population de cette ville ; ainsi c'est près d'un dixième qui a succombé au fléau.

Le choléra, dans le courant du mois de juin, éclata à Plattspurg et à Baltimore. Il inspirait les plus vives craintes à New-York, où il s'étendit bientôt. Les premiers cas y furent signalés le 3 juillet; le 14 il y avait 570 malades et 278 décès. L'effroi causé par le choléra était si grand dans cette ville, que quatre-vingt mille habitans sortirent de leurs maisons et allèrent camper dans tous les lieux du voisinage.

Le 20 juillet on écrivait de New-York : « Le « choléra fait ici d'affreux ravages, et l'on craint « qu'il n'ait pas atteint son plus haut degré, « quoique nous enterrions cent personnes par « jour, sur une population de 120,000 ames. Tous « ceux qui ont pu partir ont quitté la ville; un « tiers des magasins et boutiques est déjà fermé. « On ne s'occupe plus d'affaires, tous nos ou- « vriers nous ont laissés ou ont été congédiés (1).»

Le bulletin sanitaire de cette ville du 29 juillet annonce une décroissance assez sensible dans le nombre des personnes atteintes du choléra. Le

(1) *Gazette Médicale de Paris* du 21 août 1832.

journal américain *New-York Enquirer* prétendait
que pour que cette amélioration continuât, il
fallait que tous les fugitifs ne revinssent que lorsque la commission de santé aurait jugé l'état sanitaire assez parfait pour ne plus faire courir des
risques.

Le 1er août il y avait eu à New-York 3,850 cas
de choléra et 1,566 décès; le 18 le nombre des
morts s'élevait à 2,680. A la fin de ce mois la
maladie déclinait rapidement et n'attaquait plus
qu'une trentaine de personnes par jour ; à cette
époque il y avait officiellement 4,550 malades et
2,951 morts.

Le 22 juillet le choléra décimait la garnison du
fort Gratirt dans le Michingan; on voyait les corps
des décédés gisans sur la grande route, et personne n'osait leur donner la sépulture.

Le 1er août la contagion avait atteint Philadel-
phie; le 28 elle avait déjà frappé 2,159 habitans,
parmi lesquels 735 étaient morts.

La lettre suivante, datée de Watertown le 14
août 1832, renferme sur la terreur produite par
le choléra de l'autre côté de l'Atlantique, des détails très affligeans :

« C'est une année d'épreuve pour le Nouveau-
« Monde. Les produits de l'agriculture ont été
« brûlés par la sécheresse, le commerce est désolé
« par le choléra et par les mesures rigoureuses

« que les localités ont prises. Ces mesures bri-
« sent les communications et empêchent les dé-
« placemens, car on refuse le passage à coups de
« fusil aux voyageurs en suspicion ; on traite un
« pauvre malade comme une bête farouche. . . . .
« Le ciel se couvre de nuages et se fond tous les
« jours en déluge étourdissant. »

Dans les premiers jours du mois de novembre,
trois fléaux réunis, la fièvre jaune, la peste et le
choléra vinrent désoler la Nouvelle-Orléans. Ils y
firent de si grands ravages qu'on n'eut pas le
temps d'enterrer les morts ; on prit le parti de
faire des fosses de cinquante pieds de longueur
sur quatre de profondeur, lesquelles contenaient
de cent à cent cinquante cadavres. Des familles
entières de dix à douze personnes périrent, et la
moitié au moins de la population esclave fut
atteinte du mal des Indes.

MEXIQUE.

Le choléra se déclara à Tampico vers la fin de
mai 1833, et de proche en proche il envahit une
grande partie du pays en sévissant avec une violence extraordinaire. Dans quelques villes il enleva, dit-on, le quart et même le tiers de la population. Il arriva à Mexico dans les premiers jours
d'août, et le nombre des cas se multiplia avec une

rapidité effrayante. Il fit les ravages les plus affreux dans les faubourgs qui sont encombrés de masures, de décombres, d'immondices, et parmi les basses classes du peuple, livrées à la misère la plus hideuse, à la malpropreté la plus dégoûtante. On croit qu'il a péri à Mexico plus de 1,800 personnes par jour, du 13 au 24. Depuis lors, le choléra ne trouvant plus d'alimens dans les quartiers qu'il avait dépeuplés, gagna le centre de la ville et prit ses victimes dans les classes aisées. Il s'affaiblit vers le milieu de septembre; mais son passage avait été terrible, il avait plus que décimé la population; car sur 150,000 habitans, 25,000 au moins avaient, dit-on, succombé à ses atteintes : c'était un sur six. A cette époque la maladie exerçait les mêmes fureurs à la Vera-Cruz et sur quelques autres points de la côte.

Les troupes eurent encore plus à souffrir; le général Santa-Anna, président de la république, perdit 2,000 soldats sur environ 10,000 hommes qui composaient son armée. Le choléra frappa aussi avec fureur le camp des insurgés qui voulaient l'établissement de la dictature, et pendant quelque temps il empêcha les deux armées d'en venir aux mains.

ILE DE CUBA.

Le choléra-morbus commença à la Havane le
26 février 1833, et dura jusqu'au 20 avril; pendant
ces deux mois il enleva 8,252 personnes, c'est-à-
dire un tiers environ de la population.

Voici quelques détails extraits d'une lettre écrite
le 1er mai : « Les affaires commerciales furent sus-
« pendues et la stupeur fut à son comble; les auto-
« rités désertèrent leur poste, les riches habitans
« les suivirent dans l'intérieur de l'île. Quinze
« mille personnes émigrèrent en deux jours, et
« la mortalité s'éleva dans un seul jour à plus de
« 900 individus. L'égoïsme américain et colonial
« se montra dans toute son horreur : ici les maîtres
« laissent mourir leurs esclaves sans secours, dans
« la crainte de la contagion; là des parens aban-
« donnent leurs parens et les laissent enterrer
« respirans encore; les médecins, partageant la
« frayeur commune, refusent de faire les visites
« que leur impose l'autorité sans puissance. L'en-
« trée du cimetière était défendue; les morts se
« portaient dans les tombereaux qui servent ordi-
« nairement à enlever les boues de la ville; ils
« étaient précédés d'une sonnette qui se faisait
« entendre de très loin, et venait vous rappeler
« que votre tour n'était pas encore venu, si un

« instant vous aviez pu l'oublier ; et sous ce beau
« ciel la maladie vous tuait en six heures. »

La population des colonies est composée d'élémens que ne connaissent point nos villes européennes. Les distinctions de castes et de couleur
ont constitué des différences essentielles par rapport au choléra ; les documens qui suivent en
font foi :

TABLEAU DE LA MORTALITÉ PAR CASTES
SUR 1,000 INDIVIDUS.

	HOMMES.	FEMMES.
Chez les blancs, de....................	5	5
mulâtres libres, de........	6	7
mulâtres esclaves, de......	6	7
nègres créoles libres, de...	10	11
nègres créoles esclaves, de..	7	6,5
nègres africains libres, de..	19	17
nègres africains escl., de...	18,5	10,5

La plus grande mortalité a régné parmi les
nègres libres, moissonnés dans la proportion de
dix-sept à dix-neuf pour cent. Les causes des ravages extraordinaires du choléra dans cette malheureuse classe sont la misère et l'intempérance.
A l'autre extrémité de l'échelle mortuaire sont les
blancs, qui n'ont compté que cinq victimes sur
cent habitans ; cette faible mortalité n'a pas la
couleur pour cause, puisque les mulâtres et les
nègres créoles esclaves n'ont eu qu'un petit nombre

de morts qui ne s'est pas élevé au tiers de celui des nègres africains libres. Il est probable que cette différence tient aux soins bien entendus que les propriétaires donnaient à leurs esclaves, tandis que les nègres libres se trouvaient dans les conditions les plus défavorables. Les nègres créoles ont été beaucoup moins fréquemment atteints que les nègres d'Afrique, ce qui tient sans doute au changement d'habitudes et de climat, aux affections morales, à l'amour du pays, noble et doux sentiment qui suit jusqu'au tombeau l'homme de la nature comme celui de la civilisation, le malheureux courbé sous le poids de la servitude comme le puissant du monde au milieu de ses plaisirs et de ses richesses.

A la Havane, en temps ordinaire, la mortalité est un peu plus grande dans le sexe masculin que dans le sexe féminin pour la population blanche. La proportion est de 55 pour les hommes et de 45 pour les femmes; mais pendant le choléra cette proportion a changé : elle a été de 59 hommes pour 41 femmes. Les gens de couleur ont conservé le rapport ordinaire de 51 morts du sexe masculin, et 49 du sexe féminin; mais, en faisant la distinction des mulâtres et des nègres libres ou esclaves, on voit que la mortalité occasionnée par le choléra a été de

48   hommes et 52   femmes pour les mulâtres libres.
49 ½   52 ½   mulâtres esclaves.
44   56   nègres libres.
54   46   nègres esclaves.

En temps ordinaire les proportions sont de :

42   hommes et 58   femmes pour les mulâtres libres.
46   54   mulâtres esclaves.
55   45   nègres libres.
60   40   nègres esclaves.

D'où il résulte que les ravages du choléra ont été plus grands parmi les femmes mulâtres que parmi les hommes de la même caste, tandis que le contraire a été observé pour les nègres, soit libres, soit esclaves, qui ont succombé en plus grand nombre que les négresses.

Quant à l'âge des victimes, le tableau suivant nous en montre la répartition dans les diverses périodes de la vie :

	HOMMES.	FEMMES.	TOTAL.
De 0 à 7 ans.........	606	545	1,151
De 7 à 10 ans.........	95	90	185
De 10 à 15 ans.........	114	126	240
De 15 à 20 ans.........	152	178	330
De 20 à 30 ans.........	555	531	1,086
De 30 à 40 ans.........	400	452	852
De 40 à 50 ans.........	337	332	669
De 50 à 60 ans.........	235	236	471
De 60 à 70 ans.........	117	156	273
De 70 à 80 ans.........	51	82	133
De 80 à 90 ans.........	20	34	54
Age inconnu...........	1,387	718	2,105
Omis.................			704
TOTAUX..........	4,069	3,480	8,253

En faisant la distinction des castes, on trouve que la majeure partie des enfans qui ont succombé appartenaient aux familles blanches, aux mulâtres et aux nègres libres, tandis que les enfans des nègres esclaves ont compté peu de victimes; peut-être cette circonstance tient-elle à l'importation des nègres adultes qui doit rendre la classe des enfans moins nombreuse. Chez les blancs l'âge de vingt à trente ans a compté plus de victimes, tandis que, pour les nègres et les mulâtres, c'est l'âge de trente à quarante ans où l'on a observé la plus grande mortalité, du moins pour les adultes. Les vieillards ont aussi présenté quelques différences dans la mortalité; elle a été à peu près la même chez les blancs ($\frac{1}{22}$), et chez les nègres libres ($\frac{1}{23}$), tandis que les mulâtres libres et surtout les nègres esclaves n'ont eu qu'un petit nombre de victimes parmi les personnes âgées, un trente-troisième pour les premiers, et un vingt-quatrième pour les autres; il est vrai que chez ceux-ci les vieillards doivent être peu nombreux.

La marche du choléra n'a pas été plus rapide à la Havane que dans les climats tempérés; elle n'atteignit son maximum qu'à la quatrième semaine. Dans cette colonie espagnole, le nombre journalier des morts est ordinairement de dix. Pendant les cinquante-six jours que dura le choléra, la moyenne des décès fut de cent cinquante-trois, en sorte que dans moins de deux mois la contagion cholérique fit autant de victimes que les autres maladies en font durant vingt-sept mois de temps ordinaire (1).

Au mois de juin 1834 le choléra envahit de rechef l'île de Cuba, et en disparut vers le milieu de novembre, après avoir fait beaucoup moins de ravages qu'en 1833. Dans cette seconde invasion, on ne compta à la Havane et dans ses faubourgs que 640 cas dont 432 furent mortels; et il n'y eut dans la banlieue que 1,119 cholériques, parmi lesquels 690 succombèrent; ce qui fait un total de 1,759 malades et de 1,122 morts.

Dans la ville et les faubourgs, les blancs ont été attaqués de préférence aux hommes de couleur: il y a eu des premiers aux seconds un excédant de six; mais la différence est inverse quant aux femmes, car on a compté plus de cas parmi celles de couleur, et l'excédant a été de huit sur les blanches. En comparant les résultats généraux pour l'une et l'autre espèce, on trouve un excédant de deux individus de couleur sur le total des cas dans la classe blanche; le plus grand nombre des attaques a été dans les deux jours qui ont précédé et suivi la pleine lune.

Au reste, « nous devons remarquer, » disait le

(1) Tables nécrologiques du choléra-morbus qui a régné à la Havane en 1833, par don Ramon de la Sagra.

bulletin de la Havane, délivré par le docteur Angel
Cowley, et inséré dans la *Gazette de Madrid* du
23 novembre 1834, nous devons remarquer que,
« comme cela arrive toujours en pareille circons-
« tance; les cas déclarés officiellement pourront
« bien n'être que le tiers ou la moitié de ceux qui
« ont réellement eu lieu. Si on les tait, c'est pour
« l'efficacité des mesures de précaution que la
« police fait observer, soit dans les maisons, soit
« à l'égard des meubles et effets qui ont servi aux
« cholériques. »

LIVRE QUATRIÈME.

—

INVASION DU CHOLÉRA EN FRANCE.

PARIS
ET LE DÉPARTEMENT DE LA SEINE.

Situation politique et morale de Paris au moment où le choléra fit invasion. — Progrès de cette maladie. — Aspect de la capitale. — Préjugés populaires, bruits d'empoisonnement, horribles massacres. — Bienfaisance du roi des Français et de son auguste famille. — Zèle et dévouement des autorités et de toutes les classes de citoyens. — Belle conduite de l'archevêque de Paris et de son clergé. — Recrudescence de la maladie. — Observations diverses — Rapport de la mortalité cholérique avec le sexe et l'âge des personnes atteintes, avec la température, les localités, etc. — Autres élémens de comparaison et différens calculs de statistique. — Nouveaux décès après la suppression des bulletins officiels.

L<small>E</small> voisinage de l'Angleterre, désolée par le choléra, rendait imminente l'invasion de ce mal en France. Paris surtout ne pouvait se garder, ne pouvait se défendre ; Paris, rendez-vous de tant d'étrangers, ville absorbante où vont se perdre tant d'existences aventureuses et poussées par des flots changeans; Paris où fermente sans cesse une si grande population mobile; Paris qu'anime un immense mouvement commercial et industriel. D'ailleurs on prêtait alors peu d'attention à la maladie orientale; la politique ardente occupait toutes les pensées : une révolution populaire, rapide comme la foudre, et comme elle marquant son passage par de longues traces de feu; des discussions orageuses, des partis enflammés par des questions irritantes; un pouvoir protecteur, le plus doux et le plus éclairé qui se soit jamais rencontré parmi les hommes, tiraillé constamment par des factions implacables qui mettaient en péril la paix de l'Europe, notre bien-être social, l'heureux développement de nos arts, nos glorieuses conquêtes de civilisation, de liberté et de philosophie, si chèrement acquises à la sueur de notre front, au prix de tant de travaux, de sacrifices et de souffrances; ce pêle-mêle d'intérêts rivaux, d'opinions ennemies, de croyances diverses; ce bruit étourdissant d'hommes qui disparaissent et d'autres hommes qui surgissent, de choses qui se croisent et se mêlent en tous sens sur notre sol mal raffermi; ah! c'était plus qu'il n'en fallait pour fixer l'attention publique et mettre obstacle aux observations de la science.

Et puis venaient des distractions d'un ordre

bien différent : on saluait par le vieux cri du carnaval l'apparition des travestissemens séculaires (1); la foule circulait, joyeuse et bruyante; il y avait de la gaité, de l'encombrement et de la poussière. Lorsque le rire est ainsi sur les lèvres, lorsque le temps est beau et le soleil brillant au ciel, qui pourrait croire que l'ange de la mort va couvrir de ses ailes noires nos amusemens et nos spectacles?

Rien cependant n'était plus vrai, car le fléau des Indes allait se jeter à l'improviste sur la capitale de France comme sur une proie facile. Ce n'est pas que le zèle des magistrats et des administrateurs fit défaut; non, non, justice leur soit rendue : ils ne faillirent pas à leurs devoirs, et leur dévouement honorable conserva toute sa chaleur en cette occurrence calamiteuse. Ils n'avaient pas attendu l'arrivée de la maladie pour tâcher de la prévenir s'il était possible, ou d'en atténuer les effets. Des commissions sanitaires étaient formées pour assainir la ville; on multiplia les bornes-fontaines, des appareils désinfectans furent mis deux fois par jour dans les lieux de réunion, et l'on ne négligea rien de ce qu'indiquaient la prudence et l'humanité; le nettoiement des rues et

(1) Ce fut le jeudi de la mi-carême que l'invasion du choléra-morbus circula dans la capitale. Ce jour est à Paris un jour de plaisir, de travestissement et de folie.

le curage des égouts se firent plus fréquemment. On fixa le poste des ambulances dans chaque quartier; des médecins, des infirmiers et des pharmaciens étaient désignés afin d'être prêts à toute heure à porter des secours partout où besoin serait. Dans notre belle patrie, la source de la bienfaisance ne tarit point : il y a certes bien des aberrations, bien des dissentimens sur la terre de France, remuée par tant de fortunes diverses; mais viennent des jours de calamité populaire, aussitôt les haines s'éteignent, toutes les passions se confondent dans un sentiment de philantropique harmonie; il y a lutte de pensées généreuses, concurrence d'héroïsme compatissant.

Vers le milieu du mois de mars 1832, le comité central de salubrité, présidé par le duc de Choiseul, publia une instruction sur le choléra-morbus, approuvée par le préfet de police : on y rassurait les habitans, on leur donnait des conseils hygiéniques; mais le peuple, plongé dans une sécurité profonde, ne croyait même pas à l'existence de la maladie.

Déjà plusieurs médecins disaient avoir rencontré chez quelques malades des symptômes du choléra (1), lorsque le 13 février le bruit se répandit

(1) M. Lebreton avait fait part à l'académie royale de médecine, dans sa séance du 22 février 1832, d'un cas de choléra observé le 6 janvier précédent sur un étudiant; mais ce cas

tout-à-coup que dans la rue des Lombards un portier, nommé Viellot, venait d'en mourir. L'impression produite par cet événement fut assez forte pour que la commission centrale se crût obligée d'envoyer sur les lieux quelques-uns de ses membres chargés de constater la vérité du fait. Vingt-deux médecins, présens à l'ouverture du corps, furent d'avis différent sur la nature de la maladie. Le cas, en effet, était douteux, et les hommes de l'art hésitèrent à se prononcer.

Le 15 du mois de mars le choléra-morbus asiatique se montra à Calais d'une manière certaine (1). C'est là que débarquent ceux qui passent

était aussi douteux que celui du 13 février, et l'on s'accorde généralement à fixer au 26 mars la date réelle du choléra-morbus à Paris.

(1) On croit communément que le choléra a fait un saut d'Angleterre à Paris. Ce fait supposé, dont se sont emparés ceux qui repoussent toute idée d'importation et de transmission, est détruit par des documens officiels et authentiques. On peut voir, entre autres, l'ouvrage sur la marche et les effets du choléra-morbus dans Paris et le département de la Seine. Cet ouvrage a pour auteurs les dix membres de la commission nommée par le préfet de la Seine et par le préfet de police; c'est M. Benoiston de Châteauneuf, membre de l'institut, qui en a été le rapporteur. On peut voir encore le rapport fait à la chambre des députés par le docteur Virey, député de la Haute-Marne, sur les dépenses occasionnées par le choléra.

Les premiers cas ont été constatés à Calais le 15 mars, et à Paris le 26 du même mois. Ces deux dates ont une certitude officielle, elles sont incontestables. C'est donc par Calais, c'est-à-dire par la voie d'Angleterre, que la France a été envahie.

d'Angleterre en France; presque tous vont droit à Paris, sans s'arrêter sur la ligne intermédiaire. Il n'est donc pas étonnant que la maladie, qui se manifesta d'abord au lieu du débarquement, choisît ensuite la capitale pour le théâtre de ses fureurs.

Le 26 mars quatre personnes y furent tout-à-coup attaquées et moururent en peu d'heures. La première était un cuisinier du maréchal Lobau, qui demeurait rue Mazarine, n° 68 ; la seconde, une petite fille âgée de dix ans, qui habitait rue du Haut-Moulin, n° 1 ; la troisième, une marchande ambulante logée rue des Jardins-Saint-Paul, n° 35; la quatrième, enfin, un marchand d'œufs, rue de la Mortellerie.

Le lendemain 27, six autres individus chez lesquels tous les symptômes du choléra étaient prononcés au plus haut degré, furent transportés à l'Hôtel-Dieu.

Du 31 mars au 1er avril la maladie se répandit dans tout Paris et surtout dans la plupart des quartiers situés sur les bords de la Seine, tels que ceux de l'Hôtel-de-Ville, de la Cité, du Gros-Caillou. Dès le 2 avril, le nombre des morts allait à plus de cent par jour; le 3 il était de deux cents, le 5 de trois cents; toutes les vingt-quatre heures il augmentait dans une progression effrayante. Le 9 plus de douze cents personnes furent atteintes,

et 814 périrent. Enfin, dix-huit jours après l'invasion du fléau, c'est-à-dire le 14 avril, on comptait douze à treize mille malades et sept mille
morts.

L'aspect de la capitale était alors bien sombre :
les rues offraient sans cesse le pénible spectacle
de malades expirans transportés sur des brancards, et la vue plus douloureuse encore de vastes
chariots qui conduisaient un tas de morts vers le
champ de leur repos ; silencieux rendez-vous dont
les mystères seront toujours couverts d'un voile
impénétrable, dernière étape de notre pélerinage
sur cette terre où la beauté se fane, où la force
s'éteint. Quelquefois les draperies noires de ces
chars funéraires venaient à s'écarter agitées par
le vent, et l'œil des passans glacés d'effroi aper-
cevait alors un affreux pêle-mêle de dépouilles
mortelles parmi lesquelles pouvaient se trouver
celles d'un parent qu'on avait embrassé la veille,
d'un ami dans le sein duquel on avait épanché
des sentimens secrets, d'un homme qu'on asso-
ciait à des projets d'ambition et de fortune.

Un grand nombre d'habitans s'empressèrent de
chercher leur salut dans la fuite (1), et la désolation ne connut plus de bornes. Cependant tout

(1) Le nombre des chevaux de poste pris dans les journées
des 5, 6 et 7 avril, fut de 618, et celui des passeports augmenta de 500 par jour.

semblait marcher comme d'habitude, parce que des moyens artificiels cachaient le véritable état des choses. Les fiacres roulaient, les marchands ouvraient leurs boutiques, les restaurateurs allumaient leurs fourneaux; la justice poursuivait son cours; la bourse avait ses mouvemens de hausse et de baisse; toutes les industries allaient leur train; les bourgeois montaient leur garde, car rien ne peut empêcher le bourgeois parisien d'accomplir ce devoir : la belle institution de la milice nationale est toujours par lui prise au sérieux. Enfin, qui le croirait? les théâtres n'avaient pas suspendu leurs représentations. Là de pauvres comédiens venaient débiter leur rôle devant des banquettes vides; les infortunés! comme ils devaient sentir la misère de leur condition en grimaçant le rire, ou bien en feignant un autre trouble que celui dont ils étaient émus! Mais les magistrats de la cité le voulaient ainsi pour fournir des distractions à des gens qui n'en cherchaient pas, pour qu'il ne fût pas dit que l'épouvante régnait dans la capitale; comme si l'épouvante n'était pas chose naturelle quand un mal incompréhensible va partout étendant le cercle de ses ravages !....

Paris est, sans contredit, le foyer des lumières, le séjour des beaux-arts, de l'élégance et du bon goût; mais à côté de ces précieux avantages n'y

a-t-il pas de déplorables contrastes? Que servent,
sous le rapport moral, toutes ces richesses litté-
raires et scientifiques, tous ces monumens élevés
à la gloire du nom français, si la civilisation ne
pénètre point dans les masses ; si le peuple n'est pas
meilleur; s'il est toujours plongé dans une funeste
ignorance; s'il ne sait pas supporter le malheur
avec calme; s'il n'a pas souci de sa dignité; si, arraché aux anciennes misères des préjugés détruits et
des superstitions éteintes, il courbe la tête sous les
misères d'une crédulité nouvelle ; si les dieux
auxquels il sacrifie ne valent pas mieux que les
divinités dont il a brisé les autels? Hélas! malgré
ses flatteurs, le peuple de Paris est toujours le
même, et l'histoire impartiale n'enregistre que
trop souvent ses actes de fureur ou d'abrutisse-
ment.

Au commencement du mois d'avril des bruits
sourds circulaient dans le sein de la multitude
aveuglée. Les premières personnes attaquées du
choléra éprouvaient de telles angoisses, présentaient de tels phénomènes et mouraient avec tant
de promptitude, qu'un empoisonnement semblait
seul expliquer cette rapidité du mal. Les têtes
étaient échauffées par des plaintes amères et par
des récits absurdes. Dans les marchés, dans les
boutiques, dans les ateliers, on racontait des
anecdotes invraisemblables; on les répétait, on

les commentait de toutes les manières; les circonstances les plus extraordinaires et les plus
atroces obtenaient croyance. On accusait les médecins; on prononçait mystérieusement le mot de
police, puissance redoutée comme les juifs au
moyen-âge, comme l'enfer dans les siècles de
foi (1). De véritables scènes de cannibales ensan-
glantèrent bientôt les rues.

Le 3 avril l'agitation populaire était extrême;
des groupes menaçans se formaient de toutes
parts. M. Dufer, employé au ministère du commerce, se promenait à la rue Saint-Denis devant
un marchand de vin, lorsque tout-à-coup on le
soupçonna d'avoir jeté du poison dans la boutique;
une troupe de furieux se jeta sur lui, le mutila
horriblement, et l'infortuné expira au bout de
quelques heures dans un corps-de-garde voisin.
On battit le rappel de la garde nationale. Le 4
un certain nombre d'arrestations n'intimidèrent
point la populace, qui poussait des rugissemens
comme une bête féroce cherchant à s'élancer sur
sa proie. Deux hommes poursuivis comme empoisonneurs et conduits à l'Hôtel-Dieu furent réclamés à grands cris par la multitude; l'un deux,
tombé en son pouvoir, fut jeté à l'eau, et une forte
escorte de cavalerie transporta l'autre en prison.

_____

(1) *Gazette médicale de Paris* du 5 mai 1832.

A la halle on massacra un juif qui portait une boîte de camphre, deux jeunes gens qui cherchaient un local, un autre qui regardait dans un puits. Plusieurs personnes qui tenaient à la main des flacons de chlorure n'échappèrent qu'avec peine à la fureur du peuple. Sur le quai de la Ferraille un malheureux est renversé par terre, puis déchiré par des dogues qu'on excite contre lui; enfin on le lie sur une planche et on le précipite dans la rivière. D'autres assassinats furent commis dans divers quartiers de Paris Les médecins surtout étaient l'objet de la haine publique: le docteur Pravaz fut assommé et laissé pour mort au milieu d'un groupe; un autre médecin, M. Hyppolite Royer-Collard, chef de la direction des beaux-arts, fut assailli près du passage Véro-Dodat et y courut de grands dangers. Le docteur Caron de Villars, traqué dans un sixième étage de la rue Saint-Denis, rencontra au lieu d'un malade qu'on l'avait prié de venir soigner, quatre ou cinq assassins qui voulaient le jeter par la fenètre, comme les Russes l'avaient fait à quelques-uns de leurs médecins. Un autre docteur ne dut son salut qu'à sa force athlétique. Enfin, un jeune étudiant en médecine, attaché en permanence à un poste médical du faubourg Saint-Germain, fut poignardé et jeté dans la Seine; ses amis, inquiets de son absence, crurent que, cédant à la crainte ou aux invitations réitérées de sa famille, il était parti pour Sédan, sa ville natale. On écrivit à Sédan pour demander s'il y était retourné. Son père, alarmé par cette lettre, accourut à Paris, chercha son fils partout, et finit par retrouver son cadavre à la Morgue (1).

Tout ce que l'aveuglement et l'effervescence d'une populace déchaînée peut produire de plus terrible et de plus hideux fut donné en spectacle dans la commune de Vaugirard. Deux hommes paisibles, un ancien militaire et un maître d'école, venaient de passer une heure ensemble au cabaret pour rédiger une pétition que le premier voulait adresser au ministre de la guerre; dans ce moment on criait dans les rues de fausses histoires d'empoisonnement. Il n'en fallut pas davantage pour enflammer les imaginations qu'échauffaient déjà tant de fantômes sinistres. L'air confidentiel des deux malheureux, leurs allées et leurs venues attirèrent d'abord sur eux l'attention de la populace, puis sa colère extravagante, et la peine de mort fut votée par acclamation. Pendant qu'on en massacrait un à coups de pavé malgré les efforts de la garde, l'autre se réfugiait chez le commissaire de police : arraché de là, il fut mis en pièces à coups de couteau et de barre de fer, ensuite traîné

(1) *Gazette Médicale*, ibid.

dans les rues, pendant une heure, la face contre
terre.

Nulle part l'autorité ne trouva des traces de
poison, quoiqu'on eût feint d'en jeter dans des
liquides et même d'en distribuer dans des dra-
gées; car d'infâmes agitateurs osaient faire des
spéculations sur les égaremens et les passions du
peuple. Le 5 la tranquillité se rétablit un peu à
Paris. On avait partout affiché un extrait du *Moniteur* contenant la déclaration des médecins et
des chimistes qui avaient analysé les objets divers
que l'on croyait empoisonnés. Pourtant il s'en fallut
de beaucoup que le peuple fût revenu de ses
funestes et barbares préjugés: toujours placé sous
l'influence de ses chimériques terreurs, il allait
puiser son eau lui-même; les porteurs d'eau avaient
cadenassé les tonneaux et fermé leurs seaux her-
métiquement. Les bouchers n'étalaient plus de
viande, et les marchands de vin ne le détaillaient
plus qu'après l'avoir tiré devant les acheteurs.

Dès le commencement de la maladie, le Roi,
comprenant les véritables devoirs de l'autorité
souveraine, voulut se placer à la tête des hommes
généreux qui savaient compatir aux souffrances
de leurs semblables; il fit verser à la caisse municipale la somme de 108,000 francs, tant en son
nom qu'en celui de sa famille, pour subvenir aux
besoins des classes indigentes. Le digne chef de

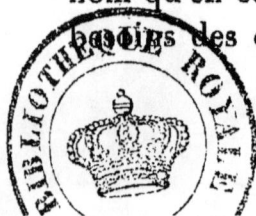

11

la nation française né borna point là sa bienfaisance; il déclara au ministre du commerce et des
travaux publics qu'il tiendrait à sa disposition
une autre somme de 5oo,ooo francs qui serait
employée en secours, tant pour la ville de Paris
que pour toutes les autres villes du royaume qui
viendraient à être affligées du fléau. En outre,
Louis-Philippe gracia cent vingt-six condamnés
qui se trouvaient à Bicêtre et à la Conciergerie; il
fit aussi placer des cholériques dans l'infirmerie
qu'il avait formée, en novembre précédent, pour
les gens de sa maison aux écuries du Roule. Par
son ordre on établit à Neuilly, pour les mêmes
malades, un hôpital temporaire.

De son côté, la Reine prit un vif intérêt au sort
des malheureux; elle donna dix mille couvertures
de laine et six mille ceintures de flanelle : elle
confectionnait ces ceintures dans ses appartemens
avec les princesses ses filles et plusieurs dames.

Le 1er avril, le duc d'Orléans, accompagné de
quelques officiers de la maison du roi, visita les
cholériques à l'Hôtel-Dieu, où il fut reçu par le
président du conseil, le ministre du commerce et
les deux préfets. Le prince s'arrêta devant le lit
de chaque malade et laissa six cents francs de gra-
tification aux infirmiers. Il s'empressa aussi de
demander au préfet du département de quelle
somme il aurait besoin pour l'achat de tous les

médicamens nécessaires; le préfet lui répondit qu'il était en mesure de les fournir, parce que le conseil municipal avait mis à sa disposition une somme de 150,000 francs pour cet objet; mais qu'une bonne nourriture étant pour les pauvres un des meilleurs préservatifs contre l'invasion du mal, il priait S. A. R. de continuer pendant quelque temps encore la distribution de vivres faite depuis trois mois. Non seulement le duc d'Orléans accéda à ce désir, mais il voulut que la distribution fût considérablement augmentée. C'est ainsi que ce jeune prince obéissait aux inspirations de son noble cœur, et acquérait de nouveaux droits à l'amour de la nation française; c'est par ces actes de bienfaisance qu'il préludait aux destinées glorieuses qui l'attendent sur le plus beau trône du monde.

Madame Adélaïde, sœur du roi, fit remettre 12,000 francs à la caisse municipale; de plus, elle ordonna à la sœur supérieure de son hospice (1) de distribuer aux pauvres de ce quartier de bonnes soupes ainsi que des vêtemens.

La commission de salubrité était en permanence (2). M. d'Argout, ministre du commerce et des travaux publics, déployait l'activité la plus

(1) La maison d'Enghien, rue Picpus, faubourg Saint-Honoré.
(2) Les membres étaient MM. de Tascher, Debelleyme, Juge, Chevalier, Pelletier et de Lamorlière.

honorable; il avait nommé deux maîtres des requê-
tes, six auditeurs et deux chefs de bureau, pour
lui faire chaque jour un rapport sur l'état des bureaux de secours de chaque quartier; il avait
adressé une circulaire aux préfets des départemens, dans laquelle il leur communiquait les
mesures qui venaient d'être prises, et les chargeait
de faire à l'avance toutes les dispositions nécessaires.

Le ministre de la guerre ordonna que les soldats
fussent pourvus d'une ceinture en flanelle et de
chaussettes en laine, et qu'ils reçussent chaque
jour une ration de riz et de vin. Il prescrivit en
même temps dans les casernes différentes mesures
d'hygiène et de salubrité.

Toutes les classes rivalisaient d'empressement
à consoler l'infortune. MM. de Cadore, de Vogué,
d'Istrie, Lemarié, Houdaille, de Kergorlay fils et
plusieurs autres jeunes gens des meilleures familles
se dévouaient au soulagement des malades. Les
ministres avaient souscrit chacun pour 1,000 fr.,
et les secrétaires-généraux pour 300. Le président
du conseil versait dans la caisse de la souscription 100,000 francs sur le crédit de cinq millions
qui lui étaient accordés pour dépenses secrètes.
Le baron de Rotschild contribua pour 10,000 fr.,
M. Aguado pour 5,000; un habitant du faubourg
Saint-Honoré, qui ne voulut pas se faire connaître,

envoya 3,000 francs. Une foule d'hommes charitables, qu'il serait trop long de nommer, vinrent
au secours des nombreuses victimes du choléra.
Des souscriptions ouvertes dans les bureaux des
journaux politiques produisirent des sommes considérables, et il y eut une souscription particulière, sous la direction du préfet de la Seine, en
faveur des enfans que le fléau rendait orphelins.

M. Chevalier, ancien pharmacien, membre de
la commission de salubrité, et M. Depeschamps,
son successeur, avaient fait distribuer aux indigens une certaine quantité de chlorure de chaux.
M. Labarraque, autre pharmacien, offrit tout le
chlorure nécessaire pour désinfecter les rues de
Paris, valeur qui pouvait s'élever à 15,000 francs.
Mais tandis que ces bons citoyens montraient des
sentimens si nobles, il était de leurs confrères
qui tenaient une conduite tout opposée : ils profi-
taient de l'empressement des acheteurs pour vendre à un prix excessif des médicamens et surtout
des préparations chlorurées. L'administration,
voulant paralyser cette cupidité coupable, acheta
une grande quantité de chlorure qu'elle livra au
prix coûtant.

Le clergé parisien, fidèle à sa mission, paya un
ample tribut de dévouement et de zèle. Les professeurs de la faculté de théologie en Sorbonne
s'étaient offerts à l'archevêque pour soigner les

cholériques partout où besoin serait. Le prélat
ayant accepté leurs services par une lettre datée
du 8 avril, ils se rendirent à la Charité, dont les
aumôniers ne pouvaient plus suffire aux besoins
des malades. L'archevêque mit à la disposition de
la caisse de secours dix mille francs imputables
sur son traitement échu. Il visita l'Hôtel-Dieu, et
y fut reçu par un des administrateurs et par les
aumôniers; c'était la première fois, depuis plus
d'un an, qu'il paraissait en public. Les médecins
et les employés firent cortége et l'accompagnèrent
dans les salles; le pontife les visita successivement, et s'arrêta auprès des lits, s'informant des
besoins des malades. Ayant appris qu'on brûlait
leurs vêtemens lorsqu'ils entraient dans la maison,
il donna mille francs pour habiller ceux qui gué-
riraient; il laissa encore deux cents francs pour
les infirmiers, et ne recueillit sur son passage que
des marques de respect.

L'archevêque, sachant que le ministre de l'intérieur était embarrassé pour trouver des maisons
convenables à l'établissement de plusieurs hôpitaux qui devenaient nécessaires, ne balança pas à
lui offrir le séminaire de Saint-Sulpice jusqu'à la
cessation de la maladie. Il réclamait dans sa lettre
l'intervention du ministre pour que l'administration voulût accepter aussi l'offre qu'il lui faisait
des services d'un certain nombre d'élèves ecclé-

siastiques du diocèse ou des diocèses étrangers,
qui se mettaient à sa disposition pour remplir les
fonctions d'infirmiers ou toute autre fonction
qu'on voudrait leur confier.

L'archevêque de Paris offrit encore sa maison
de Conflans pour servir d'asile aux malades qui
entraient en convalescence; il demandait que cette
maison fût desservie par des sœurs hospitalières
prises, au choix de l'administration, parmi les
congrégations que reconnaissaient le pouvoir
ecclésiastique et l'autorité civile. Le conseil général de la Seine, mu sans doute par des considéra-
tions politiques, refusa cette offre, et le prélat
s'entendit alors avec le maire de Charenton pour
faire de Conflans un hôpital, où furent admis les
cholériques de la commune et des autres communes environnantes.

L'abbé Guillon, aumônier de la reine, montra,
sous les glaces d'un âge avancé, toute la chaleur
du plus beau zèle; il assista plusieurs mourans
et laissa partout des consolations. Les ecclésiastiques des paroisses et ceux des hospices se multi-
pliaient pour un service que la continuité rendait
de plus en plus pénible; plusieurs d'entre eux
tombèrent malades de fatigue.

Le choléra dans les premiers jours de son invasion n'avait attaqué que la classe pauvre; mais
bientôt toutes les autres classes lui payèrent aussi

tribut. Le président du conseil des ministres,
l'illustre Casimir Périer, fut atteint le 6 avril. Le
mal parut céder au bout de quelques jours; mais
l'irritation se porta au cerveau, et le malade ne
fit alors que parcourir de tristes alternatives. Il
rendit le dernier soupir le mercredi 16 mai, à 7
heures du matin. Ce grand homme d'état n'était
âgé que de cinquante-cinq ans (1). Le souvenir de
ses patriotiques services ne périra pas en France,
et son nom religieusement transmis d'âge en âge
sera toujours cher aux amis d'une sage liberté.

Le 14 avril il y avait eu une notable amélioration sanitaire dans l'état de la capitale. Les décès
cholériques tombaient de 756 à 651 ; les cas
nouveaux paraissaient en général moins graves et
offraient de plus nombreuses chances de guérison.

Le 15 il y eut 567 décès ; le 16, 512 ; le 17, 525 ;
et le 18, 445. La période décroissante de la maladie
se caractérisa de plus en plus, et le 30 avril on ne
compta que 114 morts. La diminution continua
malgré les variations de l'atmosphère, et du 17
mai au 17 juin on ne comptait plus que quinze à
vingt morts par jour.

La sécurité régnait dans les esprits, et l'on
croyait que le fléau avait épuisé sa rigueur, lorsqu'à la fin du mois de juin et au commencement

_____

(1) Casimir Périer était né à Grenoble en 1777.

du mois de juillet, une augmentation assez forte se fit remarquer dans la mortalité, qui remonta jusqu'à 45.

Tout-à-coup cette limite fut franchie: le 9 juillet 71 personnes succombèrent; on éprouvait alors une chaleur extraordinaire, et depuis deux jours des cas de choléra fort graves avaient été vus en assez grand nombre dans les hôpitaux. Plusieurs cholériques admis à l'Hôtel-Dieu, à Saint-Louis, à la Charité et à l'hôpital des enfans, expirèrent en quelques heures. Le 13 il en mourut 88, le lendemain 107, puis 128, 125, 152; et, dans la journée du 18, le chiffre de la mortalité s'éleva à 225.

Cette recrudescence réveilla les alarmes, et l'administration jugea prudent de recourir aussitôt aux moyens de secours déjà employés lors de la première apparition du mal. Les hôpitaux temporaires avaient été fermés; on en rouvrit deux, ceux des Bons-Hommes et du Grenier-d'Abondance. Heureusement, ces sages précautions devinrent inutiles; une grande diminution dans le nombre des malades coïncida avec un abaissement considérable de la température, et le 19 il n'y eut que 130 décès; cette amélioration se soutint, et l'épouvante se calma. A dater du 28 juillet, on ne compta que 25 à 30 morts par jour.

La maladie resta dans ces limites pendant toute

la durée d'août et le commencement de septembre:
A partir du 8 de ce mois, le nombre des décès se
balança entre dix et vingt par jour; il oscilla
ensuite entre un et dix du 18 septembre au 1er
octobre, puis entre o et 6. A cette époque le choléra fut regardé comme éteint; les journax cessèrent de publier les bulletins quotidiens, et la
capitale put se croire enfin délivrée de l'horrible
fléau qui l'avait désolée pendant six mois.

Le choléra, cinq jours après son invasion à
Paris, s'était étendu à la Villette, à Passy, à Charenton et dans la plupart des communes du département de la Seine. Grenelle et l'arrondissement
de Sceaux furent fortement frappés ; mais les
communes de Bezons, d'Argenteuil et la ville de
Saint-Denis souffrirent davantage.

La durée totale du choléra dans Paris, si l'on
compte par les jours, a été de 189, ou 27 semaines, du 26 mars au 30 septembre.

La période d'augmentation a été de 15 jours,
et la période de diminution de 62. Ainsi la seconde
a duré quatre fois plus que la première. On a fait
la même remarque dans plusieurs villes du nord
de l'Europe, où la maladie a mis également plus
de temps à diminuer qu'à s'accroître.

Dans les premiers momens de l'invasion plus
des deux cinquièmes des malades périssaient;
mais, à compter du 20 avril, la proportion ne fut

plus que de la moitié; au commencement de mai elle formait le tiers, et plus tard une fraction moindre encore.

Les observations suivantes achèvent l'histoire du choléra au milieu de Paris.

Il s'est répandu dans la ville en suivant une progression rapide pendant quinze jours; arrivé à son plus haut degré de violence, il est resté stationnaire pendant six autres jours, ensuite il est entré dans sa période de décroissance qui a duré deux mois.

RAPPORT

DE LA MORTALITÉ CHOLÉRIQUE AVEC LE SEXE ET L'AGE.

Rapport avec le sexe.

Le total des décès cholériques est de 18,402 (1).

(1) On a cru que ce chiffre était au dessous de la vérité, il est pourtant d'une rigoureuse exactitude; car le relevé des registres de l'état civil dans les douze mairies concorde avec le relevé des procès-verbaux envoyés chaque mois à la préfecture du département, et avec celui des registres des cimetières de la ville. On serait même disposé à regarder comme trop fort le chiffre de 18,402, d'après les preuves qu'on a acquises que beaucoup de décès attribués au choléra sont dus à toute autre cause.

Le gouvernement français a mis dans la publication des bulletins touchant les décès de cholériques un esprit de franchise et de bonne foi qui n'a pas toujours été imité par les gouvernemens étrangers.

Ce nombre se compose de 9,170 hommes et de 9,232 femmes; proportion à peu près égale entre les deux sexes, et cependant formée par des nombres inégaux, parce qu'il existe dans la population générale, évaluée, d'après le dernier recensement de 1831, à 785,862 ames, y compris la garnison, un excédant de 10,640 femmes.

Les élémens particuliers dont la réunion forme les 18,402 décès sont les suivans :

Habitans de Paris décédés.	Masculins.	Féminins.	Total.
Dans leur domicile	5,123	6,045	11,168
les hôpitaux civils..............	2,852	2,552	5,404
hospices civils..............	91	430	521
hôpitaux et hospices militaires	830	7	837
prisons	9	10	19
domiciles inconnus..........	265	188	453
TOTAUX des décès..	9,170	9,232	18,402

Ce nombre se trouve, avec la population générale, dans le rapport d'un à 42,70

Si l'on compare les décès de chaque sexe avec sa population respective, on trouve quelque légère différence; elle est pour les hommes d'un décès sur 42,23 (387,608 hommes et 9,170 décès), et pour les femmes d'un décès sur 43,14 (398,254 femmes et 9,232 décès).

Ce résultat, fourni par la totalité des décès cholériques, rapproché de la population prise aussi dans son ensemble, pourrait être admis sans donner lieu à de graves erreurs ; cependant il n'est point ici l'expression exacte de la vérité, et on peut s'en approcher davantage.

En effet, la population de Paris, telle qu'elle vient d'être donnée (785,862 habitans), renferme des élémens très différens. Il est des classes entières d'individus qui, bien qu'ils demeurent dans l'enceinte de la ville, ne peuvent, à raison de leurs occupations, de leur régime, de leur manière de vivre, être confondus avec le reste de ses habitans, ni considérés comme en faisant partie : tels sont les incurables des hospices, les soldats de la garnison, les détenus ; il convient donc de les ôter et retrancher ainsi leur mortalité de la mortalité cholérique, ce qui donne les nouveaux nombres suivans, ramenés de part et d'autre à des conditions semblables, c'est-à-dire à celles qui ne s'appliquent qu'à l'habitant proprement dit :

	HOMMES.	FEMMES.	
Population de Paris réduite	368,940	390,195	759,135
Décès cholériques.........	7,975	8,597	16,572

Ainsi, sur cent personnes habitant Paris, le choléra en a fait périr deux et un peu moins d'un cinquième (2,18) ou un quarante-sixième (1/45,81).

Sur 368,940 hommes, le choléra en a enlevé 7,975, ou 21,61 sur mille.

Sur 390,195 femmes, le choléra en a enlevé 8,597, ou 22,03 sur mille.

Ici les femmes ont été plus atteintes que les hommes, tandis que les premiers chiffres attribuaient aux deux sexes une mortalité presque égale.

Rapport avec l'âge.

Pour déterminer d'une manière exacte le rapport de la mortalité cholérique avec l'âge, il a fallu opérer sur la totalité des décès (18,402); la table qui en a été dressée à la préfecture de la Seine, ainsi que les tableaux de la population par âge, réunissant indistinctement toutes les classes de citoyens, militaires, malades, détenus, on a dû les réunir aussi dans la mortalité cholérique pour l'opposer à la mortalité commune.

Sur les 18,402 décès il y a eu :

		report..	9,945
De 0 à 5 ans...	1,311	De 50 à 55 ans....	1,473
5 à 10 ans...	392	55 à 60 ans....	1,440
10 à 15 ans...	202	60 à 65 ans....	1,527
15 à 20 ans...	377	65 à 70 ans....	1,594
20 à 25 ans...	959	70 à 75 ans....	1,288
25 à 30 ans...	1,206	75 à 80 ans....	756
30 à 35 ans...	1,423	80 à 85 ans....	307
35 à 40 ans...	1,348	85 à 90 ans....	58
40 à 45 ans...	1,311	90 à 95 ans....	13
45 à 50 ans...	1,416	95 à 100 ans...	1
à reporter..	9,945	TOTAL des décès..	18,402

Il résulte de ce tableau que la première enfance,

ou l'âge compris entre la naissance et cinq ans,
forme à peu près le quatorzième des morts (1,311),
ou 71 sur mille;

La seconde enfance, de cinq à quinze ans, le
trentième (594), ou 32 sur mille;

L'adolescence, de quinze à trente ans, le septième (2,542), ou 138 sur mille;

L'âge mûr, de trente à soixante ans, presque
la moitié (8,411), ou 457 sur mille;

Enfin, la vieillesse, de soixante à cent ans, le
tiers environ (6,544), ou 301 sur mille.

D'après ce premier aperçu, il semblerait que
les très jeunes enfans, l'âge mûr et la vieillesse
ont été le moins épargnés par le choléra; mais
ce n'est ici qu'une simple répartition des décès
cholériques entre eux, laquelle ne peut indiquer
l'intensité de la maladie par rapport aux différens
âges; il faut pour la connaître la chercher dans
d'autres élémens.

Si l'on rapproche les morts de chaque période
des groupes de vivans dans les mêmes âges qui
les ont fournis, on trouve que :

Sur 53,124	enfans de 0 à 5 ans existant à Paris au moment de l'invasion du choléra, il est mort.	SUR MILLE. 1,311 ou 24,67
104,755	habitans de 5 à 15 ans, il en est mort..................	594 5,67
157,879		1,905

157,879	.... *Report*..........	1,905
Sur 236,938	habitans de 15 à 30 ans, il en est mort..................	2,542 ou 10,72
304,129	habitans de 30 à 60 ans, il en est mort..................	8,411 27,65
86,916	habitans de 60 à 100 ans, il en est mort..................	5,544 65,75
785,862		18,402 ou 23,41

Aux mêmes époques de l'âge, les vivans ont donc succombé non dans une proportion semblable, mais dans un ordre pareil à celui que les morts gardent entre eux. La première enfance est plus atteinte que la seconde et que l'adolescence, l'âge mûr l'est plus que celle-ci, l'âge avancé plus que les autres.

Enfin, si l'on oppose la mortalité cholérique à la mortalité commune, et si l'on cherche ce que la première est à la seconde, on trouve les rapports suivans qui s'appliquent aux différentes époques de la vie.

Il meurt à Paris, année moyenne sur dix :

De la naissance à 5 ans...................	7,920
5 à 15 ans............................	1,380
15 à 30 ans.	3,420
30 à 60 ans	5,360
60 à 100 ans..........................	5,820
TOTAL.....	23,900

Il est mort du choléra :

De la naissance à 5 ans..	1,311 hab.	ou ⅙ de la mortalité ordinaire d'une année.
De 5 à 15 ans........	594	ou 4/10 de la mortalité ordinaire d'une année.
De 15 à 30 ans........	2,542	ou ⅔ de la mortalité ordinaire d'une année.
De 30 à 60 ans.........	8,411	ou moitié au plus de la mortalité ordin. d'une année.
De 60 à 100 ans........	5,544	ou 9/10 de la mortalité ordinaire d'une année.
TOTAL.....	18,402	

Le choléra avait donc augmenté d'un sixième les chances de mort qui menacent annuellement la première enfance, de quatre dixièmes les décès de la seconde, des deux tiers ceux de l'adolescence; mais sa triste influence a plus que doublé la mortalité de l'âge mûr, et elle a presque égalé celle de l'âge avancé.

Durée du choléra chez les malades.

En étudiant pour chaque âge la force de la résistance à l'action de la maladie, ou, en d'autres termes, sa durée moyenne chez les malades, on trouve que, de la naissance à un an, cette durée ne s'est pas étendue au delà de quarante-trois heures (un jour dix-neuf heures);

12

Que d'un an à cinq ans, elle a été de quarante-neuf heures (deux jours et une heure);

De cinq à dix ans, de quarante-deux heures (un jour dix-huit heures);

De dix à quinze ans, de cinquante-cinq heures (deux jours sept heures);

Dans les âges compris entre quinze et soixante ans, de soixante-quatre heures (deux jours seize heures);

Enfin, de soixante à quatre-vingt-dix ans et au delà, de soixante heures (deux jours et demi).

Ainsi, à l'exception de l'âge de cinq à dix ans, la résistance de la nature aux atteintes du mal s'est montrée en raison directe des forces que l'âge lui prêtait; mais dans cette triste lutte où elle triomphait si rarement, tout le fruit de ses efforts était de retarder de quelques heures l'instant fatal où elle devait succomber.

Si l'on examine maintenant la durée du choléra sans faire attention à l'âge des malades, on voit que, sur un nombre de 4,907 individus sur lesquels on a pu se procurer à cet égard des renseignemens exacts,

204   ont vécu d'une heure à six.
615   de six à douze.
392   de douze à dix-huit.
1,173   de dix à vingt-quatre, ou un jour.
823   d'un jour à deux.
502   de deux jours à trois.

382 ont vécu de trois jours à quatre.
240·   de quatre à cinq.
125   de cinq à six.
 79   de six à sept.
171   de sept à huit.
 35   de huit à neuf.
 36   de neuf à dix.
111   de dix à quinze.
 19   de quinze à vingt.

Ici la durée moyenne a été de 61 heures 8 minutes; considérée sous le rapport de l'âge, cette durée n'a été que de 60 heures 41 minutes.

Si l'on s'en rapportait à des observations faites sur mille individus seulement, il paraîtrait que dans le mois d'avril les malades succombaient dans l'espace de 61 heures (terme moyen), et, dans le mois de juillet, au bout de 43 heures.

En mai, juin, août et septembre, mois pendant lesquels la maladie avait perdu beaucoup de sa violence, sa durée moyenne était de trois jours et demi (84 heures).

Rapport de la mortalité cholérique avec la température.

Sous le climat de Paris, quels qu'aient été le degré de la température et la direction des vents, le choléra ne paraît pas y avoir trouvé une cause de relâche ou d'activité; son mode d'action a été tout-à-fait indépendant des variations de l'atmosphère. La même observation a été faite dans tous les pays.

Rapport de la mortalité cholérique avec les localités.

La partie de la population de Paris qui habite les quartiers les plus extérieurs (1) vit sur un terrain en général élevé et découvert; elle y est peu pressée, puisque chacun y dispose de 540 pieds carrés (57 mètres carrés) de terrain, terme moyen : elle a eu 2,482 décès pour 185,976 habitans, ou 18,34 sur mille.

La population des quartiers intérieurs (2), placée sur un terrain plus bas, moins aéré, plus resserrée dans ses demeures où elle n'a que 113 pieds (12 mètres par personne), sur 197,414, en a perdu 2,714, ou 13,74 sur mille. Cette proportion est à peu près la même que celle des quartiers qui jouissent de plus d'air et de plus d'espace.

Des six autres arrondissemens dont la mortalité beaucoup plus forte se trouve partout au dessus de la moyenne, et qui dans le neuvième la dépasse même de plus de moitié (45 sur 1,000), trois,

(1) Les quartiers des Champs-Elysées, du Roule, de la place Vendôme, de la Chaussée-d'Antin, des faubourgs Poissonnière, Montmartre, Saint-Denis, Saint-Martin, du Temple et de Bonne-Nouvelle.

(2) Ceux du Palais-Royal, Feydeau, Saint-Eustache, du Mail, des Tuileries, Montorgueil, des Lombards, Saint-Martin-des-Champs, Porte Saint-Denis, des marchés, Saint-Honoré, de la Banque, du Louvre.

les 10ᵉ, 11ᵉ et 12ᵉ, forment à eux seuls, sur la
rive gauche de la Seine, toute la partie méridionale de Paris ; leurs quartiers limites sont, comme
ceux du nord, élevés, ouverts à tous les vents (1).
La moyenne du terrain est de 777 pieds (82 mèt.)
par habitant; il en contient 189,283. La maladie
les a frappés dans la proportion de 29,45 sur 1,000
(5,575 décès), ou de plus du double des premiers (13,74).

Les quartiers les plus intérieurs, ceux du centre (2), ont perdu 31,08 individus sur mille
(186,462 habitans, 5,801 décès), et cependant la
part de chacun sur le sol qu'il habite est de 208
pieds (22 mètres), quand elle n'est que de 113
pieds dans les autres quartiers du centre, où la
mort n'a enlevé que 13,74 personnes sur mille.

Au résumé, les six premiers arrondissemens
de Paris, sur une population de 383,390 habitans,
en ont perdu 5,196, ou 13,65 sur mille.

Les six derniers arrondissemens, sur une popu-

(1) En y comprenant les quartiers limites du 8ᵉ arrondissement, ce sont ceux de Popincourt, des Quinze-Vingts, du faubourg Saint-Antoine, du Jardin-du-Roi, Saint-Marcel, Saint-
Jacques, l'Observatoire, le Luxembourg, Saint-Thomas-d'A-
quin et les Invalides.

(2) Ceux du Marais, de l'île Saint-Louis, Hôtel-de-Ville,
Cité, Arsenal, Sainte-Avoye, Mont-de-Piété, marché Saint-
Jean, des Arcis, Monnaie, faubourg Saint-Germain, École-de-
Médecine, Sorbonne, Palais-de-Justice.

lation de 375,745 habitans, en ont perdu 11,376, ou 30,28 sur mille.

La mort en les frappant a donc mis une grande inégalité dans ses coups.

Et ce n'est pas seulement pendant la durée du choléra que l'on a pu constater cette extrême différence entre les quartiers de Paris; l'observation apprend que dans les temps ordinaires les six premiers arrondissemens comptent annuellement beaucoup moins de décès que les six derniers.

Ceux-ci perdent communément un individu sur trente; les premiers, au contraire, un sur quarante.

Rapport de la mortalité avec les différentes expositions.

La moyenne des décès pour les vingt quartiers exposés aux vents de sud-est, sud et sud-ouest, est de 12,07 sur mille habitans.

Pour les neuf quartiers exposés aux vents de nord-ouest, nord et nord-est, elle est de 28,46.

L'est et l'ouest présentent une proportion semblable, 28,54, et 28,60.

Il semblait donc que les expositions de nord-ouest, du nord, du nord-est, de l'ouest et de l'est avaient été frappées par le choléra dans une proportion plus que double de celle du sud-ouest, du sud et du sud-est.

Sur 11,168 décès cholériques à domicile, il y
en a eu dans les chambres exposées

Au nord, nord-est et nord-ouest   3,141
A l'est   2,053
A l'ouest   2,029
Au sud, sud-ouest et sud-est . . . , ...   3,768

                                                   10,991
Sans indication   177

                           Total . . . .   11,168.

Le midi a donc compté plus de décès que le
nord, le nord en a compté plus que l'ouest, qui,
à son tour, a été moins épargné que l'est.

Rapport de la mortalité avec l'élévation du terrain.

Les quartiers les plus élevés de Paris (1), c'est-
à-dire ceux dont la hauteur moyenne est depuis
52 pieds jusqu'à 92 (17;30 mètres) au dessus de
la Seine, renferment ensemble une population de
249,175 habitans, sur lesquels il en est mort du
choléra 4,624, ou 18,55 sur mille; ce rapport est
au dessous de la moyenne de tous les quartiers,
qui est de 23 sur mille.

Les quartiers les plus bas, ceux dont la hauteur
moyenne ne s'élève pas à plus de 25 pieds (8 mèt.)

(1) De Saint-Jacques, de Popincourt, du Roule, de Bonne-
Nouvelle, de la Sorbonne, de la Chaussée-d'Antin, des Champs-
Elysées, des faubourgs Saint-Denis, Saint-Marcel, Saint-
Martin, Poissonnière, Montmartre, du Luxembourg et de
l'Observatoire.

au dessus du fleuve (1), renferment une population de 242,111 habitans, et en ont perdu 5,715
ou 23,60 sur mille.

Dans les rues sales, vingt-six sont au dessus de
la moyenne des décès (24 sur mille); dans les rues
larges, aérées, neuf seulement la dépassent.

Rapport de la mortalité avec la densité de la population.

Les douze arrondissemens de Paris se classent
de la manière suivante par rapport à l'étendue de
leur territoire et à la force de leur population
(759,135 habitans) :

Numéros des arrondissemens.	Superficie du terrain en mètres carrés.	Population à domicile.	Nombre de mèt. car. par habit.	Nombre des décès cholériques.	Rapport des décès cholér. à 1,000 habit.
Huitième..	6,110,000	72,729	84	1,996	27,44
Premier...	5,550,000	66,497	83	812	12,21
Dixième...	5,300,000	81,480	65	2,386	29,20
Douzième .	4,140,000	70,189	59	1,988	28,32
Cinquième.	2,350,000	66,547	35	992	14,90
Deuxième.	2,320,000	75,087	31	705	9,39
Onzième ..	2,090,000	50,508	41	1,357	26,86
Sixième...	1,670,000	81,037	21	1,307	16,12
Troisième..	1,250,000	49,071	25	547	11,14
Neuvième .	840,000	41,895	20	1,922	45,87
Septième..	730,000	58,944	12	1,727	29,29
Quatrième.	560,000	45,151	12	833	18,44
Total...	32,910,000	759,135	43	16,572	21,83

(1) Les Tuileries, l'Hôtel-de-Ville, Saint-Martin-des-
Champs, l'École-de-Médecine, Montorgueil, la Porte Saint-
Denis, Saint-Honoré, Saint-Thomas-d'Aquin, la Cité, le
Marais, les Lombards, la Place Vendôme, la Monnaie, l'Arse-
nal et le Palais-de-Justice.

De l'influence des professions.

Considéré sous le rapport des professions, le nombre des décès présente les divisions suivantes :

1re	classe	2,073	personnes de tout âge et de tout sexe, appartenant, soit directement, soit indirectement,	aux professions libérales.
2e	classe	1,816	*idem.*	aux professions commerciales.
3o	classe	6,523	*idem.*	aux professions mécaniques.
4e	classe	4,180	*idem.*	aux professions salariées.
5e	classe	1,034	*idem.*	à la profession militaire.
		983	enfans des deux sexes, pour lesquels on ne connaît pas quelle était la profession des parens.	
		1,793	décédés des deux sexes dont la profession est restée inconnue.	

TOTAL. 18,402

Des effets du choléra sur la population militaire.

Du 26 mars au 1er octobre, la perte des corps présente les résultats suivans :

	NOMBRE d'hommes.	DÉCÈS.	RAPPORT sur 1,000.
Pour la garnison	28,690	744	25,8
les vétérans	825	30	36,3
la garde municipale	1,479	19	13,7
les sapeurs-pompiers	604	18	30.
TOTAL	31,598	811	25,8

Ainsi pris en masse, sans distinction des corps
et du genre de service, les militaires ont été
victimes du fléau, tant à Paris que dans le département de la Seine, dans la proportion de 25,8
sur 1,000, proportion plus forte que pour celle
de la population civile domiciliée, dont la perte
n'a été que de 21,8 sur 1,000.

On a remarqué que les régimens de cavalerie
ont moins souffert que ceux d'infanterie.

Observations sommaires.

1° La mortalité a été un peu plus faible pour les
détenus dans les prisons, que pour la population
domiciliée de la ville de Paris.

2° La perte éprouvée par les hospices, considérés dans leur ensemble, offre le même rapport
(64 sur 1,000) que les décès des habitans de Paris
de l'âge de soixante ans et au delà.

3° Dans les communes rurales comme à Paris,
les âges qui ont le plus souffert sont la première
enfance, l'âge mûr et la vieillesse, et les âges les
moins frappés sont ceux de six à vingt ans; mais,
dans les communes rurales, la première enfance
a éprouvé, relativement aux autres époques, une
perte plus forte que dans Paris, et les adolescens
une plus faible, ainsi que les personnes d'un âge
avancé. Comparativement aux chances de mortalité

ordinaire, l'âge de trente à quarante ans est celui qui a présenté partout les chances cholériques les plus défavorables.

4° La résistance de la nature aux atteintes du mal a été en raison directe des forces que l'âge lui prêtait, en exceptant toutefois la période de cinq à dix ans.

5° Il ne paraît pas que les variations de la température aient exercé plus d'influence sur l'activité ou le relâchement du mal à la campagne qu'à la ville; et si les communes rurales ont sensiblement moins souffert que la capitale, la recrudescence en juillet s'y est montrée plus meurtrière, proportion gardée avec la perte totale.

6° Les communes rurales le plus en prise à tous les vents ont été le plus frappées, tandis qu'à Paris ce sont les quartiers du centre et les rues étroites et le mieux abritées.

7° Dans quelques lieux infectés par des émanations putrides, le choléra n'a pas été plus meurtrier que dans d'autres localités (1).

Comme nous l'avons dit, les bulletins quotidiens furent supprimés au commencement du mois d'octobre 1832, et la mortalité s'élevait

(1) Rapport sur la marche et les effets du choléra-morbus dans Paris et le département de la Seine, par une commission de dix membres nommés par les préfets de la Seine et de la police.

alors dans la capitale à 18,402; c'est ce chiffre seul qui sert de base aux divers élémens de statistique dont on vient de voir la réunion.

Mais long-temps après la suppression des bulletins publiés par l'autorité, il y eut encore à Paris des cas de choléra asiatique qui ne furent pas constatés officiellement. Au mois de janvier 1833, on observa 32 décès de cholériques, dont 18 à domicile et 14 dans les hôpitaux; au mois de février, 7 seulement se rencontrèrent; il y eut, les mois suivans, des chiffres variables et en général peu élevés. Les médecins seuls en étaient instruits. Les journaux continuaient à se taire, et la population n'en fut jamais émue.

Le 19 septembre de la même année 1833, le chiffre des cholériques s'accrut subitement. Le 20 au soir on comptait à l'Hôtel-Dieu 18 malades, sur lesquels 7 moururent. Le 21 et le 22, il y eut 15 nouveaux entrans et 7 décès nouveaux. Le 23 et le 24, on apporta 12 autres malades à l'Hôtel-Dieu. Les autres hôpitaux reçurent aussi des cholériques.

Rien n'avait indiqué cette soudaine recrudescence : la constitution médicale n'offrait aucun caractère particulier; la diarrhée était peu fréquente, et les affections notables qui semblaient prédominer étaient principalement les angines, la rougeole et la scarlatine.

Tantôt au milieu de la santé la plus florissante,

plus souvent après quelques jours d'indisposition, quelquefois pendant le cours d'une autre
maladie et surtout d'une maladie chronique, le
choléra débutait avec une violence remarquable ;
la diarrhée et les vomissemens se succédaient
avec rapidité. On observait pourtant beaucoup
moins de ces cas foudroyans qui, l'année précédente, enlevaient les sujets dans l'espace de quelques heures. Au reste, la moitié des malades ou
à peu près succombaient. Tous ces caractères,
pris dans la forme de la maladie, dans ses phénomènes extérieurs, dans sa gravité, dans sa durée,
offraient une analogie si parfaite avec ce qu'on
avait observé en 1832, qu'il ne pouvait rester
aucun doute sur l'identité entre ces différens
cas (1).

Le choléra continua de régner ainsi à Paris et
dans sa banlieue pendant toute l'année 1833 et
pendant les premiers mois de l'année suivante.
Aucun cas ne fut signalé après le 1er avril 1834. Le
nombre des victimes depuis le commencement
de l'invasion, c'est-à-dire depuis le 26 mars 1832,
s'élevait à 19,116 pour Paris, et à 22,532 pour
tout le département de la Seine, ainsi qu'on va le
voir par le tableau suivant :

(1) *Gazette médicale de Paris* du 12 octobre 1833.

TABLEAU NUMÉRIQUE

DES DÉCÈS CHOLÉRIQUES CONSTATÉS A PARIS ET DANS LE DÉPARTEMENT DE LA SEINE, DU 26 MARS 1832 AU 1er AVRIL 1834,

établi d'après les bulletins du Moniteur et complété sur des documens officiels.

Avril (du 26 mars au)

DATES	DÉCÈS domiciles	DÉCÈS hôpitaux	TOTAL
14	4,086	3,545	7,631
15	384	183	567
16	329	183	512
17	352	173	525
18	308	137	445
19	238	134	372
20	248	122	370
21	224	130	354
22	188	107	295
23	176	105	281
24	164	81	245
25	132	62	194
26	111	71	182
27	120	46	166
28	91	49	140
29	74	45	119
30	78	36	114
	7,303	5,209	12,512

RÉCAPITULATION.

	domiciles	hôpitaux	total
Mars.	7,303	5,209	12,512
Avril.	458	446	904
Mai.	555	301	856
Juin.	1,799	671	2,470
Juillet.	629	307	936
Août.	209	106	315
	10,953	7,040	17,993

Mai.

DATES	DÉCÈS domiciles	DÉCÈS hôpitaux	TOTAL
1	47	36	83
2	38	36	74
3	22	36	58
4	33	27	60
5	28	22	50
6	17	18	35
7	22	26	48
8	23	12	35
9	18	19	37
10	18	29	47
11	21	16	37
12	10	20	30
13	10	17	27
14	11	12	23
15	8	8	16
16	18	12	30
17	8	10	18
18	11	10	21
19	4	9	13
20	6	3	9
21	12	10	22
22		7	11
23	1	8	9
24	5	3	8
25	11	8	19
26	12	5	17
27	3	7	10
28	18	5	23
29	5	9	14
30	9	2	11
31	5	4	9
	458	446	904

Juin.

DATES	DÉCÈS domiciles	DÉCÈS hôpitaux	TOTAL
1	12	6	18
2	12	11	23
3	15	4	19
4	14	11	25
5	15	13	28
6	9	12	21
7	12	4	16
8	19	5	24
9	12	6	18
10	5	3	8
11	13	8	21
12	14	4	18
13	10	4	14
14	8	6	14
15	8	4	12
16	13	8	21
17	13	8	21
18	19	9	28
19	26	9	35
20	23	15	38
21	21	17	38
22	16	14	30
23	28	15	43
24	13	17	30
25	45	17	62
26	31	12	43
27	34	15	49
28	30	8	38
29	25	15	40
30	25	14	39
	555	301	856

Juillet.

DATES	DÉCÈS domiciles	DÉCÈS hôpitaux	TOTAL
1	18	13	31
2	16	24	40
3	27	18	45
4	27	14	41
5	24	14	38
6	25	15	40
7	33	10	43
8	23	19	42
9	58	13	71
10	33	16	49
11	51	23	74
12	43	16	59
13	62	26	88
14	81	26	107
15	92	36	128
16	125	45	170
17	152	53	205
18	189	36	225
19	111	33	144
20	93	25	118
21	99	31	130
22	67	32	99
23	76	23	99
24	57	18	75
25	52	13	65
26	35	19	54
27	38	15	53
28	20	12	32
29	25	9	34
30	29	15	44
31	18	9	27
	1,799	671	2,470

Août.

DATES	DÉCÈS domiciles	DÉCÈS hôpitaux	TOTAL
1	13	8	21
2	21	8	29
3	19	11	30
4	11	8	19
5	13	12	25
6	22	13	35
7	21	3	24
8	17	9	26
9	12	4	16
10	15	11	26
11	10	4	14
12	17	12	29
13	19	5	24
14	13	7	20
15	6	20	26
16	27	15	42
17	21	16	37
18	19	9	28
19	18	10	28
20	27	11	38
21	32	10	42
22	27	16	43
23	23	8	31
24	20	17	37
25	25	7	32
26	25	9	34
27	34	8	42
28	25	9	34
29	23	7	30
30	32	15	47
31	22	5	27
	629	307	936

Sept.

DATES	DÉCÈS domiciles	DÉCÈS hôpitaux	TOTAL
1	17	6	23
2	12	7	19
3	21	5	26
4	17	6	23
5	12	10	22
6	10	5	15
7	12	6	18
8	6	4	10
9	5	2	7
10	12	3	15
11	10	5	15
12	10	7	17
13	13	5	18
14	8	8	16
15	9	5	14
16	6	4	10
17	10	3	13
18		3	3
19		1	9
20	4	5	9
21	3	4	7
22	5	3	8
23		4	4
24	2	1	3
(*)	209	106	315

TOTAL GÉNÉRAL DES DÉCÈS,
du 27 mars au 24 sept. 1832 17,993
du 24 sept. au 31 oct. 1832 409
18,402
du 31 oct. 1832 au 1 avril 1834. 714
19,116

DÉCÈS DU DÉPARTEMENT DE LA SEINE.

Paris..	19,116
Arrondissement de Saint-Denis................	2,001
Arrondissement de Sceaux.....................	1,335
Du 31 octobre 1832 au 1er avril 1834, dans les communes rurales....	80

Total : 22,532

(*) Le *Moniteur* a cessé à cette époque la publication des bulletins officiels.

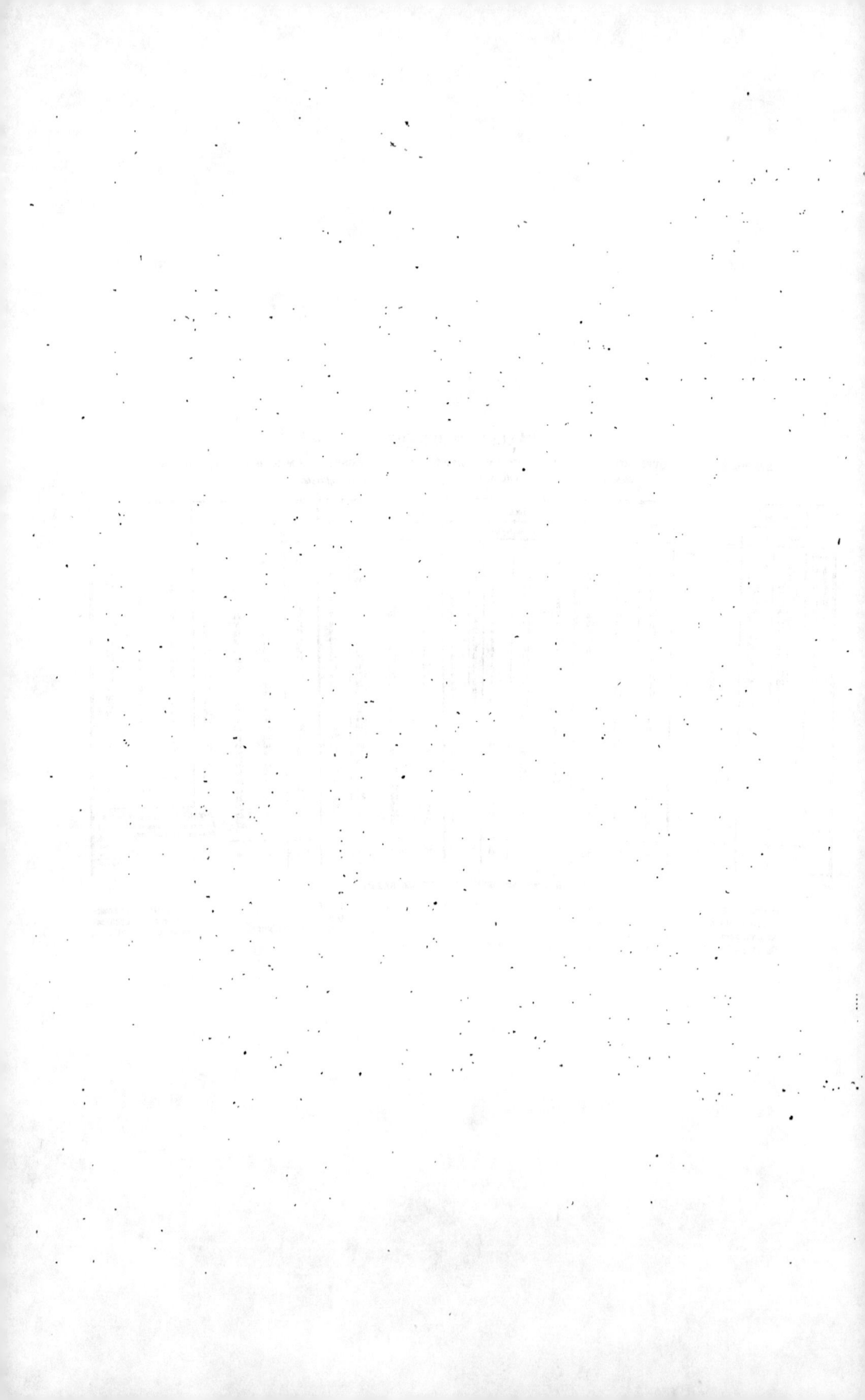

LIVRE CINQUIÈME.

——

INVASION DANS LES DÉPARTEMENS.

Le choléra infecte d'abord les départemens qui environnent celui de la Seine, et il étend ensuite son cercle d'invasion. — Au mois de juin, trente-sept départemens subissaient déjà les atteintes du fléau. — D'autres départemens sont successivement envahis. — Le mal asiatique, s'avançant vers le Midi, touche légèrement l'Isère, l'Ardèche, la Drôme, le Gard, et s'élance furieux sur Arles. — Description de ses ravages dans cette ville. — Actes de dévouement et faits divers. — Vers la fin du mois de septembre, le choléra avait pénétré dans cinquante départemens. — Aperçu sur le mode de propagation. — Le gouvernement est partout secondé par le zèle des administrations, du clergé, des soeurs hospitalières et d'une foule de personnes charitables.

LE choléra, après s'être établi rapidement à Paris, envahit, sans interruption et sans intermédiaire, tous les départemens d'alentour : Seine, Seine-et-Oise, Seine-et-Marne. Dès les premiers jours d'avril, ces trois départemens, dans lesquels celui

13

de la Seine est enclavé, avaient subi la maladie.
Successivement et par continuité, le cercle d'invasion du choléra, cercle qui était alors composé
de tous les départemens limitrophes à celui de la
Seine, centre primitif, s'agrandit des autres départemens infectés immédiatement par ces derniers.
Ainsi le choléra s'étendit vers le nord aux départemens de la Seine-Inférieure, de l'Aisne, de la
Somme, et, prenant une autre direction au sud,
à l'est et à l'ouest, il assaillit les départemens de
l'Aube, de l'Eure, d'Eure-et-Loir et de l'Yonne.
Le choléra avait à cette époque une si grande
activité de propagation, que presque tous les
départemens ci-dessus désignés furent simultanément envahis. Enfin, un peu plus tard, la maladie
étendant continuellement sa sphère d'action pro-
pagatrice, tous les pays de l'extrême nord et
plusieurs de ceux situés vers l'est y furent rapidement entraînés.

Pendant que cette communication du choléra
s'effectuait par le contact médiat ou immédiat
avec le premier centre de l'infection représenté
par Paris et le département de la Seine, le fléau
s'élançait de ce foyer primitif au sud sur le département de l'Indre, séparé des points infectés par
quelques départemens intermédiaires où le mal
ne se déclara qu'un peu plus tard. Le département
de l'Indre doit donc être regardé comme un autre

foyer d'infection donnant de nouvelles forces au choléra et servant de point d'appui aux progrès de son développement meurtrier. La même observation est applicable aux départemens de la Manche, de la Loire-Inférieure, de la Corrèze et du Finistère. Ces centres particuliers, soumis à des invasions distinctes, se sont conduits, à l'égard des contrées voisines, comme nous l'avons montré pour Paris, par rapport aux départemens qui en forment l'enceinte. Ils ont semé le mal redoutable, et sont parvenus, en projetant son influence dans les espaces interposés, à lui soumettre tout le pays.

Comme on le voit, le choléra-morbus asiatique en établissant en France sa domination malfaisante, ne s'est pas agrandi suivant une marche uniforme. Il a gagné le terrain tantôt de proche en proche par voie de continuité, d'autrefois en s'élançant sur plusieurs points éloignés sans toucher aucunement aux espaces intermédiaires; malgré cette apparente irrégularité, il est facile de voir que tous ses modes de développement sont liés à une impulsion commune en vertu de laquelle il s'est d'abord étendu progressivement depuis la fin de mars jusqu'au commencement de mai, et s'est ensuite restreint, suivant une progression inverse pendant le cours de mai et de juin. La succession de ces mouvemens d'expan-

sion et de contraction lui permit d'embrasser
trente-sept départemens, qui subissaient vers le
20 du mois de juin ses cruelles atteintes. Ces départemens comprennent une surface de 12,573 lieues
carrées du territoire français, c'est-à-dire plus de
la moitié de son étendue, dans laquelle sont renfermés 14,690,895 habitans, ou près de la moitié
de sa population. A l'époque dont nous parlons,
l'action envahissante du choléra éprouva une
espèce de temps d'arrêt : ses premières limites ne
furent pas franchies; toute sa puissance se con-
suma à gagner, dans l'enceinte où elle s'était renfermée, les localités intermédiaires qu'il avait res-
pectées d'abord, ou à pousser ses ravages au sein
de celles qui l'avaient déjà reçu.

Les provinces du Nord étaient la proie du mal
asiatique, à l'exception de l'Alsace, qui forme
aujourd'hui les deux départemens du Haut-Rhin
et du Bas-Rhin. Ce phénomène étonnait les hommes superficiels, parce que l'Alsace est baignée
par le Rhin dans toute sa longueur, qu'une foule
de canaux détournés du lit de ce fleuve puissant
pénètrent dans le sein des terres, et que plusieurs
communes alsaciennes sont même entièrement
assises sur les eaux; mais l'Alsace était séquestrée
de l'infection cholérique par la longue chaîne des
Vosges, tandis que le cours du Rhin a lieu à l'est
et regarde des pays épargnés par la maladie.

On vit à Saint-Vaast, canton de Solesmes, département du Nord, un exemple frappant de la marche furibonde et capricieuse du choléra. Cette commune se croyait entièrement délivrée du mal indien depuis le 8 juillet, lorsque le 14 août un enfant de deux ans en fut violemment atteint ; en l'absence de son père et de sa mère, on le transporta chez son aïeul, avec ses frères et sœurs au nombre de quatre. Vers trois heures après midi l'enfant malade succomba ; quelques heures après, un de ses frères fut également frappé et mourut aussitôt ; à celui-ci succéda bientôt un troisième malade, puis un quatrième, puis un cinquième. La mère arrive sur ces entrefaites, elle veut donner ses soins à ses enfans et passe la nuit auprès d'eux ; le lendemain elle ne vivait plus, ses enfans la suivent au tombeau. Un orphelin qui logeait chez l'aïeul meurt au milieu des plus horribles convulsions ; l'aïeul même et sa femme ne peuvent se soustraire à l'action du fléau et succombent aussi. Enfin, dans le court espace de cinq jours, une famille de huit personnes et un enfant étranger qu'elle avait recueilli cessèrent d'exister ; et néanmoins la maladie ne frappa personne autour d'eux, et depuis ce funeste événement la commune de Saint-Vaast n'eut point de cholériques dans son sein.

Par une bizarrerie bien remarquable, mais

dont les maladies épidémiques ou contagieuses offrent quelquefois des exemples, la ville de Versailles, si voisine de Paris, ne fut que faiblement touchée par le choléra (1).

Le département de la Vendée fut envahi le 10 juillet; la Loire-Inférieure l'était depuis le 15 avril, les Deux-Sèvres depuis le 25 du même mois, et le Maine-et-Loire depuis le 8 mai. Le choléra se manifesta dans la Gironde le 4 août, mais sans violence. La Mayenne et la Charente-Inférieure le reçurent le 6; il pénétra, le 30, dans la Charente. Déjà, c'est-à-dire vers le 10 du même mois, la maladie formidable, s'avançant vers le Midi, avait entamé l'Isère. Bientôt elle toucha l'Ardèche, et vint se montrer dans la commune de Serrières, arrondissement de Tournon, sur les bords du Rhône. Le 5 septembre vingt-deux personnes avaient succombé dans cette commune. Vers le 10 du même mois, le choléra éclata à Pouzins, petit bourg à une lieue de la Voulte en descendant le fleuve; le 11 il y avait déjà eu 9 décès. Plusieurs bourgs et villages voisins furent atteints de la maladie à peu près en même temps (2).

Le 14 septembre il y eut dans la Drôme un décès de cholérique qu'aucun autre accident

(1) *Annuaire ecclésiastique et universel* pour l'année **1834**, p. 307.

(2) *Gazette Médicale de Paris*, du 27 septembre **1832**.

n'accompagna. Le lendemain la maladie parut
dans la commune d'Aramon, entre Avignon et
Beaucaire, sur la rive droite du Rhône, dans le
département du Gard, à environ 6 lieues d'Arles;
elle y enleva trois individus en 24 heures. Elle
se montra dans quelques autres localités de ce
département; mais elle n'y fut pas meurtrière,
car dans tout le Gard elle ne frappa que dix-sept
personnes, parmi lesquelles dix succombèrent.

Trois départemens voisins de celui des Bouches-
du-Rhône, la Drôme, l'Ardèche et le Gard, avaient
donc reçu les atteintes du choléra, lorsque cette
maladie vint faire irruption à Arles. Le 25 août
précédent, un orage épouvantable avait éclaté sur
cette ville; c'était en plein midi, et des éclairs
sillonnaient les nues, et la foudre roulait avec un
bruit horrible; une odeur sulfureuse empoisonnait l'atmosphère. L'abondance des eaux interrompit toute communication pendant une partie
de la journée, et trois jours après les eaux de toutes les citernes de la ville furent corrompues.

Le 59e régiment de ligne, qui avait tenu garnison à Arles, avait été remplacé par le 4e régiment
d'infanterie légère; il avait laissé à l'hôpital quelques malades qui rejoignirent plus tard leur corps;
un seul, le nommé Jean Mathelin, était resté.
Atteint de dyssenterie, son état n'inspirait aucune
crainte; cependant il succomba le 16 septembre,

contre l'attente des médecins. Le même jour, la femme Bosq, mendiante, alla dans la campagne et y mangea beaucoup de raisin; rentrée dans sa maison, elle soupa avec des pommes de terre. Vers minuit elle fut prise de vomissemens, eut des crampes violentes, et mourut le 17 à trois heures du matin, trois heures après l'invasion de la maladie qui présentait tous les symptômes cholériques. Cependant les médecins qui procédèrent à l'ouverture du corps de cette femme, par ordre de l'autorité, ne voulurent pas reconnaître l'existence du choléra; ils achevaient l'autopsie lorsqu'on amena à l'hôpital une autre mendiante appelée Louise Let, veuve Perrault, laquelle avait accompagné la défunte dans son excursion à la campagne, et l'avait soignée dans la nuit précédente; elle expira le 18 au matin. Nouvelle autopsie, même déclaration. Le 19 aucune mort de cholérique ne fut signalée, mais on en constata une le 20, et une autre le 24. La population, encore inaccessible à la peur, ne se doutait pas de la présence du fléau indien.

Dans la soirée du 24 il y eut un grand nombre de malades, et le lendemain quatre décès commencèrent à inspirer de l'inquiétude. Les médecins arlésiens reconnurent enfin le choléra-morbus oriental, et M. Thomas, préfet du département, en ayant été officiellement informé, donna aussitôt les ordres nécessaires avec le zèle et la sagesse qui le distinguent. M. Ducros, médecin de Marseille, fut envoyé sur les lieux; mais les mesures d'isolement qu'il proposa furent regardées comme impraticables. L'autorité municipale, qui donna d'ailleurs des preuves de dévouement à la cause publique, se borna à conseiller toutes les mesures d'hygiène et de propreté. Des distributions gratuites de chlorure de chaux furent faites à la mairie et à la sous-préfecture.

Les médecins du pays, à la tête desquels on doit signaler MM. Ferrier et Volpelière, montraient un zèle infatigable. M. Pélissier, de Saint-Remy, médecin des épidémies pour le troisième arrondissement départemental, s'était rendu à son poste l'un des premiers. M. Rousset, médecin de Marseille, et M. Gamel, élève à l'hôpital de Nîmes, rendirent à Arles d'éminens services. D'autres docteurs arrivèrent successivement de Lyon, d'Avignon, de Nîmes, de Marseille, de Nice, de Turin, etc.; ils ne firent pas un long séjour, car le service médical était assuré, bien que la maladie eût atteint plusieurs médecins arlésiens (1).

Il y eut dans la ville des actes d'un beau

_____

(1) MM. Bilhau, Brunat, Rolland, et plus légèrement

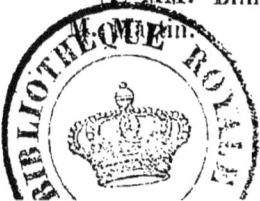

dévouement. M. Perrin de Jonquières et les dames de sa famille méritèrent bien de leurs concitoyens par leur inépuisable philantropie. Ce jeune homme, du plus généreux caractère, paya constamment de sa personne et de sa bourse ; il ne sortait jamais d'une maison infectée sans y laisser des traces de son passage et sans faire bénir son nom. M. Prat, sous-préfet, visitait tous les jours les salles de l'hôpital ; il était secondé par le maire, M. Maureau, lequel redoublait de zèle et de courage malgré sa vieillesse et ses infirmités. Les prêtres ne faillirent point à leur ministère de consolation et d'espérance. La majeure partie des fonctionnaires et des employés des diverses administrations restèrent honorablement à leur poste. M. Richaud, jeune notaire, manqua d'être victime du louable empressement avec lequel il se rendait auprès des malades qui voulaient faire leurs dispositions de dernière volonté.

La maladie, après avoir augmenté graduellement, atteignit son maximum le 7 octobre ; ce jour-là le chiffre des décès de cholériques fut de 26.

Alors la désolation était grande : les travaux suspendus, les magasins fermés, le morne silence des rues désertes donnaient à la ville entière une physionomie de détresse et de mort. L'existence d'Arles est sans contredit un exemple bien mémorable de l'instabilité des choses humaines et des vicissitudes de la fortune. Jadis deux cent mille habitans circulaient dans la vaste enceinte de cette capitale des Gaules, enorgueillie de l'amour des Césars et des bienfaits de Constantin, fière de sa puissance, de son commerce et de ses richesses. Là le génie de Rome, assis sur le trône pompeux des arts inspirateurs, brillait de tout l'éclat de sa gloire immortelle; là une industrie créatrice de toutes les jouissances étalait les produits de tous les climats et les tributs de tous les peuples. Les flots d'une multitude animée se pressaient au forum, au cirque, à l'amphithéâtre, sous des portiques majestueux, au sein des temples éblouissans, devant des palais de marbre, dans des lieux toujours pleins de la majesté de l'empire; les airs retentissaient du bruit des jeux, du cri des fêtes. O mémoire des temps passés! que reste-t-il de tant de splendeur, de tant d'opulence? de beaux noms, il est vrai, de nobles souvenirs, des ruines imposantes, toutes choses qui ont encore le privilége d'intéresser quelques esprits élevés, mais qui sont stériles pour le vulgaire. De nos jours, Arles, couverte d'une vénérable poussière, se traîne obscure parmi les villes de France, et il n'y a chez elle que des scènes tristes au cœur : monotonie, ennui, silence, solitude, tel est, en temps ordinaire, la condition de cette reine déchue.

Jugez quelle dut être sa figure lorsque le choléra vint s'abattre sur elle. Aucune expression
humaine ne pourrait peindre un pareil tableau.
Les Arlésiens étaient sortis en foule de leur ville
infectée, et ils couvraient toutes les routes, et ils
fuyaient dans toutes les directions, comme si l'ange
exterminateur les eût menacés de son glaive; tout
se précipitait en désordre, tout cédait à l'entraînement de la peur. Arles a plus de 20,000 habit. (1),
et il n'en resta que 8,000, ou plus courageux que
les autres, ou privés des moyens nécessaires pour
vivre hors de leurs foyers. Le 14 octobre on
implora la pitié du ciel dans une procession
générale. Le vent du nord-ouest soufflait avec
violence, il y avait dans l'air quelque chose de
morne, et la nature attristée s'harmonisait fort
bien avec la tristesse des cœurs. Cette procession
fut belle et touchante, comme toutes les cérémonies qu'inspire le sentiment religieux réveillé dans
notre ame par une grande infortune. Ce n'est
jamais dans la puissance et les plaisirs que brille
le christianisme, né au sein des douleurs et de la
pauvreté; non, non, c'est le malheur qui lui convient, c'est la souffrance qui fait sa gloire. Lorsqu'un fléau, long-temps captif dans des contrées
brûlantes, semble avoir reçu de Dieu même la

(1) 14,300 *intrà muros*, et environ 6,000 dans la banlieue.

terrible mission de parcourir la terre, comme un
géant cruel lancé dans la carrière ; lorsque la
science, interdite, confuse, se trouble en face de
ce mal incompréhensible et désespérant, comment
les hommes n'éprouveraient-ils pas le besoin
d'élever leur pensée vers l'auteur de toutes choses,
vers celui qui tient la vie et la mort dans ses puis-
santes mains?

A Arles, comme ailleurs, des bruits absurdes
avaient circulé. Les paysans, armés de fusils, gar-
daient leurs puits nuit et jour. Un palefrenier
du dépôt d'étalons ayant répandu une bouteille
d'huile empyreumatique, on cria à l'empoisonnement. A la rue du Grand-Pont, un jeune homme
apostropha du nom d'empoisonneur le docteur
Pélissier, qui tenait à la main une fiole remplie
d'eau de fleur d'oranger (1). Heureusement on
n'eut à déplorer aucune voie de fait ; et, malgré
les coupables efforts de quelques agitateurs, la
masse du peuple se montra calme et résignée sous
les coups du fléau.

Du 7 au 14 octobre il y avait eu à Arles une
mortalité variable, et le chiffre s'était maintenu
entre 6 et 16; mais le 15 et les jours suivans la

(1) Des placards furent apposés dans les rues et sur un grand
nombre de maisons ; ils étaient ainsi conçus : « Avis au public.
« Vingt sacs de poison ont été jetés dans le Rhône. Les habitans
« sont avertis qu'ils doivent puiser leur eau au dessus de la ville. »

diminution suivit une marche constante, et vers la fin de novembre le choléra parut tout-à-fait éteint. Cependant le 4 décembre il y eut encore un décès de cholérique, et la maladie, ayant épuisé tout son aliment, ne laissa plus aucune trace.

A l'hôpital les victimes furent nombreuses; les malades du pays qui y furent conduits succombèrent presque tous en peu d'heures, probablement parce qu'ils y entraient un peu trop tard et qu'ils manquaient de soins au début de la maladie. Les militaires portés à l'hôpital dès la première atteinte furent sauvés en grande partie. La fatigue força les élèves à s'aliter pendant quelques jours; mais aucun d'eux ne fut frappé à mort. Les infirmiers et infirmières eurent une destinée moins heureuse, le plus grand nombre succomba.

La maladie s'était tracé pour limite l'enceinte de la ville, et on ne remarqua pas une seule indisposition au dehors. Les ouvriers du canal, au nombre de trois à quatre cents, ne furent exposés à aucune influence morbifique, bien qu'ils travaillassent tous ayant constamment les pieds dans l'eau; un seul d'entre eux fut mortellement atteint par le choléra, mais il le fut en ville, à la suite d'un acte d'intempérance. On remarqua un autre décès chez une femme de la banlieue, laquelle était aussi venue en ville et avait passé une matinée au marché. Le canal de Craponne et les boulevarts extérieurs étaient comme un mur d'airain que le choléra ne put franchir ; et cependant, traversant le Rhône, il fit de cruels ravages au faubourg de Trinquetaille, dont il ne passa pas les limites. Ainsi l'immense campagne d'Arles ne fut pas touchée ; ses terrains bas et ses marais insalubres jouirent du plus inconcevable des priviléges.

On a constaté 452 cas et 249 décès, parmi lesquels la garnison n'en a compté que 15. Le sexe féminin a été frappé dans des proportions plus fortes que le sexe masculin, car sur ces 249 décès 144 appartiennent au premier sexe, et 105 au second, militaires compris.

Il y a eu 178 décès à domicile et 71 dans les hôpitaux ; les décès ont été aux cas comme 1 : 1,81.

Comparés à la totalité des décès, les sexes ont été frappés dans les proportions suivantes, savoir : le sexe féminin, : : 1 : 1,73, et le sexe masculin, : : 1 : 2,37.

Les décès féminins ont excédé les décès masculins de 37 sur 100.

Le vent qui a le plus fréquemment régné pendant la durée du choléra est celui de nord-ouest. L'atmosphère a été soumise à de fréquentes variations ; mais, comme ailleurs, ces variations n'ont eu aucune influence sur la maladie.

Le tableau suivant indiquera la marche qu'elle a suivie depuis son début jusqu'à sa fin.

TABLEAU NUMÉRIQUE

DES DÉCÈS CHOLÉRIQUES CONSTATÉS A ARLES,

département des Bouches-du-Rhône,

du 15 septembre au 4 décembre 1832.

DATES.	DÉCÈS masculins.	DÉCÈS féminins.	TOTAL.	DATES.	DÉCÈS masculins.	DÉCÈS féminins.	TOTAL.
Sept.				report.	89	114	203
16	1	»	1	23	1	2	3
17	»	1	1	24	1	1	2
18	»	1	1	25	1	3	4
20	»	1	1	26	»	2	2
24	1	»	1	27	1	2	3
25	2	2	4	28	1	2	3
27	4	2	6	29	»	1	1
28	1	1	2	30	1	1	2
30	1	2	3	31	2	»	2
Oct.				Nov.			
1	2	1	3	1	1	3	4
2	2	3	5	2	»	2	2
3	1	6	7	3	2	1	3
4	2	3	5	4	1	1	2
5	3	5	8	5	1	»	1
6	2	11	13	12	2	1	3
7	11	15	26	13	»	2	2
8	5	7	12	14	»	1	1
9	7	7	14	15	1	»	1
10	4	12	16	16	»	1	1
11	4	4	8	20	»	1	1
12	6	7	13	22	»	1	1
13	6	»	6	23	»	1	1
14	11	5	16	Déc.			
15	2	3	5	4	»	1	1
16	4	1	5				
17	2	3	5				
18	»	3	3		105	144	249
19	2	2	4				
20	1	2	3				
21	»	3	3				
22	2	1	3				
	89	114	203				

RÉCAPITULATION DES DÉCÈS.

Civils .... 234 } 249
Militaires .... 15 }

A domicile .... 178 }
Hospice civil ...... 56 } 249
»   militaire ... 15 }

L'influence de la maladie sur les divers âges est aussi digne d'observation ; cette influence a présenté les résultats suivans :

	MASCULIN.	FÉMININ.	TOTAL.
De 10 ans et au dessous.....	21	21	42
10 à 20 ans.............	5	15	20
20 à 30 ans.............	19	14	33
30 à 40 ans	15	20	35
40 à 50 ans.............	14	29	43
50 à 60 ans.............	15	17	32
60 à 70 ans	11	18	29
70 et au dessus.........	5	10	15
TOTAUX......	105	144	249

La population officielle de la commune d'Arles étant de 20,336 ames en l'année 1832, la mortalité a été de 12,24 sur 1,000 habitans, et de 31,12 sur 1,000, pris sur la véritable population réduite à 8,000 ames par l'émigration.

Le département de Lot-et-Garonne avait été atteint le 31 août ; celui d'Ille-et-Vilaine le fut le 5 septembre, et le Morbihan commença le 20 à payer son tribut : c'est celui qui ferme la liste de ces invasions funestes.

Le choléra avait ainsi pénétré dans cinquante-un départemens, mais avec des caractères divers, avec une intensité variable. Les départemens situés au midi avaient en général beaucoup moins souffert que ceux du nord, et ceux de l'ouest, à quelques exceptions près, moins que ceux de

14

l'est. Sur quelques points envahis en dernier lieu il montra une grande énergie, bien que les élémens extérieurs fussent peu favorables au développement de son activité. Vannes et Arles ont prouvé que, malgré la meilleure saison, malgré une température égale, douce, et une atmosphère peu chargée d'eau et d'électricité, la puissance de la maladie se suffit à elle-même pour atteindre à son intensité la plus violente. On a remarqué partout que les variations de la température et les différences météorologiques n'ont eu aucune influence appréciable sur la marche et les ravages du choléra asiatique. Tel est, en effet, le propre des maladies transmissibles par contact immédiat ou médiat, par communication directe ou par infection miasmatique, par la voie pulmonaire ou par la voie cutanée, le propre enfin des maladies qui n'ont pas comme les maux purement épidémiques leur cause primitive ou excitante dans un désordre de l'atmosphère ou dans l'altération des autres agens de la nature nécessaires à notre organisme.

A Paris et généralement dans les grandes villes où les rues se confondent, où les habitans ont des rapports continuels et se mêlent sans cesse entre eux, il a été fort difficile d'étudier le mode de propagation du choléra. La manifestation de la vérité rencontrait de nombreux obstacles; la connaissance des faits destinés à servir de guides

aux hommes de conscience et d'irréprochable
travail était toujours obscure, incertaine. D'ailleurs la dissimulation, les réticences et même les
mensonges ne coûtaient rien à qui invoquait des
motifs qu'on regardait à tort comme honorables,
et les prétextes ne manquaient pas pour cacher
le véritable état des choses. On ne cessait de dire
que la doctrine de la contagion du choléra est
une doctrine funeste, qu'il ne fallait pas semer
l'alarme parmi le peuple, déjà trop enclin à céder
à la peur; qu'on faisait acte de mauvais citoyen
en propageant une opinion qui pouvait gêner
l'industrie, comprimer les mouvemens utiles du
commerce, tarir les sources fécondes de la prospérité publique, et porter le trouble dans toutes
les relations sociales. On ajoutait qu'avec cette
opinion dangereuse, les malades abandonnés de
leurs parens et de leurs amis, resteraient sans
secours sur leurs lits de souffrance. La voix puissante de l'intérêt personnel venait ainsi se joindre
aux cris poussés par une humanité trompeuse,
et de cette manière tout conspirait pour dérober
la lumière à ceux qui la cherchaient de bonne foi.

Un grand nombre de médecins publièrent des
déclarations touchant la non-contagion du mal
asiatique. M. Velpeau, l'un des praticiens les plus
distingués de la capitale fut de ce nombre; mais
peu après il expliqua, dans le recueil des *Archives*

de la Médecine, comment il avait été amené à signer une déclaration contraire à son opinion :

« Afin qu'à ce sujet, dit-il, on ne me reproche « pas d'être en contradiction avec moi-même, je « dois avant tout m'expliquer sur une note insérée « dans les journaux politiques, où les médecins de « l'hospice de la Pitié déclarent formellement que « le choléra n'est pas contagieux. Délibérée en « commun dans le but de rassurer le public, cette « note devait être signée de nous tous. Lorsque « j'avouai n'être pas convaincu de ce qu'elle avan- « çait, il me fut objecté qu'une pareille annonce, « étant toute de circonstance, ne pouvait avoir « aucune valeur scientifique. Je me rendis à cette « observation et mis aussitôt mon nom à côté de « celui de mes collègues.

« Ici, au contraire, je dois dire ce qui s'est passé « sous mes yeux. Or, une foule de faits recueillis « dans ma pratique de la ville me paraissent plai- « der pour la contagion.

« 1º Un homme âgé de 55 ans, qui était resté « quelques heures près de deux de ses amis affec- « tés du choléra, en est atteint lui-même trois « jours après, et succombe en huit heures, rue « Vieille-du-Temple; 2º son fils aîné, âgé de 23 « ans, qui le soigna jusqu'au dernier moment, « est pris le lendemain à deux heures de la nuit, « et meurt à neuf heures du matin ; 3º la mère,

« 4° puis la fille, 5° puis un autre fils qui arrive
« de ses ateliers au secours de cette dernière,
« éprouvent les mêmes atteintes. 6° Il en est de
« même d'un enfant de dix ans qui vint la voir;
« 7° d'un artiste qui demeure à un étage plus
« haut, et 8° de sa femme. 9° Une autre personne
« est encore morte dans la même maison, qui n'a
« d'ailleurs rien de plus insalubre que les habi-
« tations voisines. Toutes ces personnes, sans être
« riches, vivaient à l'aise et n'avaient l'habitude
« d'aucun excès.

« 2° Un épicier de la rue de la Harpe est pris le
« matin. Je m'informe et j'apprends qu'une dame
« que j'avais vue près d'un marchand de vin gra-
« vement affecté quatre jours auparavant, était
« venue plusieurs fois lui rendre visite. Son beau-
« frère, qui vint le voir le surlendemain, eut son
« tour deux jours plus tard. La mère, qui allait
« de l'un à l'autre, succomba le jour même.

« 3° Un mécanicien de la rue des Grès, puis sa
« femme, puis une de leurs amies, puis sa mère,
« puis un autre jeune homme de la même maison,
« qui tous ont des rapports journaliers les uns avec
« les autres, m'ont offert les mêmes particularités.

« 4° Je vois, rue des Francs-Bourgeois, un maître
« d'escrime qui avait approché deux élèves au
« lit. Durant sa maladie un de ses pensionnai-
« res se trouve pris au plus haut degré. Un des

« amis de celui-ci, qui lui avait prodigué des soins
« assidus, est atteint au bout de dix jours à l'hôtel
« Corneille, où je suis appelé à le traiter.

« 5° Le nègre d'une famille américaine, demeu-
« rant rue d'Enfer, est le premier attaqué; sa dame,
« qui va le voir souvent, est prise quelques jours
« après; la demoiselle vient ensuite, puis le jeune
« homme, puis la bonne. Enfin, le nègre lui-même
« était fréquemment allé avec la domestique près
« d'une femme morte du même mal, rue Saint-
« Dominique, où je les ai vus.

« 6° J'ai rencontré une pareille succession dans
« une autre famille, rue du Jardinet. La dame s'est
« d'abord alitée; quelques jours après, le mari est
« atteint; une amie qui les quitte à peine vient en
« troisième lieu; une demoiselle de la maison voi-
« sine, qui les fréquente sans cesse, puis sa bonne,
« suivent de près; la portière a son tour et meurt;
« la femme de leur frotteur est prise aussi, de
« même que la première bonne de la femme infec-
« tée, quoique plus légèrement.

« 7° Une domestique me conduit rue de Gre-
« nelle, près d'une de ses amies qui était agoni-
« sante du choléra; elle en meurt elle-même la
« semaine suivante. Son mari, une garde appelée
« près d'elle, la portière, deux dames de la mai-
« son dont celle-ci fait les commissions, un fils,
« un beau-frère de la portière sont tous pris dans

« l'espace de quinze jours , et en réchappent
« heureusement à l'exception du dernier.

« 8° Une femme employée au pliage d'un de
« nos journaux politiques approche, en quelque
« sorte malgré elle, d'un cholérique qui habite la
« même maison et qui meurt; effrayée, bientôt
« malade elle-même, elle fait prévenir son mari
« qui n'arrive qu'au bout de huit jours, mais qui
« n'en succombe pas moins comme elle le surlen-
« demain.

« Enfin, j'ai noté en ville les principales circons-
« tances de quatre-vingts et quelques cas, et il
« n'en est aucun dont le sujet n'ait eu quelque
« rapport, soit direct, soit indirect, avec d'autres
« cholériques. »

Au commencement de juillet 1832, à l'époque
où les services de l'hospice de la Pitié furent rendus à leur destination naturelle, lorsque le nombre
des cholériques avait beaucoup diminué, un
homme âgé de 25 ans fut admis dans la salle
Saint-Gabriel n° 2, pour y être traité d'un engor-
gement du testicule gauche. Cet homme, plein de
force et bien constitué, fut atteint d'un choléra
violent au bout de quelques jours. Un individu
entré l'avant-veille pour une otalgie ancienne,
couché au n° 20, et offrant tous les caractères
d'une constitution robuste, fut également saisi du
mal asiatique et mourut dans l'espace de sept

heures. Un malade âgé de 51 ans, couché dans la salle au n° 25 depuis près de quinze jours, eut aussi le choléra le surlendemain à un degré très intense. Immédiatement au n° 23, la même chose eut lieu sur un sujet âgé de plus de 60 ans, qui était entré à l'hôpital pour un gonflement chronique de toute la main. Peu à peu les n°s 4, 5, 7, 9, 16, 17, 18, 24, 27, 30, 34, 36 et 37, éprouvèrent également divers symptômes de la maladie, mais à un degré assez faible pour ne pas donner beaucoup d'inquiétude, les uns n'ayant eu que quelques vomissemens avec coliques et crampes, le plus grand nombre s'étant trouvé pris de diarrhée blanche ou cholérique, sans apparence de froid ni de crampes, et quelques autres n'ayant eu que des nausées, un peu de dévoiement et un léger refroidissement de tout le corps, avec altération des traits. Une pareille disposition, fort singulière de quelque manière qu'on l'envisage, a persisté de telle sorte que près de la moitié des blessés qui étaient dans la salle Saint-Gabriel ont éprouvé des accidens de ce genre, et la salle des femmes permit de faire à la même époque des observations semblables.

Une malade couchée au n° 12 salle Saint-Jean, pour un gonflement des seins à la suite des couches, eut les premières atteintes du choléra quelques jours après son entrée, et succomba après

avoir donné quelques espérances de guérison.
Dans cette salle furent prises, une femme couchée
au n° 8, qui avait mal aux yeux depuis long-temps;
celle du n° 4, affectée d'ulcère à la jambe; puis
successivement les n°ˢ 11, 16, 2, 19, et les malades couchés aux n°ˢ 13 et 22, qui ont fini par
succomber; enfin, le plus grand nombre de celles
qui étaient dans la salle au mois de juillet, ainsi
que plusieurs qui s'y firent admettre dans le courant d'août et de septembre. Au commencement
de l'invasion du choléra à Paris, trois individus
seulement avaient été atteints dans la salle Saint-
Gabriel; c'est à partir du moment où le n° 2 s'est
trouvé pris aux premiers jours de juillet, que la
maladie se promena en quelque sorte sur tous les
lits, y saisit les sujets les plus récemment entrés,
et successivement aussi un certain nombre de ceux
qui s'y trouvaient déjà depuis long-temps. Lorsque
le choléra ne faisait presque plus de victimes dans
la ville, plusieurs blessés en furent encore atteints
jusqu'à la fin de septembre, après leur admission
dans cette salle. La salle Saint-Jean avait été plus
malheureuse dans les mois d'avril et de mai: une
douzaine de femmes malades qui l'occupaient
furent successivement attaquées par le fléau;
depuis près d'un mois cependant il n'y en avait
plus, et ce n'est qu'à dater du moment où le n° 12
fut saisi du choléra, qu'on vit cette maladie sauter

d'un lit à l'autre, et les envahir tous dans l'espace
de six semaines (1).

Dans les départemens, comme à Paris, on a
fréquemment observé des faits qui témoignent de
la transmission du choléra d'individu à individu,
des exemples qui prouvent que cette maladie a
une propriété plus ou moins communicative.
Partout la mort a choisi de préférence ses victimes dans le sein des mêmes familles, parmi ceux
qui avaient des rapports avec des cholériques.
M. Arsène Gendron, médecin en chef de l'hospice
de Vendôme, a consigné dans la *Gazette Médicale
de Paris* (2) le résultat de ses observations sur
ce point. Les faits qu'il cite et dont il a été témoin
sont décisifs touchant le mode de propagation du
choléra. Après l'exposition de ces faits concluans,
M. Gendron ajoute : « Nous pensons que l'asser-
« tion admise dans beaucoup d'ouvrages sur le
« choléra-morbus, que cette maladie ne se com-
« munique point aux médecins qui approchent
« les malades, ni aux garde-malades qui leur
« donnent des soins, est trop générale et fausse
« dans plusieurs circonstances. Cette opinion,
« admise prématurément par le plus grand nombre
« des praticiens de Paris, rencontrera beaucoup

(1) *Gazette Médicale de Paris*, du 20 décembre 1832.

(2) *Voy.* les nos du 9 août et du 29 novembre 1832.

« d'opposition chez les médecins de province.
« Nous pouvons du moins affirmer que plusieurs
« de nos confrères de Tours et des environs ont
« vu, dans bien·des cas, le choléra-morbus se
« développer de préférence chez des individus
« qui approchaient les malades et qui leur don-
« naient des soins. Comment expliquer cette di-
« vergence d'opinions? N'en déplaise à nos con-
« frères de Paris, ne pourrait-il pas se faire que le
« choléra ayant envahi la capitale d'une manière
« instantanée, et s'étant répandu en peu de jours
« sur une grande masse de personnes, ait empê-
« ché de noter beaucoup de faits importans qui
« ont dû passer inaperçus au milieu de la confu-
« sion des premières semaines et des nombreuses
« occupations des médecins parisiens. Dans nos
« provinces, au contraire, les faits de choléra se
« succédant en petit nombre, les uns après les
« autres, ont pu être facilement notés et entraîner
« par là un assez grand nombre de praticiens à
« admettre la contagion de cette maladie. On m'ob-
« jectera que les médecins et les élèves des hôpi-
« taux de Paris n'ont point éprouvé le choléra.

   « Ce qui s'est passé dans quelques autres hôpi-
« taux où plusieurs médecins, pharmaciens, reli-
« gieuses et employés sont morts successivement,
« prouve qu'il y a eu contagion sur quelques
« points; mais les médecins et élèves des hôpitaux,

« habitués depuis long-temps aux émanations des
« miasmes qui s'exhalent de nombreuses salles de
« malades, paraissent par cela même moins sus-
« ceptibles de contracter la contagion ...... »

Nous pourrions ici multiplier les exemples de
transmission du choléra, car il s'en est présenté
en foule dans tous les départemens envahis, et
nous n'aurions que l'embarras du choix au milieu
d'une abondance extrême. Nous ne serions pas en
peine aussi de citer à l'appui de cette doctrine les
autorités les plus nombreuses et les plus imposantes ; mais cela aurait l'inconvénient de soulever
avant le temps convenable la discussion d'une
importante question scientifique qui a exercé tant
d'esprits et à laquelle nous avons consacré la
dernière partie de notre ouvrage.

La proportion des morts avait rarement dépassé
la moitié des malades ; communément on perdait
le tiers ou un peu plus ; toutefois les départemens
dans lesquels il y avait eu le moins d'accidens
cholériques avaient vu proportionnellement plus
de cas meurtriers.

Jusqu'au 1er janvier 1832, les sommes répar-
ties par le gouvernement s'élevaient à 1,277,850 f.
46 c., sauf quelques autres dépenses non régula-
risées à cette époque ; elles avaient été distribuées
entre tous les départemens atteints, non pas
d'après l'intensité de la maladie, mais suivant les

besoins des lieux et l'état des ressources de chaque pays. Ainsi Paris n'avait guère obtenu plus
de 24,000 francs (1), tandis que Seine-et-Oise,
l'Aisne, l'Oise, la Marne, Seine-et-Marne, le Pas-de-
Calais, la Somme, l'Yonne, la Seine-Inférieure
avaient absorbé les plus fortes allocations (2).

Le gouvernement fut partout secondé dans ses
vues philantropiques par le zèle et le dévouement
de toutes les administrations inférieures. Rien, en
effet, ne fut négligé dans les départemens pour
amortir les coups de l'impitoyable fléau, pour lui
arracher des victimes, pour prêter assistance à
tous les malheureux qui en étaient atteints ou
menacés. De même qu'à Paris, le clergé s'empressa de fournir son concours utile, et, d'après
les ordres des évêques diocésains, il y eut de
toutes parts des prières publiques pour implorer
les miséricordes du ciel. M. de Cheverus, archevêque de Bordeaux, publia une lettre pastorale
relativement aux bruits absurdes qui circulaient
au milieu du peuple de cette grande ville, car on
allait jusqu'à dire que les remèdes étaient empoisonnés. « Apportez-nous ces breuvages, » s'écriait

(1) Bien entendu que l'on ne comprend pas dans cette somme
les allocations municipales et les dons des particuliers.

(2) Rapport fait à la chambre des députés par M. Virey,
député de la Haute-Marne, sur les dépenses occasionnées par
le choléra.

le digne prélat, « nous les partagerons avec vous.
« Ayez confiance dans l'administration, ajoutait-il,
« elle la mérite, et elle a montré elle-même dans
« cette circonstance que votre archevêque et son
« clergé avaient sa confiance et son respect. » Les
autorités civiles et militaires de Bordeaux firent
en corps une visite à M. de Cheverus pour le re-
mercier de son empressement à s'associer à leurs
soins. On lisait sur la porte principale de l'arche-
vêché l'inscription de *Maison de Secours*, avec
la lanterne rouge, que les préventions populaires
indiquaient naguère comme le plus sinistre
augure.

Que de belles actions avaient paru au grand
jour, et combien d'autres sont restées couvertes
du voile du mystère! Au milieu de cet élan général de bienfaisance on vit briller les sœurs hospitalières et d'autres religieuses, animées comme
elles du feu sacré des vertus chrétiennes. Qui dira
tout ce qu'il y avait de noble et de consolateur
dans le dévouement de ces pieuses héroïnes qui,
soit dans les hôpitaux, soit à domicile, assiégeaient
sans cesse le lit des malades, ne quittaient l'un
que pour aller à l'autre, et portaient avec elles
des remèdes, du linge, des aumônes, des secours
de toute espèce, toujours avec cette grace inéffable,
ce naturel touchant et cette figure affectueuse
qui doublent le prix du bienfait? Qui dira tout ce

qu'a guéri de maux, tout ce qu'a dissipé de préventions injustes le ravissant spectacle de cette charité angélique qui voit un frère dans chaque malheureux; qui le sert sans apprêt, sans affectation et sans bruit? Malheur, trois fois malheur à qui resterait froid devant des choses si dignes d'une admiration éternelle! Ah! sans doute la nature humaine ne montre pas toujours son beau côté, quelquefois elle nous paraît laide à faire peur; mais avouons qu'elle nous présente aussi des compensations consolantes; reconnaissons qu'il est des ames généreuses qui savent noblement la réhabiliter.

Le choléra a frappé dans des proportions diverses les cinquante-un départemens qui ont été atteints. Après Paris, ceux qui ont le plus souffert sont les départemens de Seine-et-Marne, de la Marne, de la Meuse, de la Haute-Marne, de l'Aisne, de l'Yonne, de Seine-et-Oise, de l'Oise, du Pas-de-Calais, de la Somme, de la Moselle, du Finistère, de l'Aube et du Nord.

Le département de Seine-et-Marne est celui qui a présenté le plus grand nombre de malades et le plus grand nombre de morts. Le rapport avec la population a été pour les premiers de 65 sur 1,000, et pour les seconds, de 21,34.

Les départemens de la Drôme, de Saône-et-Loire, du Rhône, de l'Allier et de l'Isère, n'ont

eu que quelques cas et quelques décès ; cependant
nous avons dû les mentionner pour arriver à une
rigoureuse précision.

Des autres départemens atteints, ceux qui ont
le moins souffert des ravages de la maladie sont
ceux du Cher, des Deux-Sèvres, de la Mayenne,
d'Ille-et-Vilaine, de la Haute-Saône, de l'Orne, de
la Gironde, de Lot-et-Garonne, de la Manche, de
l'Indre, du Calvados et de la Nièvre. Ces douze
départemens présentent une population de quatre
millions cinq cent cinquante mille cinq cent vingt-
quatre habitans, et n'ont eu que 4,751 malades
et 2,391 décès, ou soit un malade sur 957 habitans, et un mort sur 1,903.

Ainsi que nous l'avons déjà dit, cinquante-deux
départemens, y compris celui de la Seine, furent
envahis du 15 mars au 31 décembre 1832. Ils
présentent une population de 22,127,022 individus, presque les trois quarts de la France.
230,875 ont été atteints du mal indien, 97,245
ont succombé ; ce qui donne sur 1,000 habitans
10,43 malades, et 4,29 morts. Les décès ont été
aux malades : : 1 : 2,37.

Le tableau qui suit fera mieux connaître encore
dans quelles proportions chacun de ces départemens a été ravagé, et quel rang il doit occuper
sur l'échelle de la mortalité en France :

TABLEAU NUMÉRIQUE

des cas et des décès cholériques constatés dans les départemens
de la France, du 15 mars au 31 décembre 1832.

DÉPARTEMENS.	POPULATION.	DATE de L'INVASION.	MALADES.	DÉCÈS.	MALADES sur 1,000 habit.	DÉCÈS sur 1,000 habit.
Aisne.	513,000	1er avril.	12,953	5,838	25,24	11,30
Allier.	298,419	10 juin.	8	6	»	»
Ardèche.	340,734	18 avril.	55	33	»	»
Ardennes	290,622	5 »	759	362	2,6	1,24
Aube.	346,361	11 »	4,457	2,140	12,86	6,17
B.-du-Rhône (·).	359,473	16 sept.	436	239	»	»
Calvados.	494,702	18 juin.	731	346	1,47	0,69
Charente	362,531	30 août.	25	16	»	»
Charente-Infér.	445,249	6 août.	1,442	858	3,23	1,92
Cher.	256,059	12 mai.	107	73	0,41	0,28
Côte-d'Or. . . .	375,877	19 avril.	1,158	578	3,08	1,52
Côtes-du-Nord.	598,872	9 mai.	2,910	1,196	4,85	1,99
Drôme.	299,556	1er sept.	1	1	»	»
Eure.	424,248	12 avril.	2,023	846	4,76	1,99
Eure-et-Loir . .	278,820	8 '»	1,873	946	6,71	3,39
Finistère.	524,396	11 mai.	6,813	2,929	12,99	5,58
Gard.	357,383	15 sept.	17	10	»	»
Gironde	554,225	4 août.	473	331	0,85	0,59
Ille-et-Vilaine. .	547,052	5 sept.	350	214	0,63	0,35
Indre.	245,289	11 avril.	361	180	1,47	0,73
Indre-et-Loire .	297,016	19 avril.	654	330	2,13	1,11
Isère.	550,258	27 août.	26	13	»	»
Loir-et-Cher . .	235,750	8 avril.	1,212	619	5,14	2,62
Loire-Inférieure.	470,093	15 »	1,048	613	2,23	1,30
Loiret	305,276	5 »	2,647	1,522	8,67	4,98
Lot-et-Garonne.	346,885	31 août.	360	214	1,03	0,61
Maine-et-Loire..	467,871	8 mai.	1,364	549	2,90	1,17
Manche	591,284	23 avril.	748	327	1,26	0,55
Marne	377,076	11 »	23,077	6,834	61,19	18,12
Marne (Haute).	249,827	12 »	6,940	1,889	27,77	7,56
Mayenne	352,586	6 août.	230	97	0,65	0,27
Meurthe.	415,568	4 mai.	3,550	1,349	8,54	3,24
Meuse	314,588	16 avril.	11,316	4,192	35,97	13,32
Moselle	417,003	27 »	5,572	2,002	13,36	4,80
Morbihan · · · ·	433,522	10 mai.	1,649	832	5,83	2,94
Nièvre. · · · · ·	282,521	20 sept.	658	244	1,51	0,56
Nord. · · · · · ·	989,938	5 avril.	11,542	5,567	11,65	5,62
Oise	397,725	6 »	7,665	4,409	19·27	11,08
Orne.	441,881	8 »	361	170	0,81	0,38
Pas-de-Calais. .	655,215	15 mars.	11,508	4,603	17,56	7,02
Rhône.	434,439	»	2	2	»	»
Saône (Haute). .	343,190	16 juin.	278	126	0,81	0,36
Saône-et-Loire. .	524,180	»	2	2	»	»
Seine-et-Marne.	323,893	2 avril.	21,072	6,915	65,05	21,34
Seine.	935,108	26 mars.	44,811	21,738	47,92	23,24
Seine-et-Oise. .	448,180	28 »	9,992	4,314	22,29	9,62
Seine-Inférieure.	693,683	8 avril.	6,401	3,012	9,22	4,34
Sèvres (Deux).	294,850	25 »	94	69	»	»
Somme	543,924	12 »	7,959	3,096	14,63	5,69
Vendée	330,350	10 juillet.	671	403	2,03	1,21
Vosges.	397,987	3 mai.	1,463	791	3,67	1,98
Yonne.	352,487	3 avril.	9,052	3,262	25,67	9,25
TOTAUX. . . .	22,127,022		230,876	97,245	10,43	4,29

(·) Une seule commune a été atteinte (Arles).

LIVRE SIXIÈME.

SECONDE
INVASION DU CHOLÉRA EN FRANCE.

PREMIÈRE INVASION A MARSEILLE.

Situation de Marseille lors de la première invasion du choléra en France. — Ravages de ce fléau à Oran. — Il vient de la côte d'Afrique à Marseille. — Son début dans cette ville. — Il paraît s'éteindre et tout-à coup il se ranime. — Terreur générale. — Élan général de philantropie ; divers actes de dévouement. — Cérémonies religieuses. — Décroissance et fin de la maladie. — Tableau synoptique. — Rapprochemens divers et différens élémens de statistique.

Les ravages du mal asiatique dans diverses contrées de l'Europe avaient d'abord excité quelque inquiétude à Marseille ; mais personne n'y pensait plus, lorsque ce cri sinistre retentit tout-à-coup :

Le choléra est à Paris! Alors l'émotion devint générale; la peur gagna tous les esprits. L'administration municipale , l'intendance sanitaire et la
chambre de commerce s'empressèrent de nommer
des médecins pour aller étudier la maladie et
recueillir, sur le nouveau théâtre de ses fureurs,
des documens authentiques touchant les meilleures mesures à prendre contre son irruption et
son développement (1). En même temps les
magistrats veillaient pleins de sollicitude; ils se
mettaient en défense contre le fléau redoutable,
et faisaient un appel à la charité publique pour
secourir les malheureux en cas d'invasion. Leur
voix trouva de l'écho au sein d'une population
excellente que remua toujours le cri de l'infortune. On ouvrit des souscriptions conditionnelles,
et de nombreuses signatures couvrirent les listes.
On forma provisoirement des commissions sanitaires qui se trouvèrent pourvues de tous les objets
de première nécessité. Pendant qu'on s'occupait
ainsi de l'intérêt public , chacun veillait à sa
sûreté personnelle: les familles faisaient provision
de parfums, d'aromates et de chlorure; le camphre devint rare et cher. En même temps on jeta
l'anathême sur les légumes et les fruits; on pres-

(1) L'administration municipale choisit MM. Cauvière, Rey
et Rousset. La chambre de commerce et l'intendance sanitaire
désignèrent MM. Ducros, Giraud, Martin et Roux.

crivit les alimens maigres, à tel point que l'Église, entraînée par les aphorismes de la faculté, dispensa du carême et de l'abstinence des deux jours.

Les esprits étaient rassurés à Marseille, lorsque le choléra vint éclater à Arles, et il y eut alors un redoublement de frayeur ; mais le mal, ayant disparu d'Arles et de la France entière, fut bientôt oublié parmi les Marseillais. Chez eux toutes les émotions sont profondes, mais passagères ; et d'ailleurs tout y est entraîné par l'heureux mouvement d'un commerce étendu.

Cependant le fléau indien visita tour à tour la Belgique, la Hollande, le Portugal, l'Espagne, la péninsule scandinave et les régions américaines.

Au mois de septembre 1834, il régnait à Barcelonne, comme nous l'avons vu au livre précédent. Cette ville maritime et commerçante a nécessairement des communications avec la côte d'Afrique, et tout semble prouver que le terrible voyageur s'est élancé des rives catalanes aux rives africaines.

Le choléra débuta à Oran le 26 du même mois de septembre, et y enleva deux personnes avec une promptitude foudroyante. Il parut s'endormir pendant quelques jours ; mais, le 5 octobre suivant, il s'éveilla pour sévir avec force, puis il diminua graduellement de violence, et le 2 décembre de la même année on crut en être délivré ; car depuis ce jour-là jusqu'au 18 on ne signala aucun cas; mais, à dater de cette époque, le mal asiatique se montra de nouveau et ne cessa complétement que le 23 janvier 1835.

Le nombre des malades s'est élevé à 1,037, et celui des morts à 525, d'après le bulletin suivant:

	malades	morts
Le 26 septembre 1834 ...	2 malades.	2 morts.
Du 5 octobre au 2 décemb. de la même année.	1,008	507
Du 18 décembre 1834 au 23 janvier 1835 ...	27	16
TOTAL...	1,037	525

Ces chiffres comprennent la population française d'Oran, les étrangers qui se conforment à nos usages et à nos lois touchant les actes de l'état civil, la garnison de la ville et celle du fort de Mers-el-Kébir, situé à deux lieues de là. Quant aux indigènes, dont les habitudes et les mœurs sont si éloignées des nôtres, le nombre des cas et des décès n'a pu être constaté régulièrement. Toutefois, si on ne peut avoir sur ce point un résultat d'une précision rigoureuse, on peut faire un calcul qui s'approche du chiffre réel. D'après les renseignemens les plus dignes de confiance, il faut tripler le chiffre déjà donné; il y aura dès lors à Oran 3,111 malades et 1,575 morts.

Les ravages exercés par la maladie sur cette partie de l'Afrique étaient à peu près inconnus à

Marseille. L'esprit public était alors fixé par des
objets moins tristes, car le commerce et l'industrie jouissaient d'une prospérité sans exemple.
C'est dans ces circonstances que le fléau vint
inopinément faire invasion.

Le 9 décembre 1834, les médecins de l'hospice
de la Charité crurent apercevoir un cas de choléra
suivi de décès, chez un vieillard de l'établissement ; mais ce cas a toujours été considéré comme
douteux. Le premier cas, constaté d'une manière
positive, fut présenté le 7 du même mois par un
plâtrier, nommé Sardou, âgé de 71 ans et demeurant au Chemin-Neuf-de-la-Madeleine. Sardou,
atteint d'une gastrite chronique, ressentit subitement, à trois heures du matin, une sorte de coup
électrique auquel succédèrent un froid glacial, le
vomissement, des selles blanchâtres, des crampes
violentes, et la cyanose de tout le côté gauche du
corps. Le malade expira le 11. Son ami, M. Icard,
logé dans la même maison, lui avait prodigué des
soins et avait assisté à son enterrement. Trois
jours après, c'est-à-dire le 14, Icard fut à son
tour frappé du choléra et mourut en 48 heures.
Sa servante, son associé M. Decugis et une autre
personne qui avait eu des rapports intimes avec
le défunt, eurent des symptômes cholériques plus
ou moins prononcés, mais ils guérirent promptement.

Par quelle voie le choléra s'est-il introduit
à Marseille? Au milieu de toutes les conjectures
qui ont été faites sur ce point, il en est une qui,
à force d'être répétée avec une imperturbable
assurance, semble avoir obtenu quelque crédit.
On attribuait l'irruption du mal à l'importation
de ballots contaminés venus d'Oran à Marseille,
et vendus publiquement au mépris des lois sanitaires; mais cette allégation a reçu un démenti
formel, et nous avons les meilleures raisons de
croire qu'elle est dénuée de fondement. Tout indique, sans contredit, que le choléra nous a été
communiqué par Oran qui en était alors désolé;
mais nous ne savons pas de quelle manière cette
communication s'est faite. Nous avons déjà dit
que dans les grandes villes où les habitans, en rapport continuel les uns avec les autres, se croisent
et se mêlent en tout sens, le mode de transmission
du choléra est presque toujours entouré d'incertitude et de mystère; on ne rencontre que des
obstacles lorsqu'on veut préciser l'ordre du développement du mal, et en suivre la filiation régulière. Au reste, cela ne doit étonner personne;
car la même difficulté existe dans l'étude de toutes
les maladies contagieuses.

Notre impartialité nous oblige de dire que nous
ne savons pas si le plâtrier Sardou s'est trouvé en
contact avec des individus venus d'Oran, ou avec

des effets contaminés; mais si ce premier fait,
qui est inconnu, échappe à notre appréciation,
les faits subséquens, qui sont certains, ont la
même force logique, conduisent à la même conclusion que si la question sur le premier fait était
affirmativement résolue. En effet, la mort d'Icard
trois jours après celle de Sardou, et les symptômes cholériques éprouvés par les trois autres
personnes dont nous venons de parler, seraient-ils
donc considérés comme des circonstances insigni-
fiantes? Quoi! dans une ville de 157,000 ames (1)
les deux premières victimes du choléra-morbus
sont deux personnes qui habitaient la même maison et se trouvaient en contact direct; trois autres
personnes, qui avaient communiqué avec la seconde de ces victimes durant sa maladie, sont
à leur tour atteintes du fléau à peu près en même
temps; et le début du mal à Marseille ne serait

(1) La population officielle de Marseille, telle qu'elle résulte
du dernier recensement, est de 145,215 ames; mais dans les
recensemens opérés sur une vaste échelle il y a toujours des
erreurs inévitables, et ces erreurs sont toujours *en moins*,
jamais *en plus*, parce qu'il est impossible qu'il n'y ait point
d'omissions. D'un autre côté, on n'inscrit que les personnes
domiciliées; mais chacun sait qu'il y a toujours à Marseille une
foule d'étrangers et de marins, une population mobile qui doit
considérablement augmenter le chiffre de la population officielle. La population mobile de Marseille est d'environ 12,000
ames; la population entière de cette ville est donc de 157,000
ames.

pas significatif, et il n'y aurait pas transmission d'individu à individu! Mais si la transmission ne se rencontre pas ici avec ses caractères les plus prononcés, où donc se trouvera-t-elle?

Comme nous venons de le dire, Sardou mourut le 11 décembre, et Icard le 14. Le nommé Paul, maçon, rue de la Butte, eut, le 15, des symptômes cholériques d'abord légers, qui prirent une intensité inattendue le 22 à midi, et l'enlevèrent six heures après. Le même jour l'agent de change Peyron, demeurant rue de la Palud, fut frappé à trois heures du matin et succomba à cinq heures après midi.

Dans la même soirée, M. Ollivier, juge au tribunal civil, logé place des Hommes, éprouva d'abord des nausées, puis des vomissemens et des coliques; il prit du thé, croyant n'avoir qu'une indigestion, ce qui l'empêcha de faire appeler M. Robert, son médecin ordinaire, l'un des praticiens les plus distingués de Marseille. Cependant, le mal empirant, M. Robert et son neveu furent enfin appelés à une heure du matin. Ces deux docteurs reconnurent de suite les caractères du choléra-morbus asiatique, et le malade, qui était dans un état désespéré, expira dans la matinée.

M. Ollivier, magistrat d'un sens droit et sûr, d'un tact parfait, d'une mémoire heureuse, d'une élocution agréable et facile, d'un caractère doux et conciliant, était une des lumières du barrèau provençal. Il était très connu dans l'arrondisse-ment de Marseille, bien qu'il fût l'ennemi du bruit, du faste et de l'éclat, bien que sa modestie égalât son mérite. Sa mort fit une grande sensation, sans répandre pourtant l'épouvante; car des quatre décès précédens on ne connaissait guère que celui de M. Peyron.

Le préfet, plein de sollicitude pour le bien public, voulut qu'une commission de médecins constatât le genre de mort de M. Ollivier. Cette commission, composée de MM. Cauvière, Ducros, Martin et Reimonenq, auxquels se réunirent MM. Robert oncle et neveu, déclara que M. Ollivier était mort du choléra-morbus asiatique, tel qu'il avait régné à Paris et à Arles en 1832.

Le 24 au soir, une dame, nommée Eméric, de-meurant à la rue Grignan, mourut après quarante-huit heures de souffrance, avec tous les signes caractéristiques du choléra. Le même jour, le nommé Maurin, de Barcelonnette, logé à l'hôtel du Petit Saint-Jean, fut atteint du mal de l'Inde, et ne se vit hors de danger que le 31 du même mois. Le 26, Guillet, cordonnier, logé aux environs du Grand-Théâtre, succomba après douze heures de maladie, avec tous les symptômes d'un choléra foudroyant. M. Oddo, avoué, demeurant sur le Port, fut frappé le même jour et expira le 29.

Dans la journée du 27 trois personnes moururent en quelques heures, deux autres le 28; enfin,
le 29 et le 30 deux cholériques furent admis à
l'Hôtel-Dieu, où ils succombèrent bientôt.

Tels furent les commencemens de la maladie,
qui prit ensuite un développement meurtrier.

Un grand nombre de personnes, surtout dans
les basses classes, manifestèrent une incrédulité
moqueuse ou une indifférence stupide. Que de
choses bizarres et contradictoires ne trouve-t-on
pas quelquefois dans l'esprit humain! Tel avait
été saisi de frayeur et avait pris des précautions
extraordinaires lorsque le choléra sévissait à Paris,
qui déniait maintenant l'existence de ce mal affreux à Marseille. Il n'était pas rare de faire rencontre de quelques-uns de ces optimistes qui
mettaient hardiment tous les décès de cholériques sur le compte des indigestions et des actes
d'imprudence. Quelques médecins eux-mêmes ne
considéraient encore la maladie régnante que
comme un choléra sporadique, n'offrant aucune
analogie avec le choléra de l'Inde.

Dès le 1er janvier, l'autorité fit ouvrir le bureau
de secours du Nord, quartier le plus populeux et
le plus misérable; les autres bureaux n'entrèrent
que plus tard en exercice (1). Un bulletin, aussi

(1) Il existait sept bureaux de secours et cinq ambulances :

exact qu'on put l'obtenir, fut inséré chaque jour
dans les feuilles publiques. L'intendance sanitaire,
pénétrée de la sainteté de ses devoirs, et connaissant la responsabilité morale qui pèse sur elle,
annonça sur les patentes des navires qui partaient
de Marseille, l'invasion du choléra dans cette ville.

Vers la fin de janvier, le choléra était encore
disséminé sur des points isolés dans les quartiers
les plus salubres, et la plupart des victimes avaient
été choisies dans les classes aisées. Au commencement de février, le mal, qui était toujours resté
stationnaire, parut toucher tout-à-fait à sa fin;
plusieurs jours se passèrent sans qu'aucun cas fût
signalé. Le 16 février, il n'y eut aucun décès de
cholérique, et le chiffre des morts ordinaires fut

1er bureau du Nord, rue des Hugolins, avec ambulance,
rue des Carmélites, ouvert le 1er janv.

2e id. Sud, rue de l'Ar_meny, sans ambulance,
ouvert le 5 mars.

3e id. Centre, rue Bouterie, avec ambulance dans
la même maison, ouvert le 1er mars.

5e id. Est (1re section), rue du Mont-de-Piété,
avec ambulance, rue de l'Eclipse,
ouvert le 5 mars.

4e id. Est (2e section), rue Château-Redon, sans
ambulance, ouvert le 5 mars.

6e id. Ouest, rue de l'Évêché, avec ambulance dans
la même maison, ouvert le 1er mars.

7e id. banlieue, rue de l'Académie, sans ambulance.

La cinquième ambulance fut établie au quartier des Catalans.

au dessous de celui des années correspondantes.
Le 17, l'administration municipale supprima les
bulletins quotidiens. Le choléra, depuis son invasion, c'est-à-dire dans un espace de 71 jours,
n'avait enlevé que 22 personnes dans les hospices,
et 111 en ville; en tout, 133.

A cette époque la santé publique paraissait être
revenue à son état ordinaire, et toute crainte fut
dissipée. Les jeunes gens voulurent se hâter de
mettre à profit le peu de jours qui étaient encore
consacrés aux plaisirs du carnaval, si tristement
troublés par la présence du choléra. Un bal avec
loterie réunit au Grand-Théâtre l'élite de la population marseillaise.

La sécurité la plus profonde régnait dans les
esprits, lorsque le fléau se ranima tout-à-coup.
Le 24 février il y eut 16 décès de cholériques, et
35 le lendemain. Cette mortalité alarmante se soutint, avec une légère variation, jusques au 2 du
mois de mars; ce jour-là et les deux jours suivans
furent les plus meurtriers, car le chiffre s'éleva à
53, 50 et 43. La période de décroissance commença ensuite.

A la triste nouvelle de la recrudescence, une
terreur panique avait gagné toutes les classes.
Des bruits sinistres circulèrent dans les vieux
quartiers, des contes absurdes s'accréditèrent:
on parla d'empoisonnement; mais ces ridicules

accusations qui, dans la plupart des grandes villes
de l'Europe, avaient soulevé une populace abrutie,
expirèrent bientôt devant le bon sens et la mora-
lité du peuple marseillais, qui ne fut plus acces-
sible qu'au sentiment d'une peur sans souillure.
Ce sentiment se manifesta par des émigrations
nombreuses qui se succédèrent pendant plusieurs
jours et enlevèrent à la ville une population de
dix à douze mille personnes au moins. L'administration des postes ne pouvait suffire aux de-
mandes de chevaux; les hôtels étaient déserts,
les théâtres délaissés; les cafés et les cercles vides,
la bourse abandonnée, et presque toutes les affaires suspendues.

Cependant les autorités de Marseille redou-
blaient d'activité et de zèle pour prévenir les
fâcheux résultats d'une épouvante exagérée, maintenir le bon ordre dans tous les services publics,
assurer les subsistances, alimenter les ouvriers
sans ressources, fournir tous les secours réclamés
par l'infortune. M. Thomas, préfet du département, fit reprendre les travaux du bassin de carénage, et la mairie ouvrit en même temps des
ateliers de charité. A l'imitation de l'autorité militaire, l'autorité municipale prit de sages précautions pour préserver des atteintes du mal le nombreux personnel de l'administration de l'octroi (1).

(1) Ces précautions furent prises sur le rapport de M. Faure-

Elle accorda une subvention extraordinaire au directeur du Grand-Théâtre, pour que toutes les personnes qui vivent de l'exploitation de cet établissement continuassent d'y trouver les mêmes moyens d'existence. On organisa pour la propreté des rues et l'assainissement de la ville un service particulier, qui employa quatre voitures et vingt préposés.

La ville avait déjà consacré une somme de deux cent mille francs pour parer aux dépenses occasionnées par la maladie; la chambre de commerce en promit cent mille autres; l'intendance sanitaire, vingt-cinq mille. Ces secours ne suffisant point, on fit un appel à la bienfaisance publique. Des listes de souscriptions, annoncées dans les journaux, produisirent une somme de près de

Durif, préposé en chef. On distribua d'abord à tous les employés une ceinture et une paire de chaussons en flanelle pour les garantir de l'humidité; ensuite le conseil municipal décida :

1° Qu'il serait accordé à tous les préposés du service actif un cinquième en sus de leur traitement pendant toute la durée de la maladie ;

2° Que des capotes de guérite seraient distribuées en nombre suffisant pour en munir chaque factionnaire de l'octroi ;

3° Qu'une distribution quotidienne de vinaigre ou de chlorure serait faite à tous les postes pour les assainir.

La ration de bois à chaque poste fut continuée pendant tout le mois d'avril.

D'autres mesures utiles furent adoptées par le préposé en chef.

cent soixante mille francs, sans compter divers
dons en nature qui furent offerts aux comités de
secours avec un empressement digne d'éloge. Le
Roi se fit inscrire pour une somme de 25,000 fr.,
et sur la demande du ministère, les chambres votè-
rent une allocation considérable pour couvrir les
dépenses que nécessitait la présence du choléra à
Marseille, et pour subvenir aux besoins qui pourraient se faire sentir ailleurs, si, comme on le
craignait, le fléau venait à envahir le midi de la
France (1).

Le clergé, le corps médical et les membres des
commissions sanitaires rivalisèrent de zèle et de
philantropie. Les administrateurs des hospices,
tous les employés de ces établissemens et les religieuses hospitalières montrèrent un dévouement
digne de la reconnaissance publique. L'un des
administrateurs chargé de la direction particulière de l'Hôtel-Dieu, M. Fortou, ressentit les premiers symptômes du choléra, et fut forcé de
quitter pendant quelques jours l'hôpital, où il
avait fixé sa résidence depuis le commencement
de la maladie (2).

(1) M. Reynard fut rapporteur de la commission nommée
pour examiner le projet de loi. Cet honorable député de Marseille a dignement accompli son mandat en cette occasion comme
en toute autre circonstance.

(2) La commission administrative des hospices civils et militaires de Marseille était composée de MM. Chave, Warrain,
Hesse, Olivier, Bensa, Fortou, Luce père, et Petit, secrétaire.

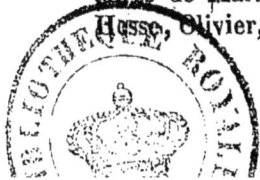

Si le courage mérite toujours d'être honoré
alors même qu'il est la conséquence d'une position officielle, n'a-t-il pas plus de droits encore à
notre estime et à nos hommages quand il se montre éclatant et pur comme l'inspiration spontanée
d'un cœur compatissant? Tel est le courage que
firent briller des jeunes gens de familles honorables, lesquels concertèrent entre eux un service
dans les hôpitaux, dans les ambulances et dans
les maisons des pauvres cholériques. Il était beau
de les voir à l'œuvre ces philantropes infatigables;
comme ils y allaient de bon cœur! comme ils
semblaient dans leur naturel! Ils auraient pu,
comme tant d'autres, chercher leur sûreté dans
l'isolement et dans la fuite, sans violer les lois de
l'honneur, parce qu'aucun devoir ne les retenait,
parce qu'ils n'avaient point de poste obligatoire:
mais l'homme livré à lui-même obéit à son instinct, et eux, ils avaient le noble instinct de la
bienfaisance et du dévouement; ils avaient en
dégoût l'égoïsme et la peur; ils écoutaient la voix
d'une pitié généreuse, et l'aspect du malheur re-
muait leurs entrailles. Il en est parmi eux qui se
sont arrachés à toutes les douceurs de la vie, à
toutes les jouissances de la fortune, pour aller se
mettre en face des misères et des douleurs; belles
ames qui, voulant soulager l'humanité souffrante,
se montraient aussi avides des plus rebutantes

fonctions, que d'autres le sont des plaisirs les plus rares !

Pendant plusieurs jours les enterremens se succédèrent presque sans intervalle. Le chant des prêtres, le bruit des cloches ne discontinuaient pas. Il y eut des funérailles le soir et la nuit, et les torches répandaient une lueur lugubre sur la marche de ces convois. Aux mêmes heures, le viatique, porté avec une pompe inusitée au milieu des flambeaux, traversa quelquefois les rues silencieuses; plusieurs maisons s'illuminaient soudain devant lui, et ce spectacle jetait dans l'ame une terreur religieuse et solennelle. L'inhumation des personnes décédées en ville fut un moment entravée par l'insuffisance des employés attachés à ce service. Durant quelques jours les cadavres des cholériques morts dans les hospices restèrent sans sépulture; ils furent enfin ensevelis, pendant la nuit, au moyen de chariots.

Depuis environ trois ans les cérémonies extérieures du culte catholique étaient interdites par une autorité protectrice, qui craignait avec raison qu'elles ne fussent une cause de trouble et de scandale au milieu de l'agitation politique. Nous devons dire qu'une grande partie de la population marseillaise vit cette interdiction avec un extrême déplaisir; car chez les Provençaux, comme en général chez tous les peuples du Midi, le catholicisme eut toujours plus de racines dans l'imagination que dans l'ame. Un culte privé de fêtes et dépouillé d'ornemens n'est pas de mise pour eux. A ces organisations mobiles et passionnées il faut des fleurs, de l'encens, des lumières, des chants harmonieux, des pompes éclatantes; il faut des choses qui s'adressent aux sens et viennent remuer la fibre poétique. Quelquefois les hommes les plus graves sont aussi peuple de ce côté-là. Dès que le choléra eut pris un caractère de croissance alarmante, les habitans des vieux quartiers mirent tout leur espoir dans les pratiques religieuses, et ils exprimèrent avec énergie le désir de voir descendre processionnellement la statue de Notre-Dame-de-la-Garde, antique objet de la vénération populaire. Des pétitions couvertes d'une grand nombre de signatures furent en conséquence adressées à l'autorité, qui rapporta sagement l'arrêté de suspension des cérémonies extérieures du culte, lesquelles ne présentaient plus de danger pour le repos public. Les passions se calmaient tous les jours davantage; l'ordre se raffermissait, et les entrepreneurs d'émeute, condamnés à la plus heureuse impuissance, semblaient avoir perdu et le cœur et la voix. Un mandement de l'évêque de Marseille ayant réglé l'ordre de toutes les cérémonies religieuses, la statue de la Vierge fut descendue de sa forteresse

le 8 mars, malgré la force d'un mistral assez froid,
et on la porta triomphalement dans les principaux quartiers de la ville, au milieu d'un enthousiasme difficile à décrire. De jeunes filles élégam-
ment vêtues lui adressèrent des supplications sur
son passage, et des dons de toute nature lui furent
offerts jusqu'à son arrivée à la cathédrale, où elle
resta exposée pendant huit jours aux respects de
la foule émue qui se pressait autour d'elle pour
implorer son intervention.

Le 12 il y eut une procession générale à laquelle
dix mille personnes assistèrent dans un recueillement pieux et dans un ordre admirable. C'était par
une de ces belles journées comme on en voit souvent sous le ciel azuré de notre riante Provence;
le soleil n'avait rien perdu de ses feux, l'air avait
conservé toute sa pureté, toute sa transparence;
des flots de curieux circulaient dans les rues,
naguère remplies de tristesse; des spectateurs se
pressaient aux fenêtres ornées de tentures diverses;
d'élégans reposoirs s'élevaient sur les plus belles
places. La fête fut magnifique, et lorsque l'évêque
de Marseille, placé sur les marches d'un autel
dressé au bout du Cours, donna la bénédiction à
cinquante mille assistans, il se fit tout-à-coup un
silence solennel au sein de cette multitude atten-
drie; l'émotion était peinte sur tous les visages. Le
15 mars la statue de la Vierge fut remontée à sa

forteresse. Le saint-sacrement fut exposé dans l'église de Saint-Martin depuis le 12 jusqu'au 21, et le 22 une seconde procession générale termina toutes les cérémonies.

Déjà la maladie déclinait rapidement; les craintes étaient dissipées; la confiance long-temps bannie des cœurs y renaissait enfin. Dans la seconde quinzaine du mois de mars, la mortalité varia entre 11 et 1. À cette époque le choléra avait à peu près terminé son règne.

Le tableau suivant indique la marche qu'il a suivie pendant ses diverses périodes.

TABLEAU SYNOPTIQUE

DES DÉCÈS CHOLÉRIQUES CONSTATÉS A L'ÉTAT CIVIL DE MARSEILLE PENDANT LA PREMIÈRE INVASION, du 11 décembre 1834 au 21 avril 1835.

DATES.		DÉCÈS CHOLÉRIQUES			DÉCÈS ORDINAIRES.	TOTAL GÉNÉRAL.	HAUTEUR du BAROMÈTRE à midi.	ÉTAT DU CIEL.	VENT.	PLUIE RECUEILLIE.	
MOIS.	JOURS.	masculins.	féminins.	TOTAL.			millimètres.			L. du soleil.	C. du soleil.
1833. *déc.*											
»	11	1	»	1	12	13	765,40	quelques légers nuages.	N.-O. lne. brise.		
»	18	1	»	1	22	23	749,65	nuageux; quelques éclaircis.	N.-O.		
»	23	2	»	2	17	19	761,70	quelques nuages.	N.-O. gr. frais.		
»	25	»	1	1	14	15	766,40	quelques nuages.	N.-O.		
»	26	1	»	1	16	17	765,65	serein.	N.-E.		
»	27	1	2	3	19	22	771,20	serein.	E.		
»	28	1	4	5	12	17	773,10	quelques nuages.	S.-E.		
»	30	2	2	4	12	16	774,20	couvert; quelques gouttes à 1 heure du soir.	S.		0,47
		9	9	18	124	142					

MOIS.	JOURS.	DÉCÈS CHOLÉRIQUES masculins.	féminins.	total.	DÉCÈS ORDINAIRES.	TOTAL GÉNÉRAL.	HAUTEUR du BAROMÈTRE à midi.	ÉTAT DU CIEL.	VENT.	PLUIE RECUEILLIE. L. du soleil.	C. du soleil.
1835. **janvier.**							millimètres.				
»	1	2	2	4	8	12	776,85	couvert.	N.-E.		
»	2	»	1	1	20	21	767,25	légers nuages.	N.-O. gr. frais.		
»	3	1	3	4	20	24	767,75	Id. éclairs au S. v. 7 h. du s.	N.-E.		
»	4	2	»	2	9	11	766,40	très nuageux.	N.-E. faible.		
»	5	»	2	2	14	16	760,20	nuageux.	E. bonne brise.		
»	6	»	3	3	21	24	771,45	quelques nuages.	E.		
»	7	2	2	4	16	20	769,35	couvert ; qq. gouttes à 9 h. du s.	E.		
»	8	2	2	4	23	27	764,70	quelques éclaircies.	E. bonne brise.		
»	9	»	1	1	15	16	763,80	nuageux.	E.		
»	10	1	1	2	17	19	764,35	serein.	N.-O.		
»	11	1	»	1	15	16	764,35	qquers. légers nuages fort rares.	N.-O.		
»	12	1	1	2	14	16	762,00	quelques nuages.	E.		
»	13	»	1	1	13	14	758,20	couvert.	E. forte brise.		
»	14	»	1	1	18	19	758,20	couvert et pluie.	S.-E. fort.	0,10	7,23
»	15	»	»	»	18	18	754,70	quelques éclaircies et pluie.	S.-E.	27,15	1,42
»	16	»	»	»	9	9	757,40	nuageux.	O.		
»	17	1	3	4	12	16	756,55	très nuageux ; pluie d. la nuit.	N.-O.	0,81	
»	18	2	1	3	9	12	756,15	quelques éclaircies.	N.-O.		
»	19	»	2	2	23	25	753,65	couvert ; un peu de pluie.	S.-E. forte brise.	0,14	
»	20	»	»	»	16	16	754,40	très nuageux.	N.-O. fort.		
»	21	2	2	4	15	19	755,95	serein ; écl. au S.-E. v. 7 h. du s.	N.-O. fort.		
»	22	1	3	4	11	15	758,75	serein.	N.-O.		
»	23	2	»	2	17	19	764,90	Id.	N.-O.		
»	24	3	1	4	12	16	769,15	Id.	N.-O.		
»	25	2	1	3	14	17	765,10	Id.	N.-E.		
»	26	2	2	4	18	22	766,10	Id.	N.-E.		
»	27	2	1	3	17	20	767,85	Id.	N.-E.		
»	28	1	3	4	12	16	765,00	Id.	N.-O.		
»	29	1	1	2	12	14	764,45	Id.	variable.		
»	30	»	»	»	7	7	761,85	légers nuages , mais fort rares.	S.-E.		
»	31	1	2	3	12	15	764,95	très nuageux.	N.		
		32	42	74	457	531				28,20	8,65

TOTAL de la pluie. 36,85

| DATES. | | DÉCÈS CHOLÉRIQUES. | | | DÉCÈS | TOTAL | HAUTEUR | OBSERVATIONS MÉTÉOROLOGIQUES. | | PLUIE RECUEILLIE. | |
MOIS.	JOURS.	masculins.	féminins.	TOTAL.	ORDINAIRES.	GÉNÉRAL.	du baromètre à midi.	ÉTAT DU CIEL.	VENT.	L. du soleil.	C. du soleil.
1835. février.							mètres.				
»	1	2	1	3	14	17	769,40	serein.	S.-O.		
»	2	»	1	1	11	12	772,20	Id.	N.		
»	3	1	1	2	17	18	769,75	Id.	N.-O.		
»	4	2	3	5	18	23	768,40	nuageux.	N.-O.		
»	5	1	3	4	5	9	765,80	qq. légers nuages, fort rares.	N.-O.		
»	6	2	»	2	7	9	759,55	quelques légers nuages.			
»	7	»	»	»	9	9	762,40	Id.	Id. violent.		
»	8	1	2	3	15	18	762,15	quelques nuages.	Id. grand frais.		
»	9	1	»	1	10	11	760,15	quelques nuages.	Id. grand frais.		
»	10	2	1	3	9	12	756,05	très nuag. et pluie à 3 h. du s.	Id. Id.		0,54
»	11	»	1	1	7	8	759,40	très nuageux et neige à midi.	N.-O.		3,74
»	12	1	3	4	12	16	761,65	serein.	N.-O.		
»	13	1	2	3	14	17	765,45	Id.	N.-O.		
»	14	1	3	4	11	15	758,35	quelques éclaircis.	Id. grand frais.		
»	15	4	2	6	8	14	758,65	quelques nuages.	N.-O. fort.		
»	16	»	»	»	14	14	755,85	très nuageux.	Id. grand frais.		
»	17	»	»	»	9	9	751,30	nuageux.	Id. Id.		
»	18	1	3	4	14	18	751,80	quelques légers nuages.	Id. Id.		
»	19	2	2	4	15	19	756,70	nuageux.	S.-O.		
»	20	2	3	5	12	17	757,45	couvert et pluie.	N.-E.		2,66
»	21	3	2	5	22	27	757,10	qques. éclaircs; pluie à 4 h. 1/2.	S.-E.		0,15
»	22	5	1	6	7	13	759,70	qt. écl.; pluie à 11 h. 1/2 du m.	O. assez fort.	0,42	0,13
»	23	3	1	4	14	18	761,05	quelques nuages.	N.-O. fort.		
»	24	9	7	16	14	30	761,65	nuageux.	Id. Id.		
»	25	16	19	35	14	49	759,35	très nuageux.	O.		
»	26	24	10	34	11	45	760,80	serein.	N.-O.		
»	27	14	16	30	16	46	762,55	nuageux.	S.-E.		
»	28	18	13	31	16	47	761,20	couvert; pluie à 10 h. 1/2 du m.	S.		
							737,05	presque tout couvert; pluie.	O.	26,43	1,11
		116	100	216	345	561				26,85	8,33

TOTAL de la pluie　35,18

OBSERVATIONS MÉTÉOROLOGIQUES.

DATES		DÉCÈS CHOLÉRIQUES			DÉCÈS ORDINAIRES	TOTAL GÉNÉRAL		BAROM. à midi	ÉTAT DU CIEL	VENT	PLUIE RECUEILLIE	
MOIS	JOURS	masculins	féminins	TOTAL							L. du soleil	C. du soleil
1835. **mars.**								lludces.				
»	1	11	17	28	8	36		52,70	serein	N.-O. gr. frais		3,82
»	2	28	25	53	30	81		54,50	qq. éclaircis; pluie à 3 h. 1/2 s.	N.-E.	6,30	
»	3	18	32	50	18	66		49,10	très nuageux; pluie dans la nuit	N.-O. gr. frais		
D.	4	15	28	43	21	64		61,90	quelques légers nuages	N.-O. fort		
»	5	16	20	36	8	44		58,65	serein	N.-O. très fort		
»	6	11	22	33	14	47		80,50	nuageux	Id. gr. frais		
»	7	14	15	29	21	50		56,05	Id.	O.		
»	8	13	17	30	12	42		57,30	Id.	N.-O. fort		
»	9	10	13	23	18	41		56,05	quelque nuages	O.		
»	10	11	10	21	19	40		54,85	Id. pluie à 9 h. du soir	N.-O. gr. frais	2,86	
»	11	10	9	19	12	31		702,95	très nuageux	N.-O.		
»	12	5	9	14	9	23		706,35	quelques légers nuages	N.-O.		
»	13	9	9	18	15	33		764,55	serein	N.-O.		3,52
»	14	9	14	23	21	44		767,50	couvert et pluie	O.		
»	15	2	9	11	12	28		765,55	qq. légers nuages, fort rares	O.		
»	16	6	15	21	9	30		769,90	très nuageux; pluie à 6 h. du s.	N.-O. très fort	0,15	
»	17	1	7	8	13	21		59,95	quelques nuages	Id.		
»	18	2	9	11	9	20		755,70	Id.	N.-O.		
»	19	5	10	15	13	28		759,95	qq. éclaircis; pluie à 6 h. 1/2 s.	O.	0,32	
»	20	2	4	6	15	21		760,00	nuageux; écl. au S.-O. à 6 h. pl.	N.-O.		
»	21	3	4	7	12	20		755,30	nuag.; ton. à 3 h. du s. pl. à 7 h.	N.-O.		
»	22	»	5	5	12	17		755,90	couvert	N.-O. gr. frais		
»	23	5	1	6	9	15		757,40	très nuageux	O.		
»	24	1	4	5	12	17		57,80	serein	O.		
»	25	1	6	7	13	20		751,45	nuageux	S.-E.		
»	26	6	3	9	16	25		764,60	serein	N.-O.		
»	27	3	4	6	16	22		761,90	Id.	O.		
»	28	3	»	3	12	15		756,26	qquez. nuages légers, fort rares	S.-O.		
»	29	2	2	4	7	11		756,30	couvert	variable		
»	30	»	1	1	7	8		759,40	Id.	E.		
»	31	1	1	2	13	15		763,90	très nuageux	O.		
		222	325	547	427	974					9,63	7,34

TOTAL de la pluie　16,97

DATES		DÉCÈS CHOLÉRIQUES			DÉCÈS	TOTAL	OBSERVATIONS MÉTÉOROLOGIQUES.				
MOIS.	JOURS.	masculins.	féminins.	TOTAL.	ORDINAIRES.	décès.	Hauteur du baromètre à midi.	ÉTAT DU CIEL.	VENT.	PLUIE RECUEILLIE.	
										L. du soleil.	C. du soleil.
1835. avril.						hm.					
»	1	»	3	3	9	12	65,05	très nuageux;	O.		
»	5	1	»	1	12	13	61,20	quelques nuages;	O.		
»	7	»	1	1	7	8	66,50	serein.	N.-O.		
»	8	1	»	1	5	6	770,20	très nuageux.	O.		
»	9	»	1	1	9	10	766,65	quelques légers nuages.	O.		
»	14	»	1	1	»12	13	766,95	Id.	S.		
»	18	1	»	1	11	12	753,20	serein.	N.-O. fort.		
»	21	»	1	1	11	12	727,90	Id.	O.		
		3	7	10	76	86					

RÉCAPITULATION.

Déc. . .	8 jours.	9	9	18	124	142
Janvier	31	32	42	74	457	531
Février	28	116	100	216	345	561
Mars . .	31	222	325	547	427	974
Avril . .	8	3	7	10	76	86
		106	382	483	865	1429	2294

Durée de la maladie.

La durée de cette invasion a été de 111 jours,
du 11 décembre au 31 mars. La première période
a été la plus longue; elle a duré 75 jours, pendant
lesquels le *maximum* des décès cholériques n'a
jamais dépassé le chiffre 6. La seconde période
a duré 21 jours, pendant lesquels les décès cholériques se sont élevés jusqu'à 53; et la troisième
période a duré 15 jours, pendant lesquels la maladie a constamment suivi sa marche décroissante.
Quelques décès ont encore eu lieu pendant le mois
d'avril, mais ils n'ont pas excédé, pour tout le
mois, le nombre 10.

Les décès se sont élevés à 865, 842 civils et 23
militaires; 1,874 cas ont été déclarés (1), à savoir:
47 militaires et 1,827 civils; ce qui donne, pour
mille habitans civils, 12,58 malades et environ
5,79 décès; les décès ont été aux malades : : 1
: 2,18

La marche du fléau a été régulière, nonobstant
les variations auxquelles l'atmosphère a été soumise; presque tous les vents ont tour à tour régné

(1) Ce chiffre ne peut être considéré comme exact. En l'absence
de déclarations officielles, nous avons dû recourir à des règles
de proportion qui permettent de croire que si le nombre des
cas que nous donnons n'est pas rigoureusement vrai, il approche du moins autant que possible de la vérité.

pendant la durée de l'épidémie, sans que leur influence ait été remarquée.

Rapport avec le sexe et avec l'âge.

Les 865 décès ont été ainsi divisés : 382 du sexe masculin, et 483 du sexe féminin. Les décès des hommes ont été aux décès des femmes : : 1 : 1,26. Les âges ont présenté les résultats suivans :

	MASCULIN.	FÉMININ.	TOTAL.
De 10 ans et au dessous......	47	40	87
10 à 20 ans.............	22	18	40
20 à 30 ans............	43	32	75
30 à 40 ans............	68	75	143
40 à 50 ans............	53	65	118
50 à 60 ans............	62	85	147
60 à 70 ans............	42	89	131
70 à 80 ans............	37	66	103
80 ans et au dessus......	8	13	21
TOTAUX...	382	483	865

Les âges qui ont été le plus frappés sont, pour le sexe masculin, de 30 à 60 ans; pour le sexe féminin, de 30 à 40 ans et de 40 à 70 ans.

Parmi les 865 décès constatés, 713 ont eu lieu à domicile, 129 dans les hospices ou hôpitaux civils, et 23 militaires.

Les hospices et hôpitaux civils ont eu 182 malades, ainsi qu'il conste du tableau suivant :

TABLEAU

DES DÉCÈS CHOLÉRIQUES CONSTATÉS DANS LES HOSPICES ET HÔPITAUX CIVILS DE MARSEILLE,

du 30 décembre 1834 au 31 mars 1835, d'après les registres de l'état civil.

HOPITAUX OU HOSPICES.	CAS			DÉCÈS			OBSERVATIONS.
	masculins.	féminins.	TOTAL.	masculins.	féminins.	TOTAL.	
Hôtel-Dieu	82	49	131	49	42	91	RÉSULTAT GÉNÉRAL.
La Charité	6	17	23	6	14	20	La moyenne de la mortalité
Saint-Lazare	12	5	17	7	2	9	sur les cholériques civils
Saint-Joseph	2	8	10	2	6	8	a été de 1 sur 1,41.
Maternité.	»	1	1	».	1	1	
	102	80	182	64	65	129	

La population militaire, composée des 4ᵉ et 62ᵉ régimens de ligne, d'un escadron de gendarmerie et d'une compagnie de canonniers sédentaires, présentait un effectif d'environ 4,950 hommes; 46 (1) ont été frappés du choléra, 22 seulement ont succombé.

	MALADES.	MORTS.
Le 4ᵉ de ligne a eu...........	33	15
Le 62ᵉ................	12	6
L'escadron de gendarmerie.....	1	1
Militaires isolés	1	1
TOTAUX...	47	23

La garnison a donc eu sur 1,000 hommes 9 malades ½ environ (9,4), et 4 morts ½ environ. Les décès ont été aux malades : : 1 : 2.

De la mortalité ordinaire pendant la durée du choléra.

La mortalité ordinaire pendant la durée de la maladie n'a présenté qu'une faible diminution. Elle s'est élevée pendant 106 jours (2) à 1,429 décès, ce qui donne une moyenne de 13,4; tandis que la moyenne, prise pour les jours correspondans sur les cinq dernières années, est de 14.

(1) Le 47ᵉ cas militaire qui a été constaté n'appartenait pas à la garnison; c'était sur un soldat du 59ᵉ de ligne, de passage à Marseille, où il mourut.

(2) Dans ce nombre ne sont comptées que les journées pendant lesquelles il y a eu des décès cholériques constatés.

Le chiffre total des décès, durant les 106 jours
où l'on a constaté des décès cholériques, s'est élevé
à 2,294, ce qui donne une moyenne de 21,64.
Le choléra a donc enlevé de plus que les maladies ordinaires environ 8 personnes par jour, ou
1 sur 18,152.

Rapport de la mortalité cholérique avec les localités.

Les quartiers qui ont le plus souffert de la
maladie sont ceux où la population est plus
nombreuse, et surtout où elle se trouve plus resserrée. Dans l'arrondissement de l'Hôtel-Dieu qui
comprend le quartier des Grands-Carmes, et dans
lequel chaque habitant ne jouit que de mètres
9,52, la mortalité a été de 11,37 sur mille habit.
Dans celui de l'Observatoire, qui réunit à peu
près les mêmes conditions, et dans lequel chaque
habitant jouit de mètres carrés 27,73, la mortalité a été de 10,12 sur mille; tandis que dans
celui du Lycée, où il y a pour chaque habitant
82,82 mètres carrés, la proportion n'a été que de
2,43 sur mille; et dans celui de la Préfecture, où
chaque habitant jouit de mètres 57,25, la mortalité
n'a pas excédé 4,38.

La disposition des lieux, leur élévation ou leur
rapprochement du niveau de la mer n'ont exercé
aucune influence sur les progrès de la contagion.

Les arrondissemens de l'Observatoire, de l'Hôtel-Dieu et de la Halle-Charles-Delacroix, sont ceux qui renferment les quartiers les plus élevés de la ville (1) et qui présentent entre eux la plus grande analogie; et pourtant on remarquera que l'arrondissement de l'Hôtel-Dieu, dans lequel la population est plus resserrée, a présenté une mortalité de 11,37 sur mille; que dans l'arrondissement de l'Observatoire, où la population est plus à l'aise, la mortalité n'a été que de 10,12, et qu'enfin, dans l'arrondissement de la Halle-Charles-Delacroix dans lequel chaque habitant a cinq fois plus d'espace que ceux de l'arrondissement de l'Hôtel-Dieu, et environ trois fois plus que ceux de l'arrondissement de l'Observatoire, la mort n'y a enlevé que 6,13 individus sur mille (2).

De l'influence des professions.

Le choléra a frappé sur les diverses professions dans les proportions suivantes :

(1) *L'Observatoire* : le quartier des Accoules et celui des Moulins.

L'Hôtel-Dieu : le quartier des Grands-Carmes.

La Halle-Charles-Delacroix : le quartier de la plaine Saint-Michel.

(2) Voir le tableau des arrondissemens à la seconde invasion de Marseille.

1ᵣᵉ classe.	64	personnes de tout âge et de tout sexe, appartenant, soit directement, soit indirectement,	aux professions libérales.
2ᵉ classe.	97	*idem.*	aux professions commerciales.
3ᵉ classe.	199	*idem.*	aux professions mécaniques.
4ᵉ classe.	96	*idem.*	aux professions salariées.
5ᵉ classe.	23	*idem.*	militaires en activité.
6ᵉ classe.	9	*idem.*	anciens militaires.
	377		sans professions ou inconnues.

TOTAL. 865

Influence des jours.

Contrairement aux opinions émises, que les décès cholériques étaient plus nombreux les lundis et les mardis, il résulte du dépouillement fait pour chaque jour de la semaine, que ceux qui sommairement ont présenté le plus grand nombre de morts sont les mercredis et les jeudis; d'où on peut conclure que l'influence des dimanches est au moins insignifiante.

Dans les 106 jours qu'a duré le mal indien se trouvent comprises 20 semaines. Les plus funestes ont été les 12ᵉ, 13ᵉ et 14ᵉ, comme l'indique le tableau suivant :

INFLUENCE DES JOURS ET DES SEMAINES.

SEMAINES.	1re	2e	3e	4e	5e	6e	7e	8e	9e	10e	11e	12e	13e	14e	15e	16e	17e	18e	19e	20e	TOTAUX.
Lundi	»	»	»	»	2	2	2	4	1	1	»	4	53	23	21	6	1	»	»	»	120
Mardi	»	»	2	4	3	1	»	3	2	3	»	16	50	21	8	5	2	1	1	1	123
Mercredi .	»	»	»	»	4	1	4	4	5	1	4	35	43	19	11	7	3	1	»	»	142
Jeudi.....	1	1	1	4	4	»	4	2	4	4	4	34	36	14	15	9	»	1	»	»	138
Vendredi .	»	»	1	1	1	»	2	»	2	3	5	30	33	18	6	6	»	»	»	»	108
Samedi ...	»	»	3	4	2	4	4	3	»	4	5	31	29	23	7	3	»	»	1	»	123
Dimanche	»	»	5	2	1	3	3	3	3	6	6	28	30	11	5	4	1	»	»	»	111
TOTAUX.	1	1	12	15	17	11	19	19	17	22	24	178	274	129	73	40	7	3	2	1	865

PÉRIODE D'INVASION. — PÉRIODE ASCENDANTE. — PÉRIODE DÉCROISSANTE ET FIN.

OBSERVATIONS PARTICULIÈRES

sur le mode de propagation de la maladie.

Le choléra s'est rarement borné à faire une seule victime dans les maisons où il a pénétré, et l'on a eu de nombreuses occasions de faire cette remarque. On cite entre autres la famille Guizot, frappée par la mort à coups redoublés : trois frères, une belle-sœur et trois garde-malades succombèrent successivement; une quatrième garde-malade fut gravement atteinte, mais elle résista au mal.

On cite dans la banlieue de Marseille quelques blanchisseuses victimes du choléra, après avoir lavé du linge sale qui avait servi à des malades de la ville.

Les servans attachés au service des salles cholériques à l'Hôtel-Dieu furent en général atteints de la maladie, et quelques-uns d'entre eux succombèrent dans l'exercice de leurs pénibles fonctions. D'autres infirmiers qui servaient des hommes fiévreux dans une salle contiguë aux salles cholériques, ressentirent aussi d'une manière frappante l'influence du choléra; la plupart de ces fiévreux subirent la même influence, tandis que dans la salle des femmes fiévreuses qui, vu la situation des lieux, n'avait aucun point de contact ni aucun rapport avec les malades atteints du choléra, aucun symptôme du mal asiatique ne se fit apercevoir (1).

Le collége royal, les prisons, les couvens, tous les établissemens plus ou moins séquestrés, ont été à l'abri des coups du fléau.

Quelques fuyards, il est vrai, sont allés mourir du choléra dans les villages des environs, et la maladie ne s'y est pas propagée. Il y a néanmoins un fait contraire d'une très grande importance. Le 28 février, le nommé André Coutel, marchand de moutons, vint passer six heures seulement à Marseille, et le 2 mars il fut atteint à Sainte-Tulle, près de Manosque, d'un choléra qui l'emporta dans trois jours et qu'il communiqua à sa femme, laquelle en fut également victime. L'autorité locale fit aussitôt brûler tous les effets qui avaient servi à ces deux individus pendant leur maladie, et il n'y eut pas d'autres cas.

(1) La salle des cholériques était située à l'est de la salle des hommes fiévreux, et l'on était obligé de traverser la seconde pour parvenir à la première : c'est de cette manière que les fiévreux ont été atteints du choléra. Ce fait ne fournit-il pas encore un argument en faveur de la transmission d'individu à individu ?

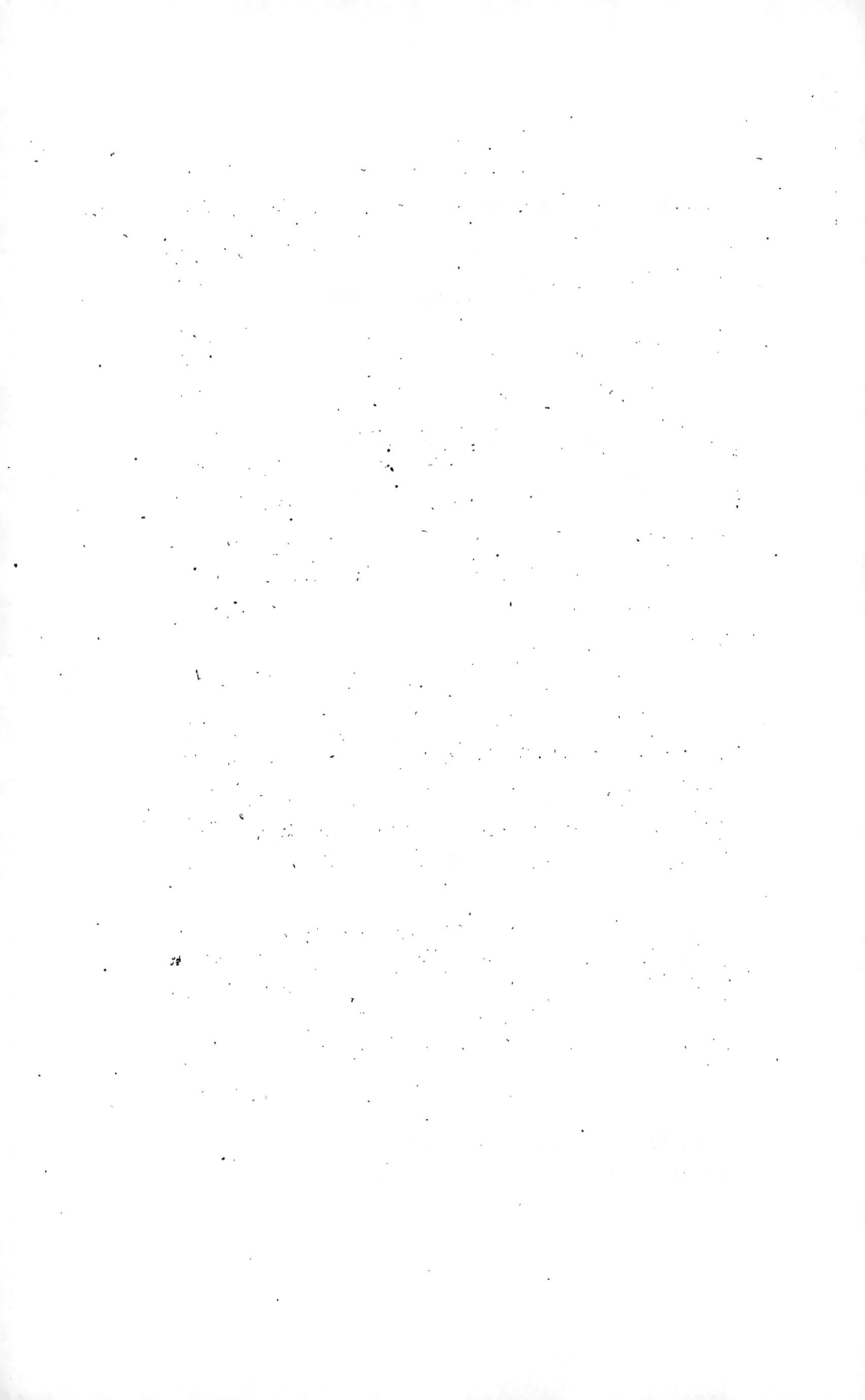

LIVRE SEPTIÈME.

—

CONTINUATION DE LA SECONDE
INVASION DU CHOLÉRA EN FRANCE.

—

CETTE, AGDE, SAINT-CHAMAS, TOULON.

Le choléra à Cette, Agde et Saint-Chamas. — Deux fois il pénètre à Toulon, et deux fois son germe y est étouffé. — Enfin il fait invasion dans cette ville. — Opinions diverses sur son mode d'introduction. — Précautions prises par les autorités maritimes et militaires. — Négligence de l'autorité municipale, prise au dépourvu. — Situation désolante de la ville, épouvante générale, émigrations. — Belle conduite de quelques fonctionnaires et de plusieurs citoyens. — Égoïsme et lâcheté du plus grand nombre. — Marche de la maladie. — Tableau de la mortalité. — Appréciation de l'influence cholérique sur diverses classes et diverses positions.

CETTE ET AGDE.

Les premiers symptômes de choléra qui se manifestèrent à Cette furent signalés à l'administration vers le 15 du mois de décembre 1834, pendant que la maladie se montrait à Marseille; son action

pendant l'hiver fut peu remarquée, et ce ne fut
que vers la fin du mois de mai 1835 et dans les
premiers jours de juin que le fléau se déclara à
Agde. Un rapport des médecins de cette ville
signala alors onze cas, parmi lesquels six décès.
Sur cet avis, l'autorité supérieure s'empressa d'envoyer à Agde des couvertures de laine pour les
familles pauvres qui seraient atteintes, et mit une
somme d'argent à la disposition des hospices. Le
sous-préfet de Béziers, accompagné du médecin
des épidémies, se rendit sur les lieux, et, d'accord
avec le maire, il prescrivit toutes les mesures
hygiéniques indiquées en pareille circonstance.

Du 8 au 9 juin, dans l'espace de vingt-quatre
heures, six personnes moururent du choléra; et
depuis l'invasion jusqu'à cette époque, la maladie
avait enlevé vingt-une personnes parmi lesquelles
on ne comptait que deux hommes. Le 17 du même
mois le nombre total des décès s'élevait à 87. La
veille le choléra s'était déclaré à Vias, à une lieue
d'Agde.

Dans cette dernière ville l'état sanitaire était
loin de s'améliorer, car le 22 juin on y comptait
109 décès de cholériques depuis l'invasion. La
population était livrée au découragement et à
l'effroi. En ces jours calamiteux la piété publique
éclata ardente et vive : la statue de Notre-Dame-
de-Grace, qui est en grande vénération dans le

pays, fut portée processionnellement au milieu d'un cortége immense; pendant plus de cinq heures de marche, cette cérémonie excita une émotion générale et ranima partout l'espérance.

Cependant le choléra devait encore faire des victimes à Agde; il ne s'y éteignit qu'après avoir enlevé 173 personnes. Le nombre des cas n'a jamais été constaté.

Dans le courant du mois de juin, pendant que le fléau sévissait à Agde, il reparut à Cette où il s'était montré de temps en temps, mais avec moins de violence, car il n'y eut que 161 cas et 92 décès.

SAINT-CHAMAS.

Le 24 mai 1835 le choléra envahit Saint-Chamas, petite commune située sur l'étang de Berre, dans le département des Bouches-du-Rhône. Ce jour-là le nommé Lavison, aubergiste, âgé de 82 ans, fut atteint par la maladie et mourut en quelques heures; à peine avait-il rendu le dernier soupir, que déjà le nommé Boyer, cultivateur, la veuve Reyre, sans profession, et un ouvrier appelé Duplan succombaient à leur tour avec les mêmes symptômes. Ces quatre individus n'avaient entre eux aucun rapport de parenté ni de voisinage; seulement Duplan travaillait assez fréquemment dans l'auberge de Lavison.

Le secrétaire - général de la préfecture des Bouches-du-Rhône, remplissant par intérim les fonctions de préfet, chargea M. Martin, médecin marseillais, de se rendre à Saint-Chamas pour y organiser le service médical et rassurer la population effrayée de cette commune.

La durée de la maladie a été de 94 jours, c'est-à-dire du 24 mai au 26 août, jour où le dernier cas a été signalé sur un enfant de sept ans.

Le nombre total des victimes a été de 105, savoir : 29 hommes, 47 femmes et 27 enfans au dessous de dix ans.

TOULON.

Deux fois le choléra était arrivé à Toulon par la voie maritime, et deux fois son funeste germe avait été étouffé dans l'enceinte du lazaret par les mesures sanitaires que l'on prend ordinairement contre les maladies contagieuses.

Pendant qu'il désolait Lisbonne, la frégate française la *Melpomène*, en station devant cette capitale, perdit dix-huit hommes d'équipage, qui succombèrent avec tous les symptômes cholériques. Sur ces entrefaites, la frégate mit à la voile, perdit encore, dans la traversée, neuf matelots atteints du même mal, et entra dans la rade de Toulon le 11 juillet 1833. Deux gardes de santé, les nommés Blanc et Dubausset, furent aussitôt mis à bord; le lendemain on y envoya quatre autres gardes, Pierre Reboul, Frontière, Fabre et Cabannes. Le 15 Pierre Reboul fut atteint du choléra et mourut le 16; Blanc en fut frappé le 17 et succomba le 25. Un forçat, appelé Parant, infirmier à l'hôpital du lazaret, et qui en cette qualité donnait des soins à Blanc comme il en avait donné à Reboul, fut attaqué le 20 par le choléra qui l'enleva trois jours après. Par ordre de l'intendance sanitaire, l'équipage de la *Melpomène* fut débarqué au lazaret le 24 juillet; toutes les hardes furent trempées à la mer et soumises à l'évent; puis l'on immergea la frégate pendant trois fois. Enfin, le 3 août le nommé Noël Fourré, garde-chiourme, employé à la surveillance des forçats qui étaient au lazaret, fut atteint du choléra à midi, et mourut le même jour à neuf heures du soir : ce fut le dernier cas et le dernier décès.

La ville de Toulon, après avoir évité ce péril, en courut un autre du même genre auquel elle échappa par les mêmes moyens.

La corvette des Etats-Unis d'Amérique le *John-Adams*, équipée de 205 hommes et commandée par le capitaine David Conner, partit de Norfolck le 7 août 1834. La santé publique était bonne dans cette ville, et celle de l'équipage de la corvette

ne laissait rien à désirer. Le *John-Adams* arriva
le 8 septembre à Madère, où ne régnait aucune
maladie épidémique ou contagieuse. Il en partit le
18, et vint mouiller le 14 octobre à Mahon, où le
choléra venait de se déclarer (1). Le 20 le mal
indien se manifesta à bord sur la personne d'un
matelot, qui rendit le dernier soupir après douze
heures de souffrance. Deux autres cas se présentèrent le même jour, et ils furent suivis de mort
le lendemain 21, deux heures après le départ de
la corvette, laquelle arriva sur rade du lazaret de
Toulon le 31, à neuf heures du soir. Le 1er novembre un homme de l'équipage, qui avait déjà éprouvé
des symptômes indiquant un dérangement céré-
bral, succomba à une attaque d'apoplexie. Il
n'existait à bord que 2 cas chroniques qui duraient depuis long-temps, 3 cas de catarrhe et 2
ou 3 cas de blessures ou contusions, lorsque
le 5 novembre au matin, le nommé Jean Pourra,
l'un des gardes de santé placés sur la corvette par
l'intendance sanitaire, tomba tout-à-coup malade,
et son état désespéré offrit tous les caractères du
choléra-morbus oriental parvenu à son plus haut
degré de violence. Ce garde mourut le même jour
à sept heures du soir. Le choléra fut encore étouffé

---

(1) On a vu, à la page 133 de cet ouvrage, que le choléra a
fait son début à Mahon le 7 octobre 1834.

par des mesures répressives, et la corvette américaine, dont l'équipage continua de jouir d'une
santé parfaite, partit de Toulon le 16 novembre.

Les habitans de cette ville vivaient dans une
sécurité profonde; tout leur offrait l'aspect d'un
heureux avenir. Il leur semblait que la maladie
redoutable qui ne les avait pas atteints quand elle
désolait Marseille, et qui deux autres fois avait
expiré impuissante devant la vigilance des intendans de la santé, ne pouvait trouver sur leur sol
des conditions de développement ; mais, hélas
comme ils se trompaient! C'est qu'il n'y a que peu
de fond à faire sur notre prévoyance, si facilement
mise en défaut : nous avons beau nous bercer de
rêves séducteurs, d'espérances riantes; le malheur a toujours un compte à régler avec notre
humanité si fragile.

C'était au mois de juin 1835 : la campagne,
parée d'une belle verdure, ne présentait que des
images de fécondité et de vie; la ville entière était
en mouvement; le peuple, avide de spectacles et
d'émotions, célébrait la Fête-Dieu avec la vivacité
méridionale de ses croyances religieuses, et s'ef-
forçait d'ajouter une splendeur nouvelle à l'éclat
ordinaire de cette solennité catholique. C'est au
milieu de tant de pompes, de réjouissances et de
bruit, que le monstre indien apparut. Il apparut
comme un spectre livide au sein de la multitude

18

éperdue, et il se fit soudain un silence de mort. Les joies se changèrent en larmes, les cérémonies triomphales en spectacles d'horreur, les plaisirs en douleurs affreuses.

Comment le choléra s'est-il introduit dans Toulon? Les opinions varient sur ce point. Les uns désignent comme cause primitive de la transmission du mal asiatique l'arrivée de la chaîne de forçats qui entra dans la ville le 5 du mois de mai. Cette chaîne, composée d'hommes venant de divers départemens, fournit à l'hôpital du bagne vingt-huit condamnés atteints de dyssenterie. D'autres prétendent que le choléra s'est d'abord déclaré sur la frégate la *Galathée*, pour l'armement de laquelle on aurait employé des agrès et apparaux provenant de la frégate la *Melpomène*, infectée du choléra en 1833, comme nous venons de le dire. Il en est, enfin, qui attribuent l'invasion du fléau aux relations fréquentes des côtes du Languedoc avec Toulon.

La première de ces opinions est évidemment très mal fondée, parce que ce n'est point parmi les forçats que le choléra a fait son début; d'ailleurs les pays d'où venaient ces galériens jouissaient tous d'une santé parfaite, et la chaîne arriva à Toulon quarante-cinq jours à peu près avant le commencement de la maladie. La seconde opinion ne doit pas inspirer plus de confiance; le fait de la *Galathée* est inexact, il n'a été inventé que parce que l'un des premiers individus atteints du choléra appartenait à l'équipage de cette frégate, alors en commission dans le port de l'arsenal. Toutes les vraisemblances se réunissent en faveur de la troisième opinion (1). En effet, les bâtimens du Languedoc sont arrivés à Toulon en libre pratique jusqu'au 17 juin, pendant que la maladie sévissait à Cette et à Agde. Le dernier navire venu d'Agde en était parti le 12 juin, et était entré à Toulon le 15 (2); c'était une bombarde nommée la *Vierge-de-la-Guet* et commandée par le capitaine Spinelly.

Au reste, il n'est pas étonnant qu'il y ait divergence d'opinions sur les causes hypothétiques du développement de la maladie, alors que des opinions non moins nombreuses sont émises sur des faits matériels qui pourraient, ce semble, être constatés de manière à ne laisser aucun doute. On n'est point d'accord à Toulon sur la manifes-

(1) On a dit aussi que la maladie a été apportée à Toulon par une brume épaisse qui, chaque jour, venait du couchant et s'étendait sur la rade, la ville et les campagnes environnantes. Cette version ne peut être admise; car si l'agent propagateur du choléra avait résidé dans cette brume, très certainement d'autres localités placées sous la même influence auraient été atteintes avant Toulon, ou tout au moins en même temps.

(2) Toujours en libre pratique.

tation du premier cas de choléra dans cette ville. L'autorité municipale croit que la maladie s'est d'abord déclarée le 19 juin sur la personne du nommé Pomard, matelot de la *Galathée*, lequel était en prison à bord du vaisseau amiral. Cet homme, offrant les divers phénomènes morbides qui caractérisent le choléra indien, fut aussitôt transporté à l'hôpital de la marine, où il mourut le lendemain. Des personnes non moins dignes de foi affirment que le premier accident de choléra s'est manifesté, dès le 17 juin, sur le nommé Simon, perceur, demeurant rue Bastide, n° 8. Simon, saisi d'une diarrhée cholérique, négligea de se soigner et n'entra à l'hôpital que le 20 ; le même jour, à cinq heures du soir, il fut visité par le docteur Taxil, qui reconnut sur ce malade tous les symptômes du choléra-morbus arrivé à la période algide. Cette circonstance détruit les calculs de ceux qui croyaient trouver un heureux auxiliaire pour la défense de leur système dans l'apparition subite du fléau en un lieu de séquestration ; et encore le choléra eût-il débuté en attaquant, ainsi qu'on le dit, le matelot Pomard, qu'aucun argument favorable à la non-contagion de la maladie ne pourrait en être tiré ; car Pomard avait été mis en prison seulement le 18 juin dans un état complet d'ivresse, et le 19 le mal asiatique se déclara chez cet individu qui expira le lendemain.

Le 21 et le 22 quelques accidens suivis de mort
furent encore signalés; mais le cas qui a frappé
plus vivement l'attention publique est celui du
nommé Jean-Baptiste Bouis, ouvrier peintre. Cet
homme fréquentait un cabaret de la rue d'Orléans,
n° 9, tenu par la femme Reine, épouse Fava, âgée
de 28 ans. Bouis, qui passait dans ce cabaret tous
les instans de liberté que lui laissait son travail,
fut atteint le 22 et mourut le 23. Le même jour,
l'enfant de Reine Fava, âgé de 4 ans, fut également saisi du choléra, et succomba quatre heures
après la manifestation des premiers symptômes.
Le 25 la femme Fava, frappée à son tour, fut
emportée le 26, précédant de quelques heures
seulement sa vieille mère, nommée Marie Giraud,
qui, atteinte le même jour, mourut peu d'instans
après. Ainsi la maladie en se montrant à peine
frappait quatre personnes dans la même maison,
quatre personnes qui avaient eu entre elles des
rapports fréquens et directs.

Dès l'apparition des premiers cas, le contre-
amiral Jules de Martineng, major-général, préfet
maritime par intérim, fit toutes les dispositions
nécessaires pour affaiblir les ravages du mal parmi
les marins de l'état. Il déploya une activité rare,
une intelligence étonnante, et l'on put voir, en
ces jours de calamité, tout ce qu'il y a de fécond
dans un caractère plein de dévouement, dans une

ame inspirée par la passion du bien. Tous les bâtimens armés reçurent l'ordre d'aller mouiller en
grande rade, et défense leur fut faite de communiquer avec la terre. Le régime hygiénique des
forçats reçut de notables améliorations : on distribua de la viande et du vin dans les chiourmes ;
la durée des travaux dans l'arsenal fut diminuée ;
les hôpitaux de la marine furent disposés pour
recevoir les nombreux malades qui devaient y
être conduits. L'hôpital Saint-Mandrier, l'un des
plus beaux établissemens de ce genre, fut ouvert
aux cholériques. Pendant que les chefs de la
marine prenaient ces sages précautions, l'autorité
militaire n'avait pas moins d'ardeur pour garantir
la garnison des atteintes du fléau. Le général
Beurmann, commandant le département du Var,
soumit toutes les troupes aux mesures qui avaient
été ordonnées par le lieutenant-général comte de
Damremont, commandant la 8ᵉ division militaire (1), et l'exécution de ces mesures fut surveillée par le sous-intendant Appert, administra-
teur distingué par une capacité à toute épreuve.

(1) Une distribution de vin fut accordée aux troupes avec une
indemnité extraordinaire de 11 centimes par homme et par
jour.

M. le comte de Damremont se rendit à Toulon le 1ᵉʳ juillet,
pour y tout voir de ses propres yeux et s'assurer de l'exécution
de ses ordres.

Pendant que l'ordre le plus parfait régnait dans les établissemens de la marine et dans les casernes, la population civile était abandonnée sans défense aux coups multipliés du mal dévastateur. L'autorité municipale, plongée dans une inconcevable apathie, n'avait rien prévu, rien préparé; et lorsqu'elle se réveilla aux cris plaintifs de tant de victimes mourantes, elle ne sut prendre que des mesures incomplètes. Le service des hôpitaux civils fut le premier à se ressentir de cette coupable négligence; car, dès les premiers jours, les médicamens, la paille et le linge manquèrent tout-à-fait. Le conseil municipal ne fut réuni que le 27 juin; il vota 60,000 francs pour secourir les cholériques. Le ministre de l'intérieur en envoya vingt mille, et le Roi, touché des maux de Toulon, lui fit donner sur sa cassette la somme de dix mille francs. En même temps des souscriptions furent ouvertes chez divers notaires; mais ces souscriptions ne produisirent que la somme de 13,367 fr. 65 cent. O dérision! ô scandale! ô aveugle fortune! et c'est une des villes les plus peuplées et les plus riches du midi de la France, qui a donné ce honteux exemple d'insensibilité si froide et d'égoïsme si profond! c'est une ville habitée par une foule de fonctionnaires largement rétribués qui méconnaît ainsi les droits sacrés du malheur!

Au milieu de ces circonstances calamiteuses,

M. Guieu, maire de Toulon, ne manqua pas de
cœur, mais il manqua de tête. Malgré son âge
avancé il sut payer de sa personne et se conduisit
bien en face de la mort. Sans doute, il faut lui
tenir compte de la démoralisation complète qui
régnait autour de lui et des difficultés de toute
sorte dont il faisait toujours rencontre; mais on
s'accorde à dire qu'un peu plus de prévoyance et
de capacité administrative n'eût pas gâté son dévouement. Ses trois adjoints, MM. Martini, Julien
et Negrin, le secondèrent avec courage.

A la première nouvelle de l'invasion du choléra, M. Floret, préfet du Var, se rendit à Toulon
en toute diligence (1). Où se trouvait un grand
péril, là se trouvait naturellement la place de ce
magistrat intrépide, qui déploya les ressources
d'un esprit plein de vigilance, de chaleur et de
dévouement, d'un de ces caractères si rares qui
puisent de nouvelles forces dans ce qui semble
fait pour démoraliser les hommes ordinaires.
M. Floret prit d'une main ferme les rênes de l'administration locale; il réunit sous sa présidence
les dix commissions désignées par le maire pour
veiller au maintien de la salubrité publique et à
la distribution des secours destinés aux indigens.
M. Floret a mérité par sa belle conduite les éloges

(1) Aux derniers jours du mois de juin.

unanimes des Toulonnais; il a acquis des titres éternels à leur estime, à leur reconnaissance, et son nom sera toujours cher aux amis de l'humanité. Ce magistrat, digne de servir de modèle, sortit de Toulon après avoir pourvu à toutes choses, et se porta au secours des nouvelles victimes que la maladie devait faire dans le département.

Déjà le sous-préfet, M. Frédéric Duchatel, déployait toute la grandeur de son ame sur le théâtre affreux où le fléau d'Asie déployait toute sa violence. Ce jeune fonctionnaire, beau d'énergie, de calme et de dévouement, fit de nobles efforts pour rassurer les esprits glacés d'épouvante, pour ramener la confiance et l'espoir au sein d'une population sans cesse poursuivie par le fantôme de la mort. On le voyait parcourant les rues, donnant tous les ordres qu'il jugeait utiles, entrant dans les maisons pour consoler les malades et secourir les indigens. Au milieu de tant de fatigues et d'émotions il fut saisi par le choléra, et de son lit de douleur il dirigea encore le travail de ses bureaux; heureusement il résista aux attaques du mal, et le pays n'eut pas à regretter la perte d'un si bon citoyen.

A Toulon, comme partout ailleurs, la maladie avait suivi avec lenteur une marche ascendante. Le 3 juillet le nombre des cas constatés depuis l'invasion s'élevait à 183 parmi lesquels 77 avaient été suivis de décès. Depuis lors le choléra ne fit que croître en violence, et le nombre de ses victimes se multiplia dans des proportions effrayantes. La plupart d'entre elles, subitement saisies, expiraient après quelques heures de souffrances. Le 11 du même mois de juillet (1) on inscrivit à l'état civil 108 décès cholériques, et beaucoup d'autres ne purent pas l'être parce que la désorganisation était générale : cette journée fut la plus meurtrière. Le lendemain le chiffre des décès constatés officiellement descendit à 92, puis à 85, et le mal commença dès lors sa période de décroissance.

Dès les premiers jours de juillet, la ville de Toulon avait changé de face. Tout était dans l'angoisse et dans l'ébranlement. Fuyons! tel devint le cri général. Fuyons! telle fut la pensée commune, l'unique pensée de salut. Il y eut une migration en masse au milieu d'un affreux désordre. Les familles éperdues, oubliant les précautions les plus indispensables de voyage, souvent même ne fermant pas les portes de leurs maisons abandonnées, sortaient pêle-mêle de la ville comme d'un séjour maudit du ciel, maudit des hommes ; c'était à qui se précipiterait le premier : les uns se

(1) C'est-à-dire du 10 à midi au 11 à midi : c'est toujours à cette heure que l'on publiait le chiffre des décès.

jetaient sur des chariots, les autres sur des bêtes
de somme, et la plupart s'acheminaient à pied,
sans projets, sans but, sans ressources. Pendant
plusieurs jours ces émigrés de la peur couvrirent
toutes les routes ; la pitié publique s'émut souvent
sur leur passage, et l'accueil le plus hospitalier
leur fut fait dans plusieurs communes. En d'autres
lieux il fallut qu'ils achetassent au poids de l'or
les moindres services ; et le pauvre, après avoir
épuisé le fruit de ses sueurs, alla mendier un pain
noir et de la paille qui ne lui furent que trop souvent refusés.

Parmi tous ces fuyards il en était de bien coupables. Sans doute, il faut jeter des regards d'in-
dulgence sur toutes les faiblesses humaines, parce
que ces faiblesses occupent toujours dans notre
nature fragile une place plus large que les nobles
pensées et les grandes actions. Que des hommes
sans caractère public n'écoutent que la voix de
leur propre intérêt ; qu'ils cèdent au sentiment de
leur conservation et de celle de leur famille ; que
la crainte et l'effroi se glissent en leur ame quand
un fléau, vainqueur de nos arts impuissans, précipite au tombeau et le pauvre et le riche, et le fort
et le faible, comme un vil troupeau de victimes ;
c'est ce que l'on conçoit, c'est ce que l'on excuse.
Mais ces citoyens de Toulon qui se trouvaient liés
par un devoir de conscience, de philantropie et

d'honneur, et qui l'ont indignement violé; mais
ces administrateurs qui avaient accepté un mandat
de confiance, et qui l'ont trahi lâchement; mais
ces conseillers de la commune qui avaient brigué
les suffrages de leurs concitoyens, et qui se sont
éloignés d'eux sans laisser en partant une légère
portion de leur superflu, et sans avoir souci de
tant de misères poignantes; mais ces fonctionnaires
qui ont abandonné leur poste comme des soldats
sans courage à qui le cœur faillit dans un jour de
bataille; mais tous ces déserteurs de la cause publique qui n'ont su faire des sacrifices qu'à l'égoïsme et qu'à la peur, sentimens les plus méprisables
qui puissent dégrader l'intelligence humaine.......
Anathême sur eux! Pût leur front recevoir une
flétrissure brûlante!

Le 10 juillet il ne restait plus à Toulon qu'environ 22,000 ames, c'est-à-dire à peu près la moitié
de sa population, laquelle ne se composait alors
que des forces de terre et de mer, des habitans du
bagne, d'une partie des marchands d'objets de
première nécessité, des médecins, des prêtres,
des vieillards à qui l'âge avait interdit la fuite;
enfin, du petit nombre de fonctionnaires et de
citoyens qui montraient de la force d'ame.

Les commissions sanitaires se trouvèrent dis-
soutes par l'absence de la plupart de leurs membres, et le conseil municipal donna aussi l'exemple

d'une honteuse lâcheté. Tous les membres de cette assemblée prirent la fuite, à l'exception de huit que rien n'intimida. Ces dignes élus du peuple, ces courageux citoyens à qui Toulon doit un tribut de reconnaissance et d'estime, sont : les docteurs Fleury et Aubert; Béville, capitaine de frégate en retraite; Fournier, notaire; Petit, constructeur; Laurent, imprimeur-libraire; Albert, lieutenant de vaisseau en retraite; et Cabissol, droguiste (1). Bravant tous les dangers, opposant à l'orage un front calme et serein, ils se mirent à la disposition de l'administration municipale qui profita de leur concours (2). Le respectable Fleury, après avoir passé les jours et les nuits auprès des malades, mourut du choléra avec le chagrin de

(1) Les conseillers absens sont : MM. Bourgarel aîné; Vallavieille, notaire; Pezilla, avoué; Duranteau, contre-amiral en retraite; Terrin, propriétaire de bains; Gas fils aîné; Bravet, avoué; Blanchet père, négociant; Simon, négociant; Émile Gérard, négociant; Colle, avocat; Infernet, lieutenant de vaisseau; Dégréaux, propriétaire; Aube le jeune; Girard, colonel d'état-major en retraite; Azan, fondeur; Feraud, négociant; Brest, notaire; Galle, sous-commissaire de marine, mort à Aix dans sa fuite; Reymonencq, juge, appelé par ses fonctions à Marseille; Verse, avocat, malade depuis plus de deux mois; Broquier, avocat, en congé depuis le 20 juin; Romain, retenu au village de la Valette par ses fonctions de percepteur.

(2) M. Jean, secrétaire en chef de la mairie, ne cessa de remplir ses fonctions malgré son grand âge. Il a toujours eu pour guide l'amour du bien.

trouver en défaut la science qu'il cultivait honorablement depuis un demi-siècle. MM. Petit et
Béville le suivirent de près dans la tombe, victimes comme lui de leur zèle admirable.

La garde nationale ne doit pas échapper au
blâme public; car le colonel Thunot, le major
Lespinat, l'adjudant-major Dezulier, et M. Toir,
capitaine-rapporteur, sont à peu près les seuls
officiers de l'état-major qui sont restés à leur
poste. Le colonel Thunot offrit ses services à la
mairie, qui les accueillit avec empressement.

Les hommes du palais ne brillèrent point par
leur courage, et le cours de la justice fut interrompu: juges du tribunal civil (1), juges du tribunal de commerce (2), avoués (3), notaires (4),
huissiers (5), émigrèrent pour la plupart.

(1) M. Toucas-Duclos, président du tribunal civil, s'était
brûlé la cervelle. MM. Sermet et Revertégat, juges, s'absen-
tèrent. M. Gamel est le seul juge qui soit resté ferme à son
poste. MM. Vaïsse, procureur du roi, et Montera, substitut,
n'ont pas cessé de remplir leurs fonctions.

(2) Au tribunal de commerce, M. Geoffroi, commis-greffier,
est le seul employé qui soit resté.

(3) Trois avoués seulement, MM. Aubert, Laborde et Mar-
tini fils, ne sortirent point de la ville. Les fuyards sont MM.
Reverdit, Sénès, Arène, Coulomb, Thouron, Pézilla, Bravet,
Feraud, Clappier et Pascal.

(4) MM. Fournier, Lesperon, Aube et Juglard sont les seuls
notaires qui n'aient pas cédé au torrent. MM. Thouron, Vallavieille, d'Estienne et Brest ont failli à leurs devoirs en s'éloignant.

(5) Tous les huissiers étaient absens à l'exception de M. Brun,
attaché au parquet; plus tard M. Catalan s'est présenté.
(Extrait de l'*Eclaireur de la Méditerranée.*)

Les consuls et vice-consuls ne surent pas se
montrer à la hauteur de leur mission. Un journal
de Toulon s'exprime ainsi sur leur compte : « Fort
« heureusement pour les diverses puissances étran-
« gères que leur courage ne se mesure pas à celui
« de leurs représentans ; car l'Angleterre, les Pays-
« Bas, le Danemarck, la Suède et la Russie auraient
« donné des preuves d'une lâcheté qui les rendrait
« la risée des autres nations. Quant au représen-
« tant du Hanovre, il n'a pas cessé de rester im-
« passible au milieu des ravages du fléau (1). »

Les deux commissaires de police s'acquittèrent
de leurs pénibles fonctions avec beaucoup de
dévouement, et l'inspecteur Bertin mourut épuisé
de fatigues ; mais la plupart des agens se laissèrent
entraîner par la peur.

Le directeur de la poste aux lettres partit de
Toulon au moment où le choléra commençait à
sévir avec le plus de force, et pendant quelque
temps le plus grand désordre régna dans cette
administration. M. Legendre, sous-inspecteur dont
l'activité ne s'est jamais ralentie, parvint à mettre
de la régularité dans le service.

La chambre de commerce ne comptait que
quelques membres isolés, tous les autres n'avaient
pas jugé leur présence nécessaire. En général, les

(1) L'*Eclaireur de la Méditerranée*, du 29 juillet 1835.

administrations civiles furent paralysées par la
fuite d'une grande partie de ceux qui les composaient ; mais l'administration de la marine est le
corps qui a eu le malheur de fournir le plus de
désertions.

L'administration financière se montra la plus
pure et la plus courageuse. Le comte Littardi,
receveur-général du département du Var, se
distingua par une bienfaisance inépuisable. Ce
fonctionnaire, dont le nom est béni par tant de
malheureux, ne cessa de faire à ses frais des distributions d'argent et de bons pour des vivres.

La garnison ne reçut aucune souillure. C'est
dans son sein, comme dans un sanctuaire invio-
lable, que la bravoure et l'honneur semblaient
s'être réfugiés, tandis que l'égoïsme et tant d'autres pensées abjectes jouaient ailleurs un rôle
humiliant. Pas un militaire n'a pris la fuite. Le
génie et l'artillerie mirent à la disposition de la
ville tout ce qu'elle demanda, et le service des
voitures des ambulances *extrà muros* fut fait par
des soldats du train, que des fatigues multipliées
n'ont pas arrêtés un instant (1).

Le corps médical a rempli ses devoirs dans
toute leur étendue ; justice lui soit faite, hommage

(1) La gendarmerie, commandée par le lieutenant Viennet,
mérite aussi une mention honorable pour l'activité qui l'a toujours animée.

lui soit rendu. MM. les docteurs Reynaud, Lau-
vergne, Levicaire, Meisson, Taxil, Trastour, Lio-
nard, Long, Gueit et Dany, se sont constamment
montrés hommes de cœur et de science. Il est un
autre nom qui figure honorablement parmi tous
ces noms recommandables : c'est celui de M. Layet,
jeune médecin, connu par son instruction et sa
modestie; convalescent d'une maladie grave, mais
plein d'abnégation pour lui-même, M. Layet ne
craignit pas de se prodiguer au soulagement de
ses semblables : il était jour et nuit auprès des malades qui l'appelaient (1). Les médecins et les
officiers de santé de la marine ont aussi des droits
à nos éloges, car ils ont tous fait preuve d'intelligence, d'activité et de dévouement; mais il en
est un qui s'est plus particulièrement distingué :
c'est M. Camescasse, officier de santé de seconde
classe, appartenant au port de Brest.

(1) Parmi les médecins civils qui se sont fait remarquer par
leur zèle philantropique, nous devons encore citer MM. André-
Victor Aubert, Auban et Daniel, ce dernier employant la mé-
thode homœopathique. L'homœopathie, pratiquée par M. Daniel,
a obtenu de très bons résultats sur un grand nombre de cholériques. Ce fait a été attesté par deux médecins allopathes de
Toulon qui jouissent d'une réputation distinguée.

M. Bonardel, médecin, exerçant dans la banlieue, a aussi
droit à une mention honorable.

Le nom de M. Jordany ne doit pas être passé sous silence. Ce
pharmacien, dont la santé était affaiblie, se vit tout-à-coup
abandonné par ses commis, et quoique seul il resta dans sa
pharmacie qui continua d'être ouverte au public quand plusieurs
de ses collègues avaient fermé leurs établissemens.

19

Tandis que tous ces hommes estimables luttaient avec courage contre le terrible fléau pour lui arracher des victimes, trois de leurs collègues s'éloignaient du théâtre de ses fureurs : ce sont MM. Ventre père, Ventre fils et Martin. Heureusement leur absence ne laissa aucun vide, car MM. Rousset, Peyron, Daniel, Monge, Négrin et Barral, médecins de Marseille, volèrent au secours des malheureux Toulonnais; le docteur Goglioso, de la faculté de Pise, arriva aussi de Montpellier; et tous ensemble, supportant le poids des fatigues et soumis aux plus dangereuses épreuves, soutinrent dignement l'honneur de leur profession (1). M. Lassis, de la faculté de Paris, était accouru l'un des premiers ; atteint de la maladie le 15 juillet, il succomba le 21, noble martyr de la science qu'il cultivait avec la passion des grands cœurs.

Le clergé se montra à Toulon tel qu'il s'était montré ailleurs, toujours digne de lui-même, toujours fidèle à ses traditions et aux enseignemens évangéliques, se plaçant partout où il y avait des douleurs à calmer et des bienfaits à répandre. L'abbé Marin alla s'enfermer dans l'hôpital Saint-Mandrier pour prodiguer ses soins aux malades.

(1) Plusieurs élèves en médecine se rendirent aussi à Toulon. On remarquait parmi eux MM. Santi, Delajarvie, Fabre, Taron, Robert, Despany-D'Ardiége, Rivière, Bringue et Roux.

Un jour, en présence du curé Chabaud et de l'abbé Vincent, des porteurs abandonnèrent une bière sur la voie publique; les instances des deux ministres de la religion ne purent rien sur l'esprit de ces hommes saisis d'effroi et de dégoût. Alors le curé Chabaud s'écria : *A nous deux, abbé Vincent !* Et soudain ces respectables prêtres s'emparant du cercueil allaient se mettre en marche, lorsque des militaires, émus par cette scène, s'offrirent pour les remplacer.

M. Michel, évêque de Fréjus, ancien curé de la cathédrale de Toulon, accourut dans cette ville où il avait laissé tant de souvenirs honorables. Il présida à deux processions générales pour implorer la miséricorde divine. Une profonde tristesse, une émotion pieuse, un saint recueillement se peignaient sur la figure des fidèles qui chantaient ces hymnes lugubres que l'église tient en réserve pour les jours de grande affliction ; quelques-uns marchaient les pieds nus. Ces imposantes cérémonies firent réellement un bien moral; le peuple attendit avec plus de résignation et de patience la fin prochaine de ses maux.

Parlerons-nous des sœurs hospitalières ? Ne connaît-on pas leur constante mission de charité sublime? Ne sait-on pas le rôle qu'elles jouent dans l'asile des douleurs humaines? A-t-on cessé

de les voir répandant autour d'elles le doux par-
fum de leurs vertus chrétiennes?

Le ministre de la religion protestante, loin
d'imiter le glorieux exemple des prêtres catholi-
ques, fut l'un des premiers à s'enfuir.

Tandis que tant de Toulonnais fugitifs se rendaient à Marseille pour se mettre à l'abri des
coups du mal indien, trente-deux Marseillais (1)
sortaient de cette ville. Où portent-ils leurs pas,
ces jeunes citoyens? quel empressement les anime?
quelle passion les fait agir? pourquoi quittent-ils
ainsi leurs familles, et leurs plaisirs, et leurs affaires? O compatriotes dignes de mémoire! c'est à
Toulon qu'ils se sont donné rendez-vous : ils
courent au devant de ce que les autres évitent; ils
vont prendre leur place au foyer même de l'infection meurtrière; c'est l'hôpital civil qu'ils choi-
sissent pour le théâtre de leurs philantropiques
exploits. Ah! voyez-les le jour, la nuit, à chaque
instant, voyez comme ils sont empressés autour
des cholériques, comme ils s'efforcent de soulager
leurs maux, comme ils remplissent les fonctions

(1) Ce sont MM. Henri de Lescaze, Vigne, Aplada, Drou-
gnon, Ricard dit *Peloux*, Boulouvard, Maye, Vincent, Brimel,
Michon, Ramet, Faybesse, Grelon, Schmit, Boistard, Ravina,
Pellissier, Perrin, Semile, Castel, Nesme, Sorin, Roux, Min-
geaud, Jouve, Bonau, Gras, Saunier, Blanc, Dubois, Allard,
Senez.

d'infirmiers avec un discernement admirable,
avec une ponctualité exemplaire! Voyez comme
ils relèvent les courages abattus, comme ils rani-
ment l'espérance par de douces paroles, comme
ils dirigent l'application des remèdes prescrits par
les médecins! Rien ne les rebute, rien ne les ébranle.
En même temps les frères des écoles chrétiennes,
abandonnés par leurs élèves, ne veulent pas se
livrer au repos dont ils ont tant besoin; ils entrent
aux hospices pour prodiguer leurs soins aux malheureux qui souffrent. Ferons-nous ici leur éloge ?
Qu'il nous suffise de dire que de tous les coins de
la salle on entendait ce cri poussé par les malades :
frère! frère! Les Marseillais à l'allure dégagée et
aux manières élégantes, les frères au maintien
austère, les médecins impassibles, les cholériques
souffrant l'agonie, oh! quel tableau et quel sujet
de réflexions!

Depuis l'invasion du choléra l'administration
des hospices civils avait été dirigée par M. Ledeau,
le seul des administrateurs qui restait à son poste.
Cet avocat, jeune encore, n'avait cessé de consacrer
sa personne et sa bourse au soulagement des malheureux. Il ne manqua pas un seul instant aux
dangereux devoirs qu'il s'était imposés en accep-
tant cette belle mission. C'est lorsqu'il portait des
consolations aux plus souffrans, c'est au moment
où il promettait un retour à la vie, qu'il respira

lui-même des germes de mort, et il tomba accablé
d'épuisement et de fatigue : il expira victime de
son amour pour ses semblables. Infortuné jeune
homme! ame noble et sensible! recevez le tribut
sincère de nos hommages et de nos regrets. Vous
aviez devant vous un avenir heureux, une carrière brillante; vous pouviez couler des jours
paisibles au sein des prospérités : le destin ne l'a
pas voulu. D'autres pourtant sont plus à plaindre.
Sans doute, il existe beaucoup d'hommes qui
vivent plus long-temps; mais il en est peu qui
puissent montrer une vie aussi pleine de bonnes
actions. Oui, d'autres sont plus à plaindre. N'est-
ce donc rien que de passer en faisant le bien? Lorsqu'un profond oubli fait justice de tant d'existences inutiles et vaniteuses, n'est-ce donc rien que
de laisser dans tous les cœurs honnêtes le souvenir
attendrissant de quelques modestes vertus?

　　L'administration des hospices, veuve du généreux Ledeau, restait abandonnée, lorsque deux
citoyens honorables se présentèrent spontanément, et leurs services furent acceptés avec reconnaissance par le préfet et par le maire. M. Etienne
Mauric, négociant, et M. Nyel, directeur des contributions indirectes, s'acquittèrent de leurs nouvelles fonctions (1) avec un zèle au dessus de

----

(1) Il est encore un homme qui dans cette circonstance a bien

tout éloge ; graces à eux, les malades purent recevoir tous les soins que leur position exigeait.

Ces deux citoyens avaient des imitateurs dans la ville; car d'autres Toulonnais, au cœur plein d'énergie, aux mains infatigables, brillaient par leur courage et leur philantropie. Sans cesse en mouvement, sans cesse redoublant d'efforts pour secourir les cholériques, rien ne les ébranla dans l'accomplissement de leurs œuvres. Toulon ne perdra pas la mémoire des services rendus par MM. Montbrillant, membre de la commission de surveillance des prisons (1); Maurandy, commis principal de la marine; Audibert, agent d'affaires; Achard, cafétier; Pierre Suchet, commis de négociant; Mazet, marin aux équipages de ligne; Antoine Cuzent, vérificateur des poids et mesures; Adolphe Cuzent, ancien sous-officier; Chauvet fils, employé à la poste; Augeard, écrivain de la marine; Raymond, dit *Marius*. Et les femmes! ah! parmi elles il en est toujours qui versent sur nos maux un baume adoucissant; au milieu des calamités publiques il y a toujours pour ces créatures

mérité de la cité : c'est M. Faivre, percepteur, qui s'est chargé de la caisse des hospices. M. Faivre faisait en outre partie d'un bureau de secours, et ne craignait pas de se présenter partout où il pensait être utile.

(1) Seul membre de cette commission qui soit resté à son poste.

compatissantes un beau rôle qu'elles devinent
avec la sagacité de leur cœur. Mme Fournier,
jeune et digne épouse du conseiller municipal de
ce nom, se chargea de la distribution des dons en
argent faits par la commune, de la tenue des écri-
tures que cette distribution exigeait, et de la garantie qui en était la suite ; elle fut secondée dans
cette généreuse occupation par Mme Turc, épouse
d'un employé aux douanes. D'autres dames se
distinguèrent aussi par leurs soins charitables (1).

Il y avait du mérite à se conduire ainsi en
face du fléau, parvenu au comble de sa violence.
Qui pourrait dire tant de misères et de douleurs ?
Qui trouverait des couleurs assez sombres pour
exprimer toute l'horreur de tant de scènes déchirantes ? La mort, entourée d'images hideuses,
suspendait sa faux sur toutes les têtes. Grand
Dieu, quelle métamorphose ! Toulon, ville de
bruit, de mouvement et de travail, Toulon qu'a-
nime le génie de la navigation et de la guerre, est

(1) **Entre** autres la veuve Alimondi, la veuve Jourdan, Joséphine Jourdan, et la dame Pichat, veuve d'un ancien capitaine d'artillerie.

Deux infirmières venues de Marseille, Mmes Dedoué et Fon-
ville, n'ont quitté Toulon que le 29 juillet pour se rendre à
Draguignan ; elles ont constamment donné des preuves d'activité et d'intelligence.

Une troisième infirmière, Mad. Plumier, a aussi rendu des
services.

devenue méconnaissable, et quelques jours ont
suffi pour produire ce changement. Tout y est
morne et silencieux; le souffle glacial du monstre
asiatique a tout décoloré, tout flétri. Les boutiques ne s'ouvrent pas, les cloches ne tintent plus,
les chants des prêtres ont cessé. Il semble que le
pied d'aucun être vivant ne doit plus s'imprimer
sur la poussière des rues désertes; seulement
d'intervalle en intervalle on entend le pas grave
et mesuré des patrouilles qui circulent pour dé-
jouer les projets de quelques malfaiteurs (1). A la
chute du jour, des feux de goudron allumés de
distance en distance brûlent solitairement sur les
places publiques et répandent une lueur rougeâtre
avec des tourbillons de fumée étouffante. En même
temps de nombreux coups de canon ébranlent
l'air, et ces détonations lugubres au milieu du
silence universel semblent célébrer les funérailles
de la ville entière (2).

(1) Des placard infâmes furent affichés dans la ville. Ces placards invitaient le peuple à se tenir en garde contre les empoisonneurs, agens occultes du gouvernement.

On assure qu'une bande de pillards, composée d'hommes
recrutés dans les villages voisins, s'était donné rendez-vous à
Toulon pour y faire un coup de main. Les mesures prises par
l'autorité firent avorter ce projet criminel.

Dans les premiers jours de juillet on surprit des individus qui,
pendant la nuit, se rendaient au cimetière pour dépouiller les
morts de leurs habits funéraires.

(2) Ces coups de canon étaient tirés dans la rade par ordre

Les bras manquaient pour enterrer les morts; de nombreuses bières étaient entassées hors les portes de la ville, sur les bords de la grande route, et les fosses du cimetière ne suffisaient pas pour recevoir toutes les victimes. Le général Beurmann fournit des militaires pour confectionner des cercueils, et ce travail s'exécuta pendant plusieurs jours dans la grand'salle de l'Hôtel-de-Ville. D'un autre côté, le contre-amiral Jules de Martineng fit mettre à la disposition de l'autorité municipale quatre-vingt-deux forçats qui travaillèrent jour et nuit à l'ouverture des tranchées et à la sépulture des cadavres. M. Esménard, commissaire du bagne, les dirigeait, les animait lui-même de sa voix et de son exemple. Pendant toute la durée de la maladie ils ont été l'objet constant de la sollicitude éclairée de ce fonctionnaire estimable; un grand nombre d'entre eux étaient employés au service des cholériques dans les divers hôpitaux. La bonne conduite de ces hommes flétris par la justice obtint les justes éloges des autorités toulonnaises. Il faut le dire, une surveillance active pesait sur eux; M. de Martineng ne leur aurait pas pardonné une faute : il leur avait fait signifier que le premier délit commis sur les personnes ou sur les

de M. le contre-amiral de Martineng, pour satisfaire une partie de la population qui croyait qu'une forte commotion purifierait l'atmosphère.

propriétés serait immédiatement puni de mort. Un jour leur esprit fut soudain frappé de terreur, des bruits d'empoisonnement circulaient dans toutes les salles. Les forçats refusèrent de recevoir leur ration et surtout de manger le pain qui leur avait été distribué. M. Esménard se transporta en toute hâte au milieu des chiourmes qu'il trouva dans un état d'agitation extrême; les regards irrités et les fronts menaçans exprimaient la vengeance. Le digne commissaire du bagne adressa d'abord des paroles de douceur à ces hommes égarés, et puis, s'emparant du pain de l'un d'eux, il en mangea assez pour leur enlever tout soupçon. Cette conduite ferme et bienveillante rétablit bientôt le bon ordre.

Dans la seconde quinzaine de juillet le choléra avait suivi son cours de décroissance soutenue, et le dernier jour de ce mois on ne constata que douze accidens mortels. Le nombre des décès enregistrés à l'état-civil depuis le commencement de l'invasion s'élevait à 1,375. Les premiers jours du mois d'août parurent commencer sous d'heureux auspices, et le 12 aucun décès de cholérique ne fut signalé; on en compta trois le lendemain, et la maladie était alors regardée comme à peu près éteinte. Cependant on se trompait; l'heure de la délivrance n'avait pas sonné encore, et il y eut une sorte de recrudescence. Le 15 août le chiffre des décès monta à 16; le lendemain il descendit à 8. On remarquait plusieurs cas foudroyans, et quelques personnes atteintes moururent en trois ou quatre heures.

Le 19 du même mois, bien qu'il y eût quatre décès de cholériques, le maire, dans une proclamation publiée dans tous les quartiers, annonça la cessation du fléau. Presque tous les émigrés étaient rentrés, et la ville avait repris son aspect ordinaire. Néanmoins le chiffre de la mortalité cholérique se maintint entre 8 et 4 jusqu'au 31 août; au mois de septembre il oscilla entre 6 et 1. Le 18 on eut à déplorer à l'hôpital militaire la mort d'un officier qui arrivait de Paris et qui fut subitement enlevé par le choléra au moment où il se disposait à rejoindre son régiment en Afrique. Il y eut encore quelques décès isolés, et le 23 septembre le mal des Indes sembla terminer son cours ; mais il reparut inopinément vers la fin de septembre et au commencement d'octobre. Plusieurs personnes en moururent après quelques heures de souffrance. Des hommes d'observation attribuèrent cette courte réapparition du fléau aux déménagemens qui se font d'ordinaire à cette époque. Le 10 octobre le choléra ne laissa plus aucune trace. Sa durée avait été de 115 jours, et le nombre de ses victimes dans la ville et la banlieue s'élevait à 1,682, ainsi qu'on peut le voir par le tableau suivant :

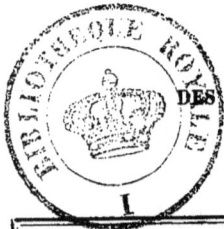

TABLEAU OFFICIEL

DES CAS ET DES DÉCÈS CHOLÉRIQUES CONSTATÉS A TOULON

(département du Var),

du 19 juin au 23 octobre 1835.

DÉSIGNATION des CLASSES.	POPULATION OFFICIELLE.	CAS			DÉCÈS			NOMBRE de MALADES sur 1,000 indiv.	NOMBRE de DÉCÈS sur 1,000 indiv.	OBSERVATIONS.
		masc.	fém.	TOTAL.	masc.	fém.	TOTAL.			
Civils............	28,419	1,200	1,500	2,700 (1)	544	665	1,209	95	42,5	(1) Ce chiffre ne peut être considéré que comme approximatif.
Militaires...........	3,540	284	»	284	155	»	155	80	43,7	(2) Ce chiffre a été variable, et on doit remarquer encore qu'une partie de cette population (la moitié environ) était sur les navires mouillés à la rade.
Marins...........	7,926 (2)	250	»	250	115	»	115	31,25	14,375	(3) Ce nombre nous a été donné par la mairie de Toulon, comme étant le seul qui résulte du dépouillement des registres de l'état civil. L'auteur d'une brochure intitulée *Aperçu historique et médical sur le Choléra - Morbus à Toulon*, a porté à 2020 le nombre des décès cholériques: nous ignorons à quelle source il a puisé les élémens pour former ce nombre.
Agens de surveillance...	260	40	»	40	28	»	28	153,8	107,6	
Forçats............	2,970	622	»	622	175	»	175	209,4	58,9	
	43,115	2,396	1,500	3,896	1,017	665	1,682 (3)	90,3	39	

Influence du choléra sur les lieux isolés.

En même temps que les émigrations commencèrent, la maladie se répandit dans les campagnes
environnantes. D'abord elle se déclara sur des
fugitifs, ensuite sur des habitans des lieux qu'ils
avaient visités. Les quartiers situés à l'est de la
ville furent les premiers atteints, quoique les vents
aient presque toujours régné dans la partie de
l'est ou du sud-est pendant les dix premiers jours
de juillet; mais après cette époque la maladie se
manifesta dans toutes les directions, selon qu'elles
furent plus ou moins parcourues par les émigrans.
Plusieurs observations ont été faites à ce sujet par
des hommes sans opinion arrêtée sur le mode de
propagation du choléra : il en résulte que la maladie s'est peu ou point montrée dans les villages
et hameaux où les fuyards n'ont fait que passer;
que dans ceux où ils ont fixé leur séjour, elle s'est
déclarée avec sa marche ordinaire et ses caractères constitutifs, et que ceux qui n'ont point reçu
d'émigrés n'ont constaté aucun cas. On rapporte
à ce sujet un fait digne de remarque, et que nous
livrons aux réflexions des non-contagionistes. A
peu de distance de Toulon, sur la route de Marseille, existait autrefois un chemin conduisant de
cette grande route au torrent qui non loin de là
se jette dans la mer; ce chemin a été envahi par

de pauvres gens qui y ont élevé de chaque côté
de véritables chaumières, les unes construites en
bois, d'autres avec de la terre, et le plus petit
nombre en maçonnerie. Ce misérable hameau
porte le nom de *Navarin*. Les habitations, basses
et peu aérées, sont occupées par des familles presque toujours nombreuses. Le sol n'a point de pente,
de sorte que les eaux ménagères croupissent devant
chaque porte. Là étaient abritées environ cent
personnes qui, du moment que les affaires furent
interrompues dans la ville, se séquestrèrent au
milieu de leur foyer de boue et d'infection, sans
craindre qu'aucun émigrant ne vînt leur demander asile. Là ils semblaient braver les fureurs du
fléau, qui traçait autour d'eux un cercle inces-
samment formé par les rangs épais des victimes.
Le Castellet, Olioulles, le Bausset et d'autres
villages étaient infectés, qu'aucun cas ne s'était
encore manifesté à Navarin ; mais quelques habitans de ce hameau ayant appris que l'autorité
municipale de Toulon délivrait des secours aux
indigens, s'y rendirent du 8 au 10 juillet, et un
décès cholérique fut constaté le 11 du même mois.
Une série de désastres commença dès ce moment,
et la malheureuse population du hameau fut
décimée.

Les prisons militaires, les prisons civiles, celles
de la marine et celles du bagne n'ont point été

atteintes par la maladie. Deux cas seulement s'y sont manifestés, l'un sur le guichetier des prisons civiles, l'autre sur le geolier de la prison de la marine; mais il faut remarquer que ces deux hommes n'étaient pas séquestrés.

Le lazaret situé au fond de la rade en face de Toulon, entre la petite ville de la Seyne et l'hôpital Saint-Mandrier, n'a pas eu un seul cas. Cependant la Seyne, à l'ouest de ce lazaret, et l'hôpital Saint-Mandrier à l'est, ont compté beaucoup de cas et de décès.

Le vaisseau *le Triton*, atteint du choléra, a donné lieu à une remarque qui n'est pas sans importance. Dans le service du bord, il y a des hommes qui ne quittent jamais la cale, ce sont ceux qui distribuent l'eau et le vin; le peu de rapports qu'ils ont avec le reste de l'équipage les a fait surnommer *rats de cale*; eh bien! ces hommes qui vivent dans un lieu toujours humide, où l'air ne se renouvelle que difficilement, n'ont pas été atteints, tandis que ceux dont le service habituel est à l'entrepont ou sur le tillac, ont eu à supporter toutes les atteintes de la maladie.

Le bagne flottant n° 3, mouillé à la petite rade, renfermait 104 condamnés. Ces hommes étaient employés chaque jour aux carrières de Lagoubran, quartier situé entre la Seyne et Toulon, et pas un de ces hommes n'a été atteint, tandis que tous les autres bagnes ou salles ont eu un grand nombre de malades et proportionnellement un grand nombre de morts.

Population civile.

La population civile de Toulon est fixée à vingt-huit mille quatre cent dix-neuf habitans. Le nombre des cas a été de 2,700, celui des décès de 1,209; ce qui donne pour mille habitans 95 malades et 42,5 décès. On a remarqué que peu de maisons présentaient un cas isolé, que presque toutes celles qui avaient été atteintes en offraient plusieurs; dans les classes peu aisées, ces observations étaient plus fréquentes, et le chiffre des personnes atteintes allait souvent jusqu'à 10.

Population maritime.

La population maritime s'élevait pendant la durée du choléra à huit mille individus. Le nombre des cas a été de 31,25 sur mille, et celui des décès de 14,37 sur le même nombre.

Peu de marins de la rade ont été atteints par l'épidémie; ceux qui l'ont été avaient eu des communications directes avec la ville.

Population des bagnes.

La population des bagnes était de 2,970 condamnés; il y a eu 622 cas (1) et 175 décès; ce qui établit la proportion de 209,4 cas, et de 58, 9 décès sur mille individus.

La salle qui a fourni le plus grand nombre de décès est celle des *éprouvés*. Ces condamnés jouissent d'un privilége qu'ils doivent à leur bonne conduite; les travaux les plus faciles leur sont réservés, et notamment ceux qui sont rétribués; leur nourriture est plus abondante et plus saine que celle des autres forçats; ils reçoivent une ration de vin et reposent la nuit sur un matelas : mais c'est de cette salle qu'on tire les servans des hospices et tous les hommes qui doivent être employés à des travaux de confiance et qui réclament plus de liberté.

Population militaire.

La population militaire était de 3,381 sous-

(1) Par mesure de précaution, et afin de rendre les secours plus efficaces, M. Esménard, commissaire du bagne, avait ordonné qu'aussitôt qu'un condamné serait indisposé, il fût immédiatement conduit à l'hôpital. Cette mesure doit expliquer le grand nombre de cas indiqués et celui plus étonnant encore des guérisons.

officiers et soldats, et de 159 officiers; le chiffre des cas a été de 30 pour les officiers, de 254 pour les soldats; et celui des décès, de 27 pour les premiers et 128 pour les seconds. La proportion sur les officiers a été de 16,98 décès sur cent, et celle touchant les soldats de 3,78 sur le même nombre.

Agens de surveillance dans l'arsenal.

Les agens de surveillance étaient au nombre de 260; le nombre des décès a été de 28, environ 10 sur cent.

Population générale.

La population générale de Toulon, au moment de l'invasion de la maladie était de 43,115 habit.; mais, par l'effet des émigrations, elle avait été réduite à 22,000 ames, en y comprenant la garnison et la marine. Le chiffre total des décès ayant été de 1,682, la mortalité moyenne a été de 39 sur mille pour la population ordinaire, et de 76,45 sur mille pour la population réduite.

Influence sur les sexes.

Le sexe féminin a été frappé dans des proportions plus grandes que le sexe masculin. Le rapport établi sur la mortalité de la population civile a donné 1 homme sur 1,22 femmes.

Influence sur les quartiers.

Le fléau a frappé. d'une manière à peu près
uniforme chaque quartier de la ville. Les rues
habitées par les classes pauvres ont été cependant
plus maltraitées que celles qui, largement percées,
étaient habitées par des personnes aisées.

Influence de l'atmosphère.

L'atmosphère a été soumise à de fréquentes
variations pendant la durée de la maladie, et l'influence de ces variations a été nulle. Toute sorte
de vents ont soufflé tour à tour. Tantôt un soleil
brûlant répandit dans les airs des torrens de
lumière, tantôt l'atmosphère devint humide et se
refroidit; des brouillards accoururent amoncelés
de l'horizon maritime, et des nuages de vapeur
enveloppèrent la ville comme sous un funèbre
linceul. Plusieurs fois le ciel s'arma d'éclairs et
lança le tonnerre avec un bruit horrible, la pluie
tomba en étourdissantes ondées; et puis à tous
ces ébranlemens succédait une sérénité ravissante;
rien ne troublait le calme d'une atmosphère pure
et tiède, et la nature pleine d'harmonie reprenait
ses charmes féconds. Le choléra, impassible au

milieu de tous ces changemens de température
et de toutes ces mutations météorologiques, suivit
sa marche régulière, c'est-à-dire que pendant sa
période ascendante il augmenta toujours de violence, et qu'arrivé au temps de sa décroissance,
il diminua graduellement le nombre de ses coups.
En tout temps, en tout lieu, tel se montre le
mal indien; son cours est invariable, ses caractères ne changent jamais, et c'est de lui-même
qu'il tire toute son énergie malfaisante. Comme
poussé par un destin immuable, il faut qu'il accomplisse son œuvre, et rien de ce que font les
hommes, rien même de ce que produit la nature,
ne saurait prévaloir contre l'inflexibilité de ses
cruelles lois.

LIVRE HUITIÈME.

—

SECONDE INVASION A MARSEILLE.

Les émigrés de Toulon, venus en foule à Marseille, y reçoivent l'accueil
le plus hospitalier et le plus généreux. — Premiers décès de cholériques. — Mesures prises par l'autorité. — Ouverture des bureaux
sanitaires. — Progrès de la maladie. — A l'inquiétude succède bientôt
la terreur. — Nombreuses émigrations. — Tableau désolant de la
ville. — Scènes affreuses. — Beaux actes de bienfaisance et de dévouement à côté de quelques actes d'égoïsme et de lâcheté. — Cérémonies religieuses. — Le fléau calme ses fureurs et la ville reprend son
aspect ordinaire. — Tableau de la mortalité cholérique. — Divers
calculs, divers rapports, divers élémens de statistique. — Résultats
généraux des deux invasions.

Les émigrés de Toulon étaient venus en foule
chercher un asile à Marseille. La plupart d'entre
eux, sans guides, sans amis, et le plus souvent
sans ressources pécuniaires, se jetaient au hasard

dans les plus sales gîtes, ou même restaient exposés à la dangereuse fraîcheur de la nuit ; des familles entières dormaient sur les bancs du Cours.

Ce n'est pas à Marseille que les douleurs humaines rencontrent des regards d'indifférence et de froideur ; la bienfaisance, germant toujours sur ce sol fécond, y produit des fruits abondans. Cette noble vertu forma dans tous les âges un des traits distinctifs et inaltérables du caractère marseillais. A l'aspect des malheurs qui pesaient sur tant de fugitifs, la population ouvrière s'émut, et c'est elle qui donna le premier élan de charité généreuse. De pauvres journaliers et des marchandes de la halle qui ont à peine de quoi se nourrir allaient chercher les réfugiés de Toulon, les conduisaient dans leurs chambres étroites, y partageaient tout avec eux, et s'imposaient les privations les plus dures pour obéir à l'inspiration de leur ame compatissante.

L'opulence voulut aussi marcher dans la voie que la pauvreté lui avait ouverte, et le 11 juillet une souscription en faveur des Toulonnais fut ouverte chez deux notaires, MM. Bernard et Timon-David ; en même temps une commission se forma pour la distribution des secours (1).

***

(1) Cette commission était composée de MM. François Fournier, négociant ; Durbec, capitaine de port ; Ducros, médecin ;

Les déplorables nouvelles reçues de Toulon, la terreur qui régnait dans cette cité malheureuse, l'émigration qui ne cessait point, tout était fait pour tenir les esprits dans de vives alarmes. On parlait vaguement de plusieurs cas de choléra signalés en ville, mais on ne pouvait en préciser le nombre; et, comme il arrive toujours en pareille circonstance, les uns exagéraient le mal, les autres le diminuaient. Beaucoup d'hommes sensés ne partageaient pas les craintes qui agitaient une partie de la population marseillaise : ils croyaient que le choléra ne retourne que rarement dans la même ville; qu'alors le nouveau passage du fléau est plus rapide et moins meurtrier; que Marseille ayant déjà payé son tribut, il n'était pas donné à la maladie d'y exercer de grands ravages.

Ces hommes endormis dans une sécurité funeste allaient pourtant recevoir un démenti cruel; car le choléra, à la suite des fuyards venus en masse d'une ville voisine qui était alors un horrible foyer d'infection, ne pouvait qu'infecter horriblement Marseille. Le 6 juillet un émigrant de Toulon, nommé Nicolas Glise, calfat, âgé de 22 ans, mourut avec tous les symptômes cholériques, rue d'Endoume, n° 4. Le lendemain une Marseillaise

Raibaut de Labatut, négociant; François Fournier de Fournier frères, conseiller municipal; Gilbert-Blondeau, ancien fabricant de savon; Maistre, propriétaire; de Possel fils, négociant.

appelée Marie Caillac, demeurant rue des Recol-
lettes, n° 8, décéda avec les mêmes symptômes.
Le 8 un vieillard de Marseille, nommé Julien, fut
emporté par la maladie, rue Pierre-du-Moulin,
n° 1. Il y eut le 9 quatre décès de cholériques,
et l'on n'en compta que deux le lendemain. Ces
six individus victimes du fléau étaient des fuyards
toulonnais (1). Le 11 on constata 20 cas, parmi
lesquels treize furent mortels. A dater de ce jour,
la maladie, croissant en violence, suivit rapidement une marche ascendante.

Cependant l'autorité ne négligeait rien pour la
combattre. M. Julliany, remplissant par intérim
les fonctions de maire, en l'absence de M. Consolat, réunit à l'hôtel-de-ville les présidens des
anciennes commissions sanitaires pour concerter
avec eux les mesures à prendre. Un soin vigilant
était apporté sur tout ce qui pouvait intéresser la
santé publique, et partout le plus grand zèle se
déployait. Les bureaux de secours furent ouverts
le 15; ce jour-là il y eut dix-neuf décès cholériques; il y en avait eu vingt-six la veille. Le 16

---

(1) Ce sont Antoine Possel, maçon, mort rue de la Loge,
n° 16; Marie Gassin, décédée rue du Petit-Saint-Jean, n° 35;
Madeleine Siffrédi, Chemin-Neuf-de-la-Madeleine, n° 137;
Elisabeth de Montozon, cours de Villiers, n° 68; Antoine
Ferrari, rue de la Mûre, n° 8; François Pozzo, rue Fontaine-
Sainte-Anne, n° 1.

on en compta vingt-six et quarante-quatre le lendemain. Ces bureaux de secours étaient au nombre de huit (1); il y avait dans chacun d'eux
douze administrateurs choisis par le maire parmi
les citoyens les plus dévoués, et plusieurs médecins et élèves en médecine. Les présidens avaient
été pris parmi les adjoints au maire et les membres du conseil municipal. Ces bureaux fournis-
saient non seulement des remèdes et des soins
aux malades, mais aussi d'autres secours en
nature et en argent. De nombreuses distributions de couvertures, de linge, de vêtemens, de
charbon, de bois, de sucre, de riz, de viande,
de pain et de pommes de terre, furent faites à
domicile pendant toute la durée du choléra. Tous
les malheureux, et notamment les familles d'ouvriers sans travail, participèrent à ces secours.

Tous les jours, vers les quatre heures après
midi, une foule inquiète, agitée, encombrait les
bureaux de l'état civil pour connaître le chiffre
officiel des décès cholériques pendant les vingt-
quatre heures précédentes. Pour éviter cet encombrement le maire ordonna qu'à dater du 17 juillet,
le bulletin des décès serait affiché chaque jour, à

_____

(1) Deux pour la division de l'est, un pour la division de
l'ouest, un pour celle du nord, deux pour celle du sud, un
pour celle du centre, et un autre pour la banlieue.

quatre heures du soir, à l'entrée de la grand'
porte de l'hôtel-de-ville.

Les fonctionnaires publics, les hommes qui
tiennent un mandat de leurs concitoyens ne font
que leur devoir en restant à leur poste; mais que
penser d'eux s'ils désertent? Cette lâche désertion
doit peser sur leur nom comme une ignominie,
et sur leur ame comme un remords. Le maire,
M. Consolat, connaissait toute l'étendue de ses
obligations, et la nouvelle de la réapparition du
mal indien hâta son retour à Marseille. Ce magistrat recommandable arriva le 22 juillet et reprit
de suite les rênes de l'administration municipale,
jusque là dirigée par M. Julliany, qui n'avait cessé
de faire preuve d'un zèle éclairé et d'un dévoüe-
ment sans bornes. Malgré une santé chancelante
qui sollicitait le repos, M. Julliany a montré, en
ces tristes circonstances, tout ce qu'il y a de force
et de chaleur dans un caractère guidé par le sentiment des devoirs et par l'amour du bien public.
M. Consolat, marchant sur les traces de son honorable adjoint, fit tout ce qu'on attendait de lui.
Il parut tel que devait paraître, tel en un mot
que paraîtra toujours le premier magistrat de la
belle et riche cité où les traditions de 1720
vivront sans cesse pleines de puissance, et où le
souvenir de ses échevins intrépides se conservera
d'âge en âge sous la double consécration de la

reconnaissance et de la gloire. M. Consolat eut
une vigilance qui ne fut jamais en défaut, un
courage qui ne faiblit pas un seul instant. Il est
vrai qu'il trouva un généreux concours et une
aide puissante dans tout ce qui l'entourait : ses
adjoints, MM. Dunoyer, Castinel, Xavier Richard
et Fraissinet (1), se distinguèrent par leur activité,
par leur philantropie, et ils acquirent de nouveaux titres à l'estime de leurs concitoyens ; leur
collègue M. Bacquère n'imita point cette noble
conduite : déserteur de son poste lors de la première invasion, il tomba en récidive et s'enfuit
encore loin de Marseille (2). Quelques conseillers
municipaux abandonnèrent aussi la ville ; ce sont
MM. François Fournier, Salavy, d'Alayer, Milliau,
Albrand, de Surian, Bouttier, et Hyacinthe Daniel (3) : mais la majorité des représentans de la

(1) M. Julliany quitta Marseille à l'arrivée de M. Consolat.
Il avait certes fait ses preuves, et il pouvait aller prendre du
repos ailleurs, sans compromettre son honneur.

(2) M. Bacquère se fit justice en donnant sa démission d'adjoint. Un peu plus tard il a été déclaré démissionnaire de ses
fonctions de conseiller municipal.

(3) M. Chauvin était aussi absent de Marseille, mais ses
motifs réellement légitimes ont été admis par le conseil municipal à la presque unanimité (19 voix contre 2). Lors de la première invasion, M. Chauvin avait montré beaucoup de dévouement comme président d'un bureau sanitaire.

Il est juste de dire que les motifs d'excuse ont été admis à
la majorité de deux voix pour MM. Albrand et Daniel, et à la
majorité d'une voix pour MM. Bouttier et de Surian.

commune resta fidèle à ses devoirs. L'histoire impartiale, qui sans haine et sans affection juge chacun selon ses œuvres, doit recueillir les noms de ces dignes mandataires. MM. Paranque, Ollivier, Capus, Beaussier, Arnavon, Hyppolite Rey, Elisée Baux, Dervieux, Rambaud, Clapier, Bourgarel, Bosonnier, Rougemont, J.-H. Reymonet, Fortoul, Négre, remplirent avec une exactitude exemplaire leur mission d'humanité dans les bureaux de secours et se montrèrent partout où leur présence put être utile (1). Parmi ceux qui ont rendu les plus grands services, et qui ont le plus brillé par leur courage, leur intelligence et leurs soins infatigables, on distingue MM. Paranque, Ollivier, Capus et Beaussier, attachés au bureau des Grands-Carmes, quartier le plus pauvre et le plus populeux de la ville.

Sous la direction des adjoints à la mairie et des conseillers municipaux se souciant de leur honneur, une foule de citoyens recommandables abandonnèrent le soin de leurs affaires et de leurs

---

(1) Les docteurs Cauvière et Reymonet, aussi membres du conseil municipal, consacrèrent tous leurs momens au service des cholériques à l'Hôtel-Dieu, où ils déployèrent pendant toute la durée de l'épidémie un zèle plein d'ardeur.

M. Reynard était retenu à Paris par son mandat législatif.

MM. Tardieu, Bérard et Lauront étaient malades.

MM. Maurandi, Autran et Borély n'ont pas quitté Marseille, mais ils n'ont fait partie d'aucun bureau sanitaire.

familles, se livrèrent tout entiers au soulagement des malades et des malheureux, les assistèrent de leur personne et de leur bourse, et on les vit aller de porte en porte solliciter la pitié publique pour les victimes du fléau. Des jeunes gens appartenant à toutes les positions sociales se réunirent pour secourir à domicile les cholériques. Qu'est-ce qui les arrêterait dans leur généreuse carrière? l'égoïsme? ils ne le conçoivent même pas; la peur? elle ne souilla jamais leur ame; l'indifférence pour les douleurs humaines? ils la repoussent comme une mauvaise pensée; la fatigue? ils la surmontent par cette force de volonté qui agrandit toujours les facultés de l'homme et présida dans tous les temps aux belles créations de son intelligence. Il faut les avoir vus ces citoyens dignes de nos hommages, il faut avoir été témoin de leurs soins fraternels, de leur patience à toute épreuve, pour se faire une idée de tant de courage, de tant d'humanité et de tant de patriotisme. Ce spectacle est bien beau, il sera beau tant que les vertus bienfaisantes conserveront leurs droits sur la terre trop souvent tourmentée par le génie du mal; sa vue rafraîchit le sang de l'homme sensible, inspire à son ame une noble fierté, remplit son cœur d'émotions délicieuses.

Quelques membres des bureaux sanitaires ont payé de la vie leur dévouement au bien public.

Honneur à la mémoire de MM. Laveyrarié, Adolphe Reymonet (1), jeune négociant, Besson, pharmacien, Maistre, ancien employé aux contributions indirectes! Bravant le fléau pour eux-mêmes, mais pleins de compassion pour le malheur des autres, ils sont tombés au poste de l'honneur; ils sont tombés comme tombent ces braves qui acquittent la dette de la patrie en couronnant une vie courageuse par un trépas glorieux.

Le clergé de Marseille, digne émule de ces intrépides pasteurs qui secondèrent Belzunce dans ses œuvres sublimes, a payé sans ostentation et sans bruit un ample tribut de dévouement, tribut accoutumé qui n'étonne plus de sa part. Le corps médical, dans sa lutte incessante contre un fléau victorieux, s'est conduit avec zèle, désintéressement (2) et noblesse; lui aussi a fourni son contingent à la mort. M. Reymonenq, l'un des médecins les plus distingués de Marseille, fut emporté à la fleur de l'âge, après avoir opposé aux ravages de la maladie toutes les ressources de son art, toute la force de son beau caractère, et des regrets universels le suivirent au tombeau. Son collègue

---

(1) Fils de M. J.-H. Reymonet, conseiller municipal et l'un des plus respectables commerçans de Marseille.

(2) Les médecins attachés aux bureaux sanitaires n'ont accepté aucun salaire, à l'exception d'un très petit nombre qui ont fait du dévouement moyennant finance.

M. Camatte expira comme lui dans l'accomplissement de ses philantropiques devoirs. M. Borelli,
médecin italien, réfugié à Marseille, eut le même
destin après avoir tenu la même conduite, et ce
fut ainsi qu'il paya l'accueil hospitalier qu'il avait
reçu. MM. Auguste Boyer, jeune docteur de la
faculté de Paris, et Guerlin, chirurgien-major du
62ᵉ régiment d'infanterie de ligne, succombèrent
tour à tour.

Pourquoi faut-il que des paroles de blâme viennent maintenant interrompre notre concert de
louange? Tandis que tant de médecins estimables
se dévouaient au soulagement des malades, il en
est neuf ou dix qui s'éloignaient de la ville où
leur présence pouvait être nécessaire. Ils fuyaient,
les indignes! ils allaient cherchant un asile pour
calmer les coupables terreurs de leur ame pusil-
lanime (1).

Les élèves en médecine ont rendu les plus
grands services. La plupart de ces jeunes gens se
sont distingués par une activité et par une intelligence qui leur promettent un bel avenir (2).

(1) Dans l'impuissance de citer les noms de tous les fugitifs,
l'impartialité nous fait un devoir de n'en désigner aucun. Nous
devons pourtant signaler la désertion de M. Beullac père,
président de la société royale de médecine, et celle M. Mathieu,
secrétaire, parce qu'ils occupaient une sorte de position officielle.

(2) M. Ravet, de l'Ile-de-France, s'est fait plus particulièrement remarquer; il a refusé l'indemnité accordée aux autres,

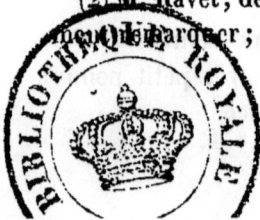

Des médecins étrangers à Marseille s'y rendirent de divers pays; M. le baron Larrey y arriva le 27 juillet, avec une mission du gouvernement, et y demeura huit jours. Bien qu'on espérât beaucoup de sa science, de sa longue pratique et de sa haute renommée, sa présence ne fut marquée par aucun résultat avantageux (1). Deux autres docteurs de Paris, MM. Jal et Bessières, qui avaient accompagné M. Larrey à Marseille avec la même mission, n'eurent pas plus de succès que lui. Il est un médecin dont on a moins parlé et qui pourtant a rendu de plus grands services : c'est le docteur allemand Charles Hergt, de Heidelberg. Il visitait l'école de Montpellier lorsque le choléra, se réveillant furieux à Marseille, le fit partir en toute hâte pour cette ville, où il était aussi venu lors de la première invasion. Cet homme généreux, dont le savoir égale la modestie, s'attacha de préférence au bureau des Grands-Carmes pour être plus utile à la classe indigente, objet constant de sa sollicitude philantropique. Tour à tour

(1) Lorsque M. Larrey est arrivé à Marseille, les diverses parties du service médical avaient reçu leur organisation complète, et pourtant le *Journal des Débats*, en annonçant le retour de ce médecin à Paris, a osé dire que c'est lui qui a organisé le service à Marseille. M. Larrey a sans doute été indigné de cette flatterie mensongère, car mieux que personne il a pu se convaincre que sa mission à Marseille n'a été d'aucune utilité.

médecin, élève, infirmier, il semblait se multiplier et ne négligeait aucun service. Il n'est sorte
de soins qu'il n'ait prodigués aux malades; des
nuits entières passées à leur chevet ne ralentis-
saient pas son ardeur.

Une commission lyonnaise, composée de médecins et d'élèves en médecine et en pharmacie,
sous la présidence du docteur Monfalcon, médecin titulaire de l'Hôtel-Dieu et des prisons de Lyon,
arriva aussi à Marseille, le 29 juillet, pour secourir les cholériques. La maladie était alors entrée
dans la période de décroissance, et bien que les
membres de cette *colonie* (1) fussent animés d'un
zèle honorable, leurs bonnes dispositions ne
purent pas être mises à profit, et ce surcroît de
secours inutiles entraîna la ville dans une dépense
qu'on évalue à 12,000 francs (2).

Toutes les autorités civiles restèrent à leur poste

(1) C'est le nom donné à cette commission par M. Monfalcon
lui-même dans une brochure qu'on lui attribue et qui est
pleine d'inexactitudes et d'erreurs.

(2) Chaque membre de cette commission reçut une indemnité, indépendamment des frais de voyage et de séjour à
Marseille.

M. J. Perrussel, médecin homœopathe de Lyon, arriva à
Marseille vers la fin du mois de juillet, et prodigua ses soins
aux malades avec un zèle souvent couronné de succès.

M. le docteur Dubreuil, doyen de la faculté de Montpellier,
et le professeur Rech, arrivèrent aussi à Marseille vers la fin
du mois d'août.

et firent noblement leurs périlleux devoirs (1).
Le corps judiciaire n'eut à déplorer la fuite d'aucun de ses membres, et mérita par sa belle conduite les éloges unanimes de la cité reconnaissante.
La justice, ce premier besoin des peuples policés,
ne fut pas un seul instant interrompue dans son
cours, et chez elle tout marcha comme d'habitude. Ainsi elle resta en possession de cette estime
publique qui fait la force de ses décisions et la
récompense de ses travaux. Tous les officiers
ministériels ne marchèrent pas sur les traces des
magistrats auprès desquels ils exercent leurs fonctions. Plusieurs avoués, saisis d'une lâche épouvante, s'éloignèrent de Marseille ; mais la majorité
montra plus de courage et de patriotisme. Malheureusement il n'en fut pas ainsi des notaires ;
la majorité de ce corps se rendit coupable de
désertion. On les a vus ces hommes qui ont tant
besoin de considération et de confiance, on les a
vus abandonnant en toute hâte le soin des affaires
de leur cabinet, et grossissant le nombre des
fuyards. Ils ne se sont crus en sûreté qu'en met-
tant un espace considérable entre eux et les

(1) M. Thomas, préfet du département, se trouvait à Paris
lorsque le choléra éclata à Marseille pour la seconde fois. Ce
magistrat recommandable, retenu dans sa chambre par une
maladie douloureuse, ne put se mettre en voyage ; mais dès
que ses forces le lui permirent, il se hâta de reprendre le-
chemin de Marseille, où il arriva le 7 août.

malades qui les appelaient vainement pour régler leurs dispositions testamentaires. Certes, elle est bien grande la faute de ces notaires pusillanimes; c'est une tache qui ne s'effacera pas de sitôt. Sans doute, il ne faut jamais demander au commun des hommes plus qu'il ne peut faire; car l'héroïsme est une exception fort rare dans notre nature pleine d'imperfections et de faiblesses, c'est le lot glorieux de quelques ames privilégiées; mais l'on peut du moins exiger que chacun accomplisse les devoirs de sa place selon l'intérêt social et l'ordre providentiel. Cet accomplissement n'est que l'effet d'une vertu vulgaire (1).

Les autorités militaires firent les plus nobles efforts pour défendre les troupes contre les atteintes du mal. M. le lieutenant-général comte de Damremont fit passer dans le cœur de ses subor-

(1) Il y a à Marseille 29 notaires, et l'on assure qu'il n'en est pas resté plus de 10 en ville dans les journées où le chiffre de la mortalité cholérique est monté si haut.

Chacun reconnaît que la législation touchant les officiers ministériels est bien incomplète. L'intérêt général n'exige-t-il pas qu'ils soient soumis à la résidence? Quand on a les bénéfices du monopole, ne faut-il pas en avoir les charges?

Tout officier public qui abandonne son poste sans congé devrait aussitôt être déclaré démissionnaire; la crainte, sinon l'amour du devoir, empêcherait du moins, dans les temps de calamité, ces lâches désertions qui sont si funestes à la chose publique.

donnés le patriotisme et le dévouement qui l'ont
toujours animé lui-même. Il ordonna de prendre
toutes les mesures de précaution et d'hygiène que
dicte la sagesse et que recommande l'expérience.
Le maréchal-de-camp Garavaque, commandant
le département des Bouches-du-Rhône, le baron
Rey, intendant militaire de la 8e division, et les
officiers supérieurs des corps, faisaient de fréquentes visites à l'hôpital, autant pour veiller à
ce qu'aucun détail du service ne restât en souffrance, que pour remonter le moral des soldats
en leur montrant que leurs chefs s'occupaient
d'eux. Cette surveillance de tous les instans et
cette sollicitude paternelle eurent l'influence la
plus salutaire. Il est inutile de dire que la garnison
de Marseille n'a point compté de déserteurs. Y
a-t-il un militaire français qui, en présence des
périls, voulût se déshonorer par la fuite? Non,
pas un ne peut en avoir la pensée, pas un ne
peut même être atteint par ce soupçon injurieux.

Cependant l'affreuse maladie allait croissant en
violence, allait, allait sans cesse, rapide dans sa
marche envahissante, impitoyable dans ses coups
mortels. O jours lamentables, ô jours de deuil et
de terreur, vous laisserez à Marseille un lugubre
et long souvenir! C'est le 24 juillet que commença
la série des désolations publiques. Ce jour-là,
vers les quatre heures du soir, une foule, plus

grande qu'aux jours précédens, assiégeait l'hôtel-
de - ville. Calme dans sa morne attitude, mais
impatiente dans ses émotions douloureuses, elle
attendait le bulletin officiel des décès cholériques ;
et lorsqu'on afficha ce bulletin funeste annonçant que pendant les vingt-quatre heures précédentes le nombre des victimes du fléau s'était
élevé à 123, un saisissement d'effroi s'empara de
cette multitude agitée, saisissement rapide comme
une étincelle électrique. Tous les visages trahis-
saient les sentimens d'angoisse refoulés au fond
de toutes les ames. La foule se dispersa en silence,
et soudain quelques magasins se fermèrent ; l'on
vit dans les rues des apprêts de départ. La mort
de quelques personnes très connues, parmi lesquelles on citait M. Cauvin, membre de l'intendance sanitaire, le pharmacien Laurens, professeur de chimie à l'école secondaire de médecine,
Combaz, chef d'institution, Champorcin, commissaire de police, acheva de mettre le comble aux
alarmes et à la démoralisation des esprits.

Le lendemain 25 juillet, le chiffre des décès
de cholériques s'éleva à 210 (1), et cette annonce

(1) Le bulletin fait à la mairie annonçait 231 morts parmi
lesquels il désignait 194 cholériques. Il y a eu réellement 231
décès dans cette journée funeste, mais le nombre de ceux qui
ont été causés par le choléra s'est élevé officiellement à 210,
et non pas à 194. Cette légère erreur, rectifiée aujourd'hui,

déplorable poussa par milliers les émigrans hors
des murs. Le prix des places dans les voitures
publiques devint exorbitant, et plusieurs personnes ne purent se procurer des moyens de transport encore qu'elles fussent disposées à faire les
plus grands sacrifices pécuniaires. Pourtant les
fuyards pressaient le pas; on voyait partout des
charrettes chargées de meubles. Les bastides de la
banlieue furent encombrées par des familles que
la terreur chassait de leurs maisons, et les plages
environnantes se couvrirent d'une foule innombrable campée en plein air. On évalue à vingt-

s'explique facilement par la précipitation du travail du bureau
de l'état civil, auquel la multiplicité des déclarations ne donnait
aucun relâche. Nous devons ajouter que les bulletins délivrés
par les médecins n'étaient pas toujours rédigés avec cette netteté
et cette précision qui détruisent toute incertitude sur la véritable cause des décès.

Quelques personnes affirment qu'on a porté le 26 juillet 500
cadavres au cimetière; nous admettons ce chiffre, en recon-
naissant l'exactitude du chiffre donné par l'autorité (231).
Depuis le 22 un grand nombre de cadavres avaient été laissés
dans les maisons; le lendemain l'encombrement devint plus
grand, il augmenta le 24 et le 25, et ce ne fut que le 26 que
tous les morts laissés sans sépulture purent être enlevés. Au
milieu de la confusion générale, plusieurs individus morts
dans la journée du 26 furent portés au cimetière le même
jour, avant l'enregistrement à l'état civil, parce qu'on les des-
cendait des maisons au moment du passage des tombereaux.
On peut évaluer à 90 environ le nombre de ces infractions à la
loi.

cinq mille le nombre des personnes qui abandonnèrent la ville dans la journée du 25, et l'émigration continua les jours suivans. Nous ne croyons
pas qu'il soit resté à Marseille plus de soixante
mille habitans vers la fin du mois de juillet.

Dans la nuit du 2 août un orage violent éclata
tout-à-coup. De rapides éclairs se succédaient
sans cesse, sillonnaient en tout sens les nues
amoncelées, et jetaient une lueur sinistre au
milieu des ténèbres; le tonnerre, roulant avec
un bruit horrible, déchirait le ciel, ébranlait la
terre; le vent déchaînait ses fureurs, la pluie
tombait par torrens. En ces momens affreux, de
pauvres familles fugitives, ne sachant plus où
trouver un asile, campaient dans les bois de
Mazargues et de Mont-Redon: peut-on se former
une idée de leurs angoisses et de leurs souffrances? D'autres familles aussi malheureuses s'étaient
réfugiées le long de Jarret; le lit de ce ruisseau
déborda, et les eaux s'accrurent avec tant de force
que plusieurs personnes eurent à peine le temps
de se soustraire à une mort imminente.

Dès le 22 juillet le service des inhumations
avait commencé à se faire très irrégulièrement,
et le désordre s'accrut avec l'intensité de la maladie (1). Les cercueils manquaient, les porteurs

_____

(1) Rien ne peut excuser l'inconcevable imprévoyance de

manquaient aussi pour l'enlévement des cadavres; les fossoyeurs ne pouvaient suffire à la peine, et l'on se trouva au dépourvu des moyens de sépulture. Des parens ont été réduits à porter eux-mêmes leurs parens au cimetière, et quelquefois dans un simple linceul; des amis ont aussi rendu ce triste devoir à leurs amis. Un malheureux ouvrier, après avoir gardé deux jours dans sa chambre les restes inanimés de son épouse et de son fils, résolut de les inhumer lui-même. Il chargea d'abord sur ses épaules le cercueil où sa femme dormait de l'éternel sommeil, le porta au champ du repos, revint prendre la bière qui renfermait le corps de son fils, et la déposa aussi dans la fosse. Un ouvrier menuisier, nommé Aubert, ne pouvant obtenir un cercueil pour son épouse, en construisit un avec quelques planches rajustées, et, assisté d'un ami sensible à ses maux, il porta également sa compagne au cimetière. Ce malheureux, épuisé par ses émotions et par sa douleur,

---

cette administration, qui ne sut prendre aucune mesure efficace, bien que les décès suivissent régulièrement une progression ascendante. Nous devons dire que d'après un malencontreux décret impérial, c'est l'évêque qui nomme les employés aux inhumations. Le blâme ne peut atteindre ici les autorités locales.

Le maire rendit un arrêté pour autoriser les citoyens, jusqu'à nouvel ordre, à faire confectionner par qui ils jugeraient convenable, les caisses destinées à l'inhumation des morts.

rentra ensuite chez lui ; le choléra le saisit aussitôt, et il mourut le lendemain.

Le deuil public avait interrompu le cours des affaires et des travaux (1). Tous les magasins étaient fermés ; un morne silence régnait dans les rues presque désertes, que traversaient à chaque instant des cercueils quelquefois tout nus, quelquefois couverts d'une étoffe blanche à la place du drap mortuaire. Ces cercueils, portés par des hommes de toute condition, formaient souvent une longue file ; car lorsqu'on en voyait un qu'accompagnait un prêtre, tous les autres venaient se mettre à la suite du cercueil privilégié pour avoir leur part dans les prières de l'église. Bien que les cérémonies accoutumées fussent bannies de ces convois funèbres, on y voyait toujours le signe du christianisme, ce signe indestructible qu'on oublie souvent dans la vie, mais que bien rarement on oublie dans la mort. Toutes les bières étaient précédées d'une croix de bois faite à la hâte et portée par un homme ou par un enfant.

Le 25 juillet, à onze heures du soir, on employa des chariots pour ramasser les morts à domicile et les transporter à leur dernière demeure. On

(1) Plusieurs industriels continuèrent généreusement de payer les journées de travail à ceux de leurs ouvriers qui étaient restés dans la ville. On cite parmi ces industriels quelques fabricans de savon.

commença par les églises, où des cercueils laissés
en grand nombre répandaient une odeur infecte.
Une famille, réduite à porter sur un matelas le
cadavre de l'un des siens, l'avait déposé dans la
paroisse de Saint-Joseph sous les yeux de quelques
fidèles épouvantés qui venaient implorer la miséricorde divine. Le lendemain et les jours suivans
un horrible spectacle fut donné à la ville. Jamais
on n'a poussé plus loin le mépris de la décence
publique et la profanation de la dignité humaine;
jamais on ne s'est joué plus indignement des
choses qui ont reçu dans tous les siècles le respect des peuples civilisés et celui des peuples
barbares. Les chariots employés à l'enlévement
des morts étaient ces tombereaux hideux qu'on
emploie d'ordinaire au transport des immondices;
ils roulaient découverts à l'éclat du soleil, et l'œil
des personnes placées aux fenêtres pouvait y plon-
ger librement. Là se faisait entendre un cahote-
ment de cadavres : il y avait là des vieillards aux
cheveux blancs, des femmes à moitié nues que la
pudeur embellissait naguère, des hommes laborieux, des citoyens estimables, des enfans qui la
veille encore souriaient aux caresses maternelles;
et tous ces êtres infortunés, frappés de mort au
milieu de leurs affections, de leurs espérances et
de leurs rêves, on les traitait à l'égal des vils animaux qu'on va jeter à la voirie. Et nous sommes

tous faits à votre image, grand Dieu! et vous avez
gravé dans nos cœurs l'amour de la vertu; nous
pouvons élever vers vous nos sentimens épurés
et nos pensées reconnaissantes; nous pouvons
embrasser le bien, encenser le génie, idolâtrer
la gloire, et laisser après nous des traces immor-
telles! Nous tous, témoins de ce drame affreux,
nous pouvions augmenter le nombre de nos semblables poussés vers le tombeau avec tant d'ignominie, et cette idée fait éprouver à notre ame un
douloureux frémissement. Aussi bien nos faibles
paroles manquent à la puissance de notre indignation pour flétrir les scènes scandaleuses qui
pendant plusieurs jours ont affligé nos regards
et révolté nos sens; car ce n'est que vers le 30
juillet que le transport des cadavres au moyen
des tombereaux s'est fait avec un peu plus de
décence.

Dès le 25 du même mois, le grand cimetière
de Saint-Charles ne pouvait plus suffire à la foule
des morts qui venaient en prendre possession et se
pressaient dans sa vaste enceinte; on ouvrit ceux
de Saint-Victor, de Saint-Laurent, de la Major, de
la Charité et de l'anse de l'Ourse, qui depuis
quinze ans étaient abandonnés (1). Dans tous ces

_____

(1) Ces anciens cimetières furent fermés dès le commencement du mois d'août. 588 cadavres y ont été ensevelis pendant
quelques jours.

lieux de sépulture on ne voyait que des objets de pitié, des scènes de dégoût, des spectacles d'horreur. Des exhalaisons fétides et des vapeurs meurtrières remplissaient l'air sous une température de 28 degrés. La terre qui couvrait la majeure partie des corps n'avait que quelques pouces de profondeur; des morts gisaient pêle-mêle sans inhumation. Au cimetière de Saint-Charles trois vastes creux furent remplis de cadavres, la plupart sans caisse, et plusieurs entièrement nus. Le 26 juillet le peuple s'ameuta dans ce cimetière; il exprima son indignation et sa fureur en voyant que les fosses n'étaient pas prêtes à recevoir les morts qu'il apportait. Le sentiment qui enflammait ce peuple si mobile dans ses ardentes sensations est sans doute bien excusable, mais quel contraste singulier ne produisait-il pas? un peu de bruit passager dans l'asile pieux du silence éternel! des clameurs menaçantes là où retentit d'ordinaire le son des cantiques saints et des prières lugubres! des passions misérables là où se trouvent avec tant d'abondance des pensées de recueillement!..... La force armée vint rétablir le calme.

A des maux si cruels il fallait un prompt remède. Après tant de désordres, de profanations et de scandales, il fallait une mission réparatrice. Il fallait trouver des hommes qui fussent investis

de la confiance des autorités et de l'estime de
leurs concitoyens, en leur donnant pour gage
leurs antécédens honorables; il fallait que leur
dévouement fût au dessus des dévouemens ordinaires, que leur intelligence s'unît au sang-froid,
que leur courage marchât d'accord avec la prudence qui doit toujours le diriger; il fallait enfin
que la sagesse de leurs mesures s'alliât constamment à la promptitude de l'exécution.

Et ces hommes se sont trouvés, et Marseille,
pleine de reconnaissance pour eux, a bien vu que
leur œuvre aussi pénible que rebutante n'était
pas au dessus de leurs forces; il est vrai qu'ils
avaient déjà fait leurs preuves. Ils ne montraient
pas au péril un visage inconnu; ils n'étaient pas
nouveaux sur les divers théâtres où le fléau terrible venait déployer sa violence; ils l'avaient vu
de près et l'avaient bravé face à face. M. Henri de
Lescazes, contrôleur à l'hôtel des monnaies,
s'était d'abord rendu à Toulon pour prodiguer
ses soins aux malades et était ensuite venu remplir les mêmes devoirs à Marseille. Ce jeune homme,
tout pétri d'honneur et de passions généreuses,
eût puisé ses nobles sentimens dans les traditions
et les exemples de sa famille (1), si déjà il ne les

(1) M. de Lescazes était allié, par sa mère, à M. le comte de
Villeneuve, préfet du département des Bouches-du-Rhône

avait trouvés dans son propre cœur. M. Georges
Boy-de-la-Tour, négociant, n'avait cessé de visiter
et de secourir les cholériques indigens. M. Edouard
Fabre, courtier de commerce, présidait le bureau
de secours de la rue Haxo où se réunissait une
foule de jeunes gens, principalement de la classe
ouvrière, lesquels étaient toujours prêts à voler
au secours des malades.

Le 27 juillet, ces trois citoyens recommandables furent nommés par le préfet, sur l'avis du
maire, pour diriger les inhumations et rétablir
l'ordre dans ce service. Ils acceptèrent cette mission avec empressement et se mirent de suite à
l'ouvrage. Comme aucun ouvrier ne se présentait,
ils eurent recours à MM. Ponsard et Beisson,
entrepreneurs du bassin de carénage, lesquels,
graces à leur zèle et à leur énergie, déterminèrent
plus de cent de leurs ouvriers à creuser des tranchées aux cimetières, et ne craignirent point de
venir souvent eux-mêmes les encourager par leur
présence. Toutes les fosses nouvelles furent ouvertes à la profondeur d'un mètre et demi, conformément aux réglemens qui dès long-temps
étaient violés, et l'on étendit d'épais lits de chaux
sur les inhumations précédentes.

pendant plusieurs années. La mort de ce magistrat y a causé
des regrets universels, et son souvenir honorable y vivra long-
temps.

Les cimetières furent déblayés de leurs morts; mais le repos n'était pas permis, car d'autres morts arrivaient sans cesse, et il fallait leur préparer un gîte. A toute heure les tombereaux apportaient de nouveaux cadavres, presque tous sans cercueils, et plusieurs dans un état de putréfaction. Un moment les ouvriers reculèrent d'effroi, et les trois commissaires prirent eux-mêmes les corps pour donner à ces travailleurs un exemple nécessaire; jour et nuit ils étaient au cimetière. La vue de quatre ouvriers attaqués du choléra dans les tranchées et morts quelques heures après ne refroidit point leur ardeur : vainqueurs de toutes les difficultés, infatigables dans leurs soins et dans leurs travaux, ils parvinrent à assurer le service des inhumations journalières, et atteignirent avec toute la célérité possible le but de leur mission honorable.

La population restée en ville montrait sous les coups du fléau qui la décimait, une résignation telle qu'aucun autre pays n'en put voir de plus belle ni de plus éclatante. Les cérémonies religieuses ne se firent pas attendre. M. de Mazenod, évêque de Marseille, avait de bonne heure élevé la voix pour ordonner qu'un exercice expiatoire aurait lieu pendant trois jours, et que le saint-sacrement serait exposé dans toutes les paroisses de la ville. On fit connaître le bref du souverain pontife

accordant des indulgences aux personnes qui
donneraient des soins aux cholériques. On voulut
rendre à la divinité des hommages plus solennels,
on voulut une manifestation plus général des
sentimens qu'inspire le christianisme. Le 26 juillet on descendit processionnellement la statue de
Notre-Dame-de-la-Garde, qui fut ensuite exposée
à la vénération du peuple pendant trois jours, et
le 31 du même mois on implora la miséricorde
divine au milieu de toutes les pompes du culte
catholique et de toutes les émotions de la douleur. Un autel magnifique s'élevait au bout du
Cours; c'était à l'endroit même où l'immortel
Belzunce, pieds nus, la corde au cou, une grande
croix dans les mains, vint s'offrir au ciel comme
une victime expiatoire, le priant de ne frapper que
lui seul et d'épargner le reste de son troupeau. A
sept heures du matin M. de Mazenod arriva au
pied de l'autel, devant lequel tout le clergé était
assemblé. Cette cérémonie imposante qui, en
toute autre circonstance, aurait réuni plus de cent
mille spectateurs, n'en réunit que vingt mille environ; tous les autres avaient quitté la ville ou se
trouvaient auprès des malades.

Le calme et le recueillement régnaient partout.
Du haut du reposoir, le prélat chargé d'années
étendit d'abord ses mains pour bénir les assistans, et la messe pontificale fut célébrée ensuite

au chant des hymnes sacrées. Des salves de boîtes
indiquaient les diverses parties du sacrifice, pour
que des lieux les plus éloignés les fidèles et les
malades eux-mêmes pussent s'y associer. Après la
messe, le pontife, entouré de son clergé, prononça
en face du saint-sacrement l'amende honorable
de Belzunce. Il voulut y ajouter une prière particulière dans laquelle on remarqua ces paroles pro-
noncées avec une touchante énergie d'expression :
« Grace, Seigneur ! grace pour ce peuple infor-
« tuné! faites-en un peuple de saints, et qu'il vive.»
La cérémonie se termina par la nouvelle consécration de la ville au Sacré-Cœur-de-Jésus.

A l'instant où le clergé réuni sur la large estrade
qui précédait l'autel s'approchait du dais qui
venait recevoir le saint-sacrement, un craque-
ment affreux se fit entendre; l'estrade et l'autel
s'écroulèrent à la fois (1). Les prêtres qui entou-
rent l'évêque tombent et disparaissent avec lui.
Aussitôt un long cri d'effroi retentit de toutes
parts, cri général poussé de tous les points du
Cours, des fenêtres, des rues voisines. Pendant
quelques minutes le désordre est au comble ; on
s'agite, on se presse, on court, on se précipite de

(1) La chute de l'autel n'a été produite que par l'impéritie
du menuisier chargé de son érection. Ce menuisier, choisi par
l'évêché, n'avait pas compris que la solidité devait être pro-
portionnée à l'élévation plus qu'ordinaire.

tous côtés, des femmes s'évanouissent. Ceux qui
s'enfuient frappés de terreur panique jettent partout sur leur passage cette terreur qui va toujours
en augmentant. Des porteurs de cadavres les aban-
donnent sur la voie publique. Bientôt, graces au
secours des hommes les plus rapprochés de l'autel,
on put arriver à l'évêque et aux prêtres, trouvés
sains et saufs sous les planches qui les avaient
entraînés dans leur chute. A cette nouvelle la
frayeur se dissipe et des applaudissemens retentissent. Quelques instans après, l'évêque paraît au
balcon de la maison du bureau sanitaire placée en
tête du Cours, à quelques pas de l'autel renversé,
et la foule pousse encore des acclamations innombrables.

Le même jour, après midi, on fit une procession générale, composée d'environ huit mille
personnes. Le matin le quartier si central où l'évêque avait célébré la messe offrait encore un aspect
de vie, parce que toute la population disponible
s'y était donné rendez-vous, comme nous venons de
le dire; mais le soir, quelle différence! cette population si faible était alors dispersée, et la procession,
dont la marche fut longue, ne traversa que des
rues silencieuses et désertes. Toutes les fenêtres
étaient fermées; on ne voyait pas ces tentures,
ces drapeaux, ces fleurs et ces ornemens de fête
qui, en pareil cas, donnent à la ville une physio-

nomie si animée, si ravissante. Non, jamais rien de plus lugubre n'a été vu sous le soleil. Au milieu de tant d'isolement et de tant d'abandon, les cœurs glacés se serraient de tristesse; elle était peinte partout, et on la respirait dans l'air. De quelque côté qu'on tournât ses regards, on voyait bien que la mort passait par là.

On peut dire, sans exagération, que Marseille a soutenu avec gloire le poids de ces mauvais jours et de ces épreuves difficiles. En présence du choléra, la plupart des grandes villes de l'Europe donnèrent des signes d'égarement brutal et de fureur insensée; on y vit des crimes horribles, le sang coula sous le fer des assassins, comme si les victimes du fléau ne suffisaient pas à l'hécatombe. Mais à Marseille aucun excès ne fut commis; l'attitude du peuple ne cessa d'être digne. Il est vrai qu'il y eut chez lui beaucoup de chaleur, mais une chaleur qui honore, car c'est celle du dévouement, de la bienfaisance et des vertus consolatrices. Et maintenant que penser de ces hommes qui relèguent un peuple si moral à l'arrière-ban de la civilisation sociale? Silence, calomniateurs téméraires! l'éloquence des faits se charge d'étouffer votre voix impuissante.

Tant de patience et de dignité dans le malheur méritait une délivrance prochaine. Après les funestes journées des 25 et 26 juillet, le chiffre des

décès cholériques descendit graduellement. Aux
premiers jours du mois d'août l'aspect de la ville
était un peu moins triste; beaucoup d'émigrés
rentraient, plusieurs magasins étaient ouverts.
Vers le milieu du même mois, Marseille avait jeté
ses vêtemens de deuil et repris sa physionomie
ordinaire. De même que l'émigration avait été
considérable et spontanée après les deux jours
de la plus forte mortalité, de même le retour des
fuyards se fit en grandes masses, bien qu'un sage
avis publié par le maire, et fondé sur des observations faites dans d'autres pays, eût invité les émigrés à reculer, autant que possible, le moment
de leur rentrée. Mais la plupart avaient hâte de
revoir leurs foyers domestiques et de reprendre
leurs habitudes; beaucoup avaient épuisé leurs
ressources, étaient pressés par le besoin, et le travail pouvait seul leur donner des moyens d'existence. Du 10 au 15 du mois d'août, le chiffre des
cas déclarés était descendu de 58 à 22, et celui
des morts de 19 à 11. On évalue à 15,000 le nombre d'émigrés qui rentrèrent en ville dans la journée du lundi 17 du même mois. C'est à cette
circonstance qu'on attribue la courte recrudescence qui se manifesta le 23, le 24 et le 25 suivans.
Pendant ces trois jours le chiffre des décès cholériques monta de 12 à 17, 19 et 31. Cette triste
nouvelle causa de l'inquiétude ; des personnes

promptes à s'alarmer, encore poursuivies par ces fantômes sinistres que la terreur enfante d'ordinaire, croyaient que le fléau, après un instant de sommeil, allait se réveiller menaçant et terrible. Un grand nombre d'émigrés près de rentrer chez eux restèrent dans le lieu où ils s'étaient réfugiés ; d'autres, qui étaient revenus, sortirent de Marseille en toute diligence, et se placèrent en observation en s'éloignant plus ou moins. Tous ensemble, du haut de leur épouvante, suivirent la marche du mal. Ce mal n'empirant pas, et le chiffre des décès diminuant tous les jours, tous les fugitifs retournèrent. Seulement quelques personnes riches qui pouvaient sans inconvénient prolonger leur émigration, la firent durer jusqu'à la fin de septembre. La maladie laissa de légères traces jusqu'au 15 octobre, et disparut complétement vers le 31 du même mois.

Le tableau suivant fait connaître sa marche et ses périodes diverses, en indiquant jour par jour le chiffre des décès :

TABLEAU SYNOPTIQUE

DES CAS ET DES DÉCÈS CHOLÉRIQUES CONSTATÉS À MARSEILLE PENDANT LA DEUXIÈME INVASION,
du 6 juillet au 31 octobre 1835.

DATES.	CAS DÉCLARÉS.	DÉCÈS CHOLÉRIQUES.			DÉCÈS ORDINAIRES.	TOTAL général.	OBSERVATIONS MÉTÉOROLOGIQUES.			PLUIE RECUEILLIE.	
		masculins.	féminins.	TOTAL.			hauteur du baromètre à midi.	ÉTAT DU CIEL.	VENT.	L. du soleil.	C. du soleil.
						millimètres.					
1835. Juillet.											
1	»	»	»	»	10	10	762,25	serein.	O.		
2	»	»	»	»	18	18	761,80	brouillard épais toute la journée	O.		
3	»	»	»	»	14	14	763,85	qq. nuag.; brouillard très épais.	O.		
4	»	»	»	»	8	8	763,05	serein de 4 h. 1/2 à 5 h. 1/2.	N.-O.		
5	»	»	»	»	10	10	762,70	quelques nuages.	S.		
6	1	1	»	1	9	10	763,75	nuageux.	S.		
7	1	»	1	1	10	11	763,60	quelques nuages.	O.		
8	1	1	»	1	13	14	762,15	serein.	O.		
9	4	1	3	4	4	8	762,80	Id.	N.-O.		
10	2	2	»	2	20	22	762,05	Id.	S.-E.		
11	20	9	4	13	9	22	762,50	Id.	N.-O.		
12	19	8	7	15	16	31	763,15	appea. légers nuages fort rares.	S.		
13	20	6	10	16	8	24	762,05	quelques nuages.	O.		
14	42	12	15	27	14	41	759,30	serein.	N.-O. fort.		
15	36	7	12	19	10	29	758,60	Id.	O.		
16	24	18	8	26	24	50	761,10	qq. nuages; écl. au S-O à 8 h. s.	S.		
17	52	23	21	44	17	61	761,70	quelques nuages.	O.		
18	72	19	20	39	12	51	760,30	nuag.; pluie et ton. l'ap.-midi.	N.-O.		1,06
19	63	22	16	38	14	52	759,95	qq. éclaircis; pluie à 5 h. et ton.	N.-O.		2,11
20	101	25	17	42	17	59	761,25	nuag.; orage au N-E; pl. à 5 h.	N.-O.		1,66
21	119	22	21	43	19	62	761,25	couvert; orage au N-E; pluie.	N.-O.		26,98
22	84	26	33	59	20	79	762,25	serein.	N.-O.		
23	103	45	39	84	10	94		Id.	O.		
24	132	68	52	120	19	139	760,85	Id.	O.		
25	270	117	93	210	21	231	759,00	très nuageux.	S.-O.		
26	469	87	85	172	25	197	760,00	nuageux.	S.-E.		
27	274	66	71	137	8	145	762,15	nuageux.	S.-E. bne. brise.		
28	208	52	40	92	37	129	762,65	quelques nuages.	Id. Id.		
29	234	65	59	124	30	154	763,00	serein.	O.		
30	219	49	39	88	28	116	760,10	Id.	N.-O.		
31	202	31	45	76	26	102	760,50	nuageux.	S.		
	2,772	782	711	1,493	500	1,993					31,41

DATES.	CAS DÉCLARÉS.	DÉCÈS CHOLÉRIQUES			DÉCÈS ORDINAIRES.	TOTAL GÉNÉRAL.	OBSERVATIONS MÉTÉOROLOGIQUES.			PLUIE RECUEILLIE.	
		masculins.	féminins.	TOTAL.			HAUTEUR du BAROMÈTRE à midi.	ÉTAT DU CIEL.	VENT.	L. du soleil.	C. du soleil.
1835. août.							millimètres.				
1	297	26	43	69	20	89	760,35	nuageux; éclairs à 9 h. du soir.	S.-E.		
2	194	33	49	82	29	111	758,65	nuag.; pluie et ton.; écl. à 8 h. s.	O.	25,77	
3	149	30	41	71	23	94	759,00	nuageux.	N.-O. gr. frais.		
4	144	26	35	61	18	79	760,35	qques. nuages, mais fort rares.	O.		
5	97	44	21	65	14	79	761,55	serein.	O.		
6	97	22	17	39	18	57	763,35	Id.	N.-O.		
7	63	16	21	37	21	58	763,55	Id.	S.-O.		
8	67	9	18	27	11	38	760,30	Id.	N.-O. fort.		
9	47	16	26	42	13	55	761,30	Id.	N.-O.		
10	58	7	12	19	14	33	763,00	Id.	N.-O.		
11	39	6	16	22	17	39	764,75	qques légers nuages, fort rares.	N.-O.		
12	52	7	15	22	17	39	764,70	quelques légers nuages.	S.-O.		
13	22	8	7	15	13	28	763,15	serein.	S.-E.		
14	38	6	5	11	18	29	763,05	nuag.; pluie et écl. à 8 h. du s.	S.-E.		
15	31	10	8	18	18	36	762,35	très nuageux; pluie à 3 h. du s.	N.-O.	4,71	
16	48	7	4	11	8	19	760,95	serein.	N.-O. fort.		
17	45	10	4	14	11	25	761,45	quelques nuages.	O.		
18	51	7	3	10	10	20	761,85	couvert.	S.-O.		
19	28	4	8	12	4	16	761,10	très nuag.; pluie à 2 h. ap-m.	S.-O.		0,41
20	27	6	9	15	6	21	759,20	nuageux.	S.-O.		
21	37	6	4	10	13	23	755,35	nuag.; pluie et ton. toute la nuit.	S.-E.	37,32	13,34
22	22	7	6	13	11	24	759,25	couvert; pluie et écl. à 10 h. s.	S.-E. fort.		1,77
23	34	10	7	17	4	21	761,10	qq. légers nuages, mais rares.	N.-O.		
24	54	7	12	19	12	31	757,65	nuag; pluie de 6 h. à 8 h. du s.	S.-E. bne. brise.		
25	38	11	20	31	15	46	752,65	nuageux.	N.-O. fort.	5,42	
26	35	13	3	16	12	28	752,00	serein.	N.-O. fort.		
27	28	7	3	10	13	23	755,05	quelques nuages.	N.-O. gr. frais.		
28	36	5	5	10	12	22	758,15	nuageux.	O.		
29	20	5	6	11	11	22	757,20	serein.	N.-O.		
30	12	6	6	12	7	19	756,30	quelques nuages.	O.		
31	13	4	5	9	9	18	756,70	serein.	O.		
										73,22	15,52
	1,923	361	439	820	422	1,242			Total de la pluie.	88,74	

DATES.	CAS DÉCLARÉS.	DÉCÈS CHOLÉRIQUES			DÉCÈS ORDINAIRES.	TOTAL GÉNÉRAL.	OBSERVATIONS MÉTÉOROLOGIQUES.				
		masculins.	féminins.	total.			HAUTEUR du BAROMÈTRE à midi. (millimètres.)	ÉTAT DU CIEL.	VENT.	PLUIE RECUEILLIE. L. du soleil.	C. du soleil.
1835. sept.											
1	15	4	3	7	11	18	758,30	quelques légers nuages.	O.		
2	9	5	1	6	11	17	762,95	quelques nuages.	S.-E.		
3	7	6	3	9	10	19	706,25	Id.	S.-E. bne brise.		
4	14	2	4	6	14	20	763,15	Id.	S.-E. Id.		
5	13	4	4	8	11	19	761,10	nuageux.	O.		
6	44	4	1	5	12	17	762,75	quelques nuages.	O.		
7	72	10	11	21	8	29	760,90	couvert; pluie à 5 h. 1/2 et ton.	S.-E. bne. brise.	0,45	5,57
8	44	13	13	26	10	36	757,85	qq. éclaircis; tôn. et pluie la n.	variable.	0,31	
9	35	9	5	14	8	22	755,80	très nuageux.	N.-O. fort.		
10	37	5	4	9	5	14	758,80	serein.	N.-E. fort.		
11	44	7	13	20	10	30	757,90	nuageux.	N.-O. gr. frais.		
12	32	3	6	9	10	19	758,10	nuageux; pluie à 9 h. du soir	N.-O.		
13	17	5	6	11	10	21	754,05	nuag.; pluie, écl., tôn. et vent.	N.-O. gr. frais.	11,28	
14	7	6	5	11	6	17	759,30	serein.	N.-O. fort.		
15	10	4	4	8	9	17	759,30	Id.	O.		
16	17	4	5	9	5	14	758,55	serein; pluie et écl. à 7 h. du s.	variable.		
17	9	2	4	6	5	11	756,55	couvert; pluie toute la journée.	E.	8,03	18,99
18	4	2	2	2	8	10	754,85	qq. nuag.; la pluie a cessé la nuit	N.-O. fort.	3,15	
19	4	»	2	2	5	7	760,30	qq. légers nuages, fort rares.	N.-O.		
20	1	1	1	2	5	8	762,35	serein.	variable.		
21	1	»	2	2	6	8	763,30	Id.	S.-E. bne. brise.		
22	1	3	2	5	8	13	761,35	Id.	Id. Id.		
23	1	»	»	»	10	10	760,95	qq. légers nuages, fort rares.	Id. Id.		
24	1	»	2	2	6	8	761,10	serein.	Id. Id.		
25	»	2	1	3	7	10	760,20	très nuageux.	S.		
26	»	2	»	2	9	11	754,45	couvert et pluie dans la journée.	S.-E.		
27	»	1	3	4	8	12	758,95	très nuageux; pluie cette nuit.	O.		
28	1	1	2	3	11	14	754,65	quelques nuages.	O.		
29	1	2	3	5	7	12	757,45	qq. légers nuages, fort rares.	O.		
30	6	1	»	1	4	5	750,25	couvert, écl. depuis 7 h. du soir.	S.-E. fort.		
										23,22	24,56
	447	108	110	218	251	469			Total de la pluie. 47,78		

DATES.	CAS DÉCLARÉS.	DÉCÈS CHOLÉRIQUES			DÉCÈS ORDINAIRES.	TOTAL GÉNÉRAL.	OBSERVATIONS MÉTÉOROLOGIQUES.			PLUIE RECUEILLIE.	
		masculins.	féminins.	TOTAL.			HAUTEUR du baromètre à midi.	ÉTAT DU CIEL.	VENT.	L. du soleil.	C. du soleil.
1835. oct.							millimètres.				
1	10	5	1	6	10	16	755,80	serein, pluie, éclairs, la nuit.	O. grand frais.	2,30	
2	3	3	»	3	9	12	755,60	quelques éclaircis.	S.-E. bne. brise.		
3	3	3	»	1	7	8	751,10	couvert.	O.		
4	2	»	1	1	6	7	752,05	couvert et pluie.	S.-E.		0,22
5	9	»	2	2	16	18	758,95	quelques éclaircis.	O.		
7	4	2	4	6	9	15	760,60	nuageux.	N.O.		
8	4	2	2	4	12	16	760,85	nuageux et pluie.	S.	0,41	
10	2	»	1	1	7	8	750,40	couvert et pluie.	S.		8,86
11	2	2	»	2	11	13	745,40	nuageux.	N.O. fort.	2,45	
12	3	1	2	3	7	10	753,45	serein.	Id.		
13	3	2	»	2	4	6	764,30	nuageux.	Id.		
14	4	2	1	3	9	12	761,75	quelques nuages.	Id.		
15	1	1	»	1	8	9	758,20	nuageux.	Id.		
16	1	»	2	2	9	11	761,65	couvert.	nuageux.		
17	»	»	1	1	14	15	759,45	serein.	N.-O.		
18	3	»	2	2	9	11	760,05	quelques éclaircis.	Id.		
20	2	3	»	3	15	18	758,15	presque tout couvert.	N.-E.		
23	1	»	1	1	12	13	755,90	serein.	N.-O. fort.		
31	»	1	»	1	11	12	762,25	Id.	Id.		
	57	24	21	45	185	230				5,16	9,08

Total de la pluie. 14,24

RÉCAPITULATION.

Juillet .	2,772	782	711	1,493	500	1,993
Août...	1,923	381	439	820	422	1,242
Sept...	447	108	110	218	251	467
Octobre	57	24	21	45	185	230
TOTAUX	5,199	1,295	1,281	2,576	1,358	3,934

La durée de la deuxième invasion a été de 117 jours, du 6 juillet au 31 octobre. La maladie s'est manifestée avec plus de violence que la première fois; sa marche a été plus rapide et ses effets plus meurtriers; elle avait atteint son apogée le 21ᵉ jour après son apparition. Dans ce court espace de temps, le fléau développa toute sa malignité et frappa de mort 804 personnes dont 210 périrent le 25 juillet. Après cette funeste journée, la contagion prit un caractère de décroissance qu'on doit attribuer plutôt au grand nombre d'émigrations qui eurent lieu ce même jour, qu'à un amendement dans l'intensité de la maladie. Cette décroissance fut longue et cruelle; elle dura 96 jours et ne moissonna pas moins de 1,772 personnes, ce qui porta à 2,576 le nombre des victimes de la deuxième invasion, 2,466 appartenant à la population civile, et 110 à la garnison. 5,199 (1) personnes avaient été atteintes du choléra, 4,955 civils et 244 militaires.

(1) Nous répéterons pour cette évaluation ce que nous avons déjà dit pour les cas déclarés pendant la première invasion : en l'absence de toute déclaration officielle, nous avons dû prendre pour base les rapports établis avec exactitude sur diverses parties de la population, telles, par exemple, que celles inscrites dans les bureaux des commissions sanitaires. Nous avons aussi recueilli les diverses observations faites avec soin par plusieurs médecins.

Pour la population civile, le rapport des morts aux malades a été : : 1 : 2,008; celui des malades, de 34,12 sur 1,000 habitans, et celui des décès, de 16,98.

Rapport avec le sexe et avec les âges.

Les âges ont été frappés à peu près d'une manière égale pendant la deuxième atteinte du mal indien. Le sexe masculin a compté 1,295 décès, et le sexe féminin 1,281. Les âges ont présenté une différence plus prononcée. Pour les femmes, les âges qui ont le plus souffert sont ceux de 30 à 40 et de 50 à 60, et pour les hommes, de 20 à 40, ainsi que l'indique le tableau suivant :

	MASCULIN.	FÉMININ.	TOTAL.
De 10 ans et au dessous.....	186	163	349
10 à 20 ans.............	72	48	120
20 à 30 ans.............	208	138	346
30 à 40 ans.............	222	214	436
40 à 50 ans.............	199	179	378
50 à 60 ans.............	174	206	380
60 à 70 ans.............	123	181	304
70 à 80 ans.............	87	127	214
80 ans et au dessus......	24	25	49
TOTAUX...	1,295	1,281	2,576

Parmi les 2,576 décès constatés, 369 ont eu lieu dans les hospices et hôpitaux, et 2,207 en ville et dans la banlieue.

La population civile a fourni à l'Hôtel-Dieu 265 cholériques, dont 181 ont succombé. Les décès ont été aux malades : : 1 : 1,46.

La garnison a fourni au même hôpital 221 malades; 90 sont morts. Les décès militaires ont été moins importans, puisqu'ils n'ont présenté à l'égard des malades que la proportion de 1 sur 2,44.

L'hospice de la Charité a eu 108 malades et

87 décès; celui de Saint-Joseph, 6 malades et 5 décès; celui de Sainte-Françoise, 7 malades et 3 décès.

L'hospice de Saint-Lazare, où sont renfermés les insensés, a présenté 12 malades et 3 décès, ainsi que l'atteste le tableau suivant, qui est dressé sur les documens fournis par l'administration des hôpitaux et hospices :

TABLEAU SYNOPTIQUE

DU MOUVEMENT DES MALADES CHOLÉRIQUES TRAITÉS DANS LES HOPITAUX ET HOSPICES DE MARSEILLE,

du 15 juin au 20 octobre 1835.

HOPITAUX ET HOSPICES.	DURÉE DE LA MALADIE		ENTRÉS MALADES. ATTEINTS EN VILLE.			ATTEINTS DANS L'HOPITAL.			total des entrés	SORTIS GUÉRIS.			TOTAL des sorties.	MORTS DANS LES PREMIÈRES 24 HEURES.			APRÈS LES PREMIÈRES 24 HEURES.			TOTAL des MORTS.
			hommes.	femmes.	milit.	hommes.	femmes.	milit.		hommes.	femmes.	milit.		hommes.	femmes.	militaires.	hommes.	femmes.	militaires.	
Hôtel-Dieu. .	du 15 juin au 20 octobre.	jours 128	160	100	188	2	3	33	486	50	34	131	215	37	18	26	75	51	64	271
Charité. . . .	du 11 juillet au 16 septembre.	68	»	»	»	46	62	»	108	5	16	»	21	26	23	»	15	23	»	87
Saint-Lazare.	du 21 juillet au 2 septembre.	44	»	»	»	3	9	»	12	3	6	»	9	»	»	»	»	3	»	3
Saint-Joseph.	du 24 juillet au 12 septembre.	51	»	»	»	2	4	»	6	»	1	»	1	1	1	»	1	2	»	5
Ste-Françoise.	du 12 juillet au 26 août.	46	4	2	»	»	1	»	7	2	2	»	4	1	1	»	1	»	»	3
Maternité. . .	néant.	»	»	»	»	»	»	»	»	»	»	»	»	»	»	»	»	»	»	»
TOTAUX. . . .			164	102	188	53	79	33	619	60	59	131	250	65	43	26	92	79	64	369

La population militaire était de 4,717 hommes; 244 ont été atteints du choléra, 110 ont été frappés de mort. Les corps formant la garnison étaient le 4e régiment d'infanterie de ligne, le 62e régiment de la même arme, le 4e escadron du 11e régiment de chasseurs à cheval, et la 13e compagnie de canonniers vétérans.

La maladie a frappé ces différens corps de la manière suivante :

	4me RÉGIMENT DE LIGNE.				62me RÉGIMENT DE LIGNE.		
	Effectif.	Cas.	Décès.		Effectif.	Cas.	Décès.
Officiers.........	87	7	5		96	3	3
Sous-officiers.....	154	10	5		361	11	5
Jeunes soldats....	1106	85	39		1030	25	8
Enrôlés volont...	305	15	6		199	8	5
Remplaçans.......	596	35	12		608	39	16
	2248	152	67		2294	86	37
Escad. de caval...	100	3	3	13e comp. de vét.	75	3	3
	2348	155	70		2369	89	40
					2348	155	70
				TOTAUX.......	4717	244	110

L'ensemble de la garnison a présenté, sur 1,000 hommes, 51,72 malades, 23,34 décès.

Le 4e régiment a été frappé dans des proportions presque doubles de celles qu'a présentées le 62e.

De la mortalité ordinaire.

La mortalité ordinaire a fait naître les observations déjà faites pendant la première invasion, c'est-à-dire que le nombre des décès ordinaires n'a que faiblement diminué pendant la durée du choléra. On remarquera avec plus d'étonnement que la deuxième invasion du mal indien à Marseille a duré un égal nombre de jours que la première, car elle a présenté aussi 106 jours pendant lesquels ont été constatés des décès cholériques. La mortalité ordinaire a donné 1,298 décès, ou soit 12 $\frac{1}{4}$ par jour. La moyenne des mois correspondans, prise sur les cinq précédentes années, est de 12 $\frac{1}{2}$.

Le chiffre total des décès pendant ces 106 jours a été de 3,874, ce qui donne une moyenne de 36,5 par jour. La maladie a donc enlevé de plus que les maladies ordinaires 24 personnes par jour, ou 1 sur 6,050.

Rapport de la mortalité cholérique avec les localités.

La maladie des Indes a choisi le plus grand nombre de ses victimes dans les quartiers les plus populeux de la cité; elle a frappé avec plus de violence là où elle a rencontré une agglomération plus resserrée. Ainsi les arrondissemens de l'Hôtel-Dieu, celui de l'Observatoire et celui de la Halle-Charles-Delacroix, sont ceux qui ont été atteints dans les plus grandes proportions, abstraction faite de l'arrondissement du Grand-Théâtre, qui ne peut entrer en comparaison, par les motifs indiqués dans les notes du tableau qui suit :

INFLUENCE SUR LES ARRONDISSEMENS DE POLICE (*intrà muros*),

PENDANT LES DEUX INVASIONS 1834-35.

Population générale, 145,215 : *intrà muros*, 121,272; *banlieue*, 23,943.

NUMÉRO administratif.	DÉSIGNATION des ARRONDISSEMENS.	POPULATION.	SURFACE en mètres carrés.	NOMBRE DE MÈTRES pour chaque habit.	TOTAL DES DÉCÈS.			DÉCÈS SUR 1,000 HABITANS.			OBSERVATIONS.
					1re inv.	2e invasion.	TOTAL.	1re invasion.	2e invasion.	pour les deux invasions	
Ier	Hôtel-de-Ville	14,000	114,130	8,15	82	198	280	5,85	14,14	19,99	(*) Population aisée et indigente.
IIe	Grand-Théâtre	8,573 (1)	306,750	35,78	74	199	273	8,63	23,21	31,84	Id. aisée et riche.
IIIe	Préfecture	10,035	554,500	55,25	44	193	237	4,38	19,23	23,61	Id. riche.
IVe	Halle-Charles-Delacroix.	15,007	683,960	45,57	92	278	370	6,13	18,52	24,65	Id. aisée, indig., riche.
Ve	Lycée	9,443	782,110	82,82	23	104	127	2,43	11	13,43	Id. riche et aisée.
VIe	Cours	10,402	147,650	14,19	26	103	129	2,49	9,90	12,39	Id. aisée.
VIIe	Grand-Puits	12,801	128,960	10,07	86	195	281	6,71	15,23	21,94	Id. Id.
VIIIe	Observatoire	16,500 (2)	293,550	17,73	167 (3)	395	562	10,12	23,93	34,05	Id. indig. et peu aisée.
IXe	Hôtel-Dieu	16,000	152,420	9,52	182	351	533	11,37	21,93	33,31	Id. Id.
Xe	Monnaie	8,511	862,710	101,36	52	137	189	6,10	16,09	22,20	Id. aisée.
		121,272	4,026,740	33,20	828	2,153	2,981	6,82	17,75	24,58	(*) La désignation donnée à chaque arrondissement ne porte que sur la majorité de la population ; la première qualification indique le plus grand nombre.

REMARQUES.

(1) Dans cet arrondissement habite un très grand nombre de personnes appartenant à la population flottante, tels que : garçons tailleurs, cordonniers, ouvriers savonniers, marins et filles publiques.

(2) Compris la population des hospices.

(3) Dans le chiffre des décès constatés dans l'arrondissement de l'Observatoire sont compris ceux qui ont eu lieu dans les hospices de la Charité, de Saint-Joseph et de Sainte-Françoise, qui s'élèvent pour la première invasion à 28, et pour la seconde à 95. La population de ces hospices est évaluée à 2,000, ce qui réduit la mortalité de cet arrondissement, déduction faite des hospices, à 9,58 sur 1,000 pour la première invasion, à 20,68 pour la deuxième, et à 30,26 pour les deux réunies. L'arrondissement de la Monnaie comprend également les décès qui ont eu lieu à l'hospice Saint-Lazare.

Influence sur les rues et les maisons. Reproduction des cas
de mort dans le même local.

La ville de Marseille comprend 520 rues, places
publiques ou promenades, et 11,000 maisons.
397 rues ont été frappées du mal indien, 123 n'ont
reçu aucune atteinte. 1,662 maisons seulement
ont présenté des cas mortels; ces cas se sont élevés à 2,055. Les cas de mort se sont reproduits
trois cent quatre-vingt-treize fois dans des maisons qui déjà avaient eu un ou plusieurs morts.

Les rues ont été frappées d'une manière inégale.
Voici le résultat des dépouillemens faits d'après
les registres de l'état-civil, et présentant le nombre de maisons atteintes dans chaque rue.

Nombre des rues.	Maisons atteintes dans chaque rue.	Total des maisons.
105	1	105
81	2	162
47	3	141
43	4	172
29	5	145
21	6	126
12	7	84
16	8	128
7	9	63
8	10	80
3	11	33
2	12	24
5	13	65
7	14	98
3	15	45
1	16	16
1	18	18
1	19	19
1	22	22
1	24	24
1	26	26
2	33	66
397		1,662

Les rues qui ont été frappées le plus rudement sont celles comprises dans le tableau suivant, qui indique, avec la désignation du nombre des maisons atteintes de chaque côté, la mortalité totale de chacune de ces rues. Ce bulletin fera connaître combien sont absurdes toutes les suppositions qu'on a pu faire sur la prétendue influence qu'exerce le choléra sur un côté plutôt que sur l'autre.

DÉSIGNATION des RUES.	NOMBRE de MAISONS ATTEINTES:		TOTAL.	TOTAL des DÉCÈS.
	côté pair.	côté impair.		
Grand-Chemin-de-Rome.	19	14	33	42
R. d'Aubagne..........	16	17	33	40
R. des Grands-Carmes...	9	15	24	34
R. Paradis.............	15	7	22	32
Chemin-d'Aix..........	10	16	26	32
R. Neuve.............	9	10	19	26
R. Sainte-Barbe........	10	8	18	22
R. Sainte-Catherine.....	8	7	15	19
R. de l'Echelle.........	10	5	15	18
R. des Fabres..........	4	10	14	17
R. des Ferrats..........	10	5	15	17
R. Bon-Pasteur........	6	7	13	15
R. Périer.............	4	7	11	14

On remarquera que la rue Paradis est à peu près la seule qui ait présenté une différence notable entre le côté pair et le côté impair; cette rue, qui est percée du sud au nord, se trouve parallèle avec le Grand-Chemin-de-Rome et la rue d'Aubagne, dont les côtés ont eu presque une égale part dans les ravages du fléau indien. Cette

observation nous semble détruire tous les calculs
auxquels avait donné lieu la reproduction des cas
mortels sur le côté pair de la rue Paradis, et qui
attribuaient à des courans électriques les effets
meurtriers du choléra.

De l'influence atmosphérique.

Jamais la température n'avait éprouvé de variations plus fréquentes et plus diverses que pendant les mois de juillet et août 1835. Depuis long-
temps le beau ciel de Marseille n'avait ressenti
des secousses électriques aussi fréquentes et aussi
fortes que celles qui se firent entendre pendant
ces deux mois. Le vent de nord-ouest, celui du
sud, le vent d'ouest et celui de l'est ont régné
alternativement; et le fléau, impassible dans sa
marche, ne tenant nul compte ni des changemens
que subit l'atmosphère, ni de la direction des courans, poursuivit ses ravages avec cette effrayante
régularité qui caractérise presque toujours ses
trois périodes.

De l'influence des professions.

La maladie n'a présenté aucune observation
intéressante; elle a sévi généralement sur toutes
les professions, selon leur rapport numérique
avec le chiffre de la population.

Influence des jours.

, Les observations faites sur la mortalité som-
maire qu'a présentée chaque jour de la semaine,
viennent encore donner un démenti à ceux qui
prétendaient que les dimanches et les lundis
exerçaient une influence quelconque sur la marche
ou les progrès de la maladie. Pendant la première
invasion, les jours les plus calamiteux ont été les
mercredis et les jeudis; dans la seconde ce sont
les samedis et les dimanches : d'où nous con-
cluons que la marche du mal asiatique suit une
impulsion autre que celle que pourraient lui imprimer les débauches des dimanches et des lundis.
Loin de nous pourtant l'idée de nier l'efficacité
d'un bon système hygiénique; mais nous ne
croyons pas qu'il suffise pour atténuer les coups
du choléra dans ses momens de fureur.

Les 106 jours de durée de la deuxième invasion
embrassent seize semaines; les plus meurtrières
ont été les 3e, 4e et 5e. Le tableau suivant indiquera les différentes phases qu'a suivies la contagion :

INFLUENCE DES JOURS ET DES SEMAINES.

SEMAINES.	1re	2e	3e	4e	5e	6e	7e	8e	9e	10e	11e	12e	13e	14e	15e	16e	TOTAUX.
Lundi	1	16	42	137	71	19	14	19	10	21	11	2	3	2	3	»	371
Mardi	1	27	43	92	61	22	10	31	7	26	8	5	5	»	2	3	343
Mercredi .	1	19	59	124	65	22	12	16	6	14	9	»	1	6	3	»	357
Jeudi.....	4	26	84	88	39	15	15	10	9	9	6	2	6	4	1	»	318
Vendredi .	2	44	120	76	37	11	10	10	6	20	2	3	3	»	2	1	347
Samedi...	13	39	210	69	27	18	13	11	6	9	2	2	1	1	1	1	423
Dimanche	15	38	172	82	42	11	17	12	6	11	2	4	1	2	2	»	417
TOTAUX	37	209	730	668	342	118	91	109	50	110	40	18	20	15	14	5	2576
	INVASION.	PÉRIODE ASCENDANTE.			PÉRIODE stationnaire.		PÉRIODE décroissante.		RECRUDESCENCE.			DÉCROISSANCE ET FIN.					

Influence sur la banlieue.

Le choléra a frappé peu de victimes dans les campagnes de Marseille. Quoique l'émigration ait été considérable, les habitans de la banlieue n'ont pas été atteints du mal indien. Les quelques personnes qui en ont péri appartenaient presque toutes à la population urbaine, et la plupart ont été frappées du choléra peu de jours après leur émigration. Les personnes qui nient la transmissibilité de la maladie se sont prévalues de cette circonstance pour dire qu'il n'y avait pas contagion, puisque les habitans de la campagne n'avaient pas contracté le mal asiatique; nous, au contraire, nous y trouvons une nouvelle preuve de l'efficacité des moyens de séquestration, car nous attribuons la non-contagion du choléra dans nos campagnes, à l'état d'isolement dans lequel se trouvent toutes les maisons d'habitation les unes à l'égard des autres. Nous pourrions citer encore à l'appui de cette opinion un grand nombre de cas dans lesquels la mort a frappé plusieurs personnes dans la même maison d'habitation, tandis que celles placées non loin de celles-ci, mais dont les habitans évitaient les communications, n'ont reçu aucune influence de la maladie. Une maison de campagne située au quartier de Château-Gombert, et habitée par vingt-quatre personnes, en perdit quatre en quelques jours des attaques du choléra. Cette habitation fut aussitôt désertée, et aucun nouveau cas ne se manifesta dans celles qui l'environnaient. Ces faits nous paraissent assez concluans et ont fixé l'attention des personnes qui aiment à observer pour expliquer les phénomènes qui se passent sous leurs yeux. Les décès dans la banlieue n'ont pas été au dessus de 132.

Observations particulières sur le mode de propagation.

Le plus souvent un cas de choléra était suivi d'un autre cas dans la même maison. Comme nous l'avons dit, les cas mortels se sont ainsi reproduits trois cent quatre-vingt-treize fois.

Plusieurs familles ont été cruellement frappées par le fléau : parmi celles-ci on remarqua la famille Ladouce, habitant la rue de l'Evêché; la famille du nommé Bizau, marchand de vin, rue Mayousse (1); et la famille Fleschelle, rue Paradis (2).

Il y a à Marseille seize communautés (3), y

---

(1) Sept individus de cette famille périrent successivement.

(2) Cinq personnes, y compris une servante, furent tour à tour enlevées.

(3) Religieuses des Grandes-Maries; Petites-Maries; Clairistes; Carmélites; du Saint-Sacrement; de Saint-Thomas; les sœurs de la Retraite, dites Sœurs-Grises; les Augustines; les

compris le collége royal et le séminaire; la population de ces établissemens s'élève à environ 1,200
personnes. Deux ordres seulement ont été atteints
du choléra; ce sont d'abord les religieuses de
Saint-Charles, dont l'établissement avait été transformé en ambulance pour les femmes, et dont
elles faisaient le service; deux sœurs furent frappées, une seule mourut; et puis les religieuses
Augustines, qui ont desservi les hospices et hôpitaux de la ville pendant le règne du choléra.
Quatre de ces religieuses succombèrent aux attaques de la maladie (1). Tous les autres établissemens furent à l'abri des coups du fléau.

Les prisons civiles furent également préservées.

RÉSULTATS GÉNÉRAUX DES DEUX INVASIONS.

Les deux invasions réunies ont présenté une
durée de 212 jours, 106 jours pour chacune.
Pendant la première le choléra se manifesta lentement et mit dans sa période d'invasion une bénignité qui lui est peu ordinaire; dans la seconde

sœurs du Saint-Nom-de-Jésus, les sœurs de Saint-Charles,
maison des Orphelines, du Refuge, des pauvres petites filles,
des enfans de la Providence.

(1) Deux moururent à l'hôpital de la Charité et deux à l'Hôtel-
Dieu.

il éclata, au contraire, avec une violence qui devait faire pressentir les affreux ravages qu'il préparait.

Le nombre des cas déclarés a été de 7,073, et celui des morts de 3,441. Dans ces nombres, la population civile compte 6,782 malades et 3,308 décès; ce qui donne sur 1,000 habitans 46,70 malades et 22,78 morts.

La population militaire a eu 291 malades et 133 morts; ce qui donne sur 1,000 hommes 61,69 malades et 28,21 morts.

La garnison a donc été frappée dans des proportions plus fortes que la population civile; mais elle a présenté un petit avantage sur le nombre des guérisons, car les morts civils ont été aux malades : : 1 : 2,06, et les morts militaires : : 1 : 2,18.

Influence sur les sexes.

Pendant la première invasion, les décès féminins ont excédé ceux du sexe masculin, et pendant la seconde, au contraire, les décès masculins ont été plus nombreux que les autres. Cependant les deux invasions prises ensemble présentent une plus grande mortalité pour les femmes que pour les hommes, puisque ces derniers ne s'élèvent qu'à 1,677, tandis que ceux du sexe féminin sont portés à 1,764; c'est environ $1/_{17}$ de plus.

Influence sur les âges.

Les observations faites sur l'âge des personnes décédées ont donné les résultats suivans :

	MASCULIN.	FÉMININ.	TOTAL.
De 10 ans et au dessous.....	233	202	436
10 à 20 ans............	94	66	160
20 à 30 ans............	251	170	421
30 à 40 ans............	290	289	579
40 à 50 ans............	252	244	496
50 à 60 ans............	236	291	527
60 à 70 ans............	165	270	335
70 à 80 ans............	124	193	317
80 et au dessus........	32	38	70
TOTAL...	1,677	1,764	3,441

Les âges qui ont le plus souffert sont, pour l'un comme pour l'autre sexe, ceux de 30 à 60.

Influence sur les professions.

Les diverses professions ont été frappées dans les proportions suivantes :

1re classe ....(1)	194
2e id.	407
3e id.	887
4e id.	433
5e id.	133
6e id.	31
sans professions ou inconnues............	1,356
TOTAL.......	3,441

(1) Voir les désignations page 262.

RÉCAPITULATION GÉNÉRALE.

Première invasion.   *Deuxième invasion.*

828 dans les arrondissemens   2,153 dans les arrondisse-
         intrà muros et hosp.   mens *intrà muros*.
 14 banlieue.   132 banlieue.
 23 militaires.   110 militaires.
                                       181 Hôtel-Dieu.

865   2,576

         1re invasion   865
         2e id.   2,576

                 TOTAL GÉNÉRAL...   3,441

LIVRE NEUVIÈME.

INVASION DANS LES DÉPARTEMENS.

Le choléra ravage plusieurs départemens du Midi. — Nombre des communes envahies dans chacun d'eux. — Faits divers. — Le choléra à Aix et à Arles. — Tableau de la mortalité cholérique dans ces deux villes. — Tableau numérique des cas et des décès constatés dans tous les départemens atteints par cette seconde invasion — Aperçu sur l'invasion générale de la France. — Divers élémens de statistique.

Lorsque le choléra se manifesta à Toulon, il s'était déjà déclaré à Cette et à Agde, comme on l'a vu dans cette histoire. Il faisait aussi des victimes à Saint-Chamas, petite commune située

sur les bords de l'étang de Berre, dans le département des Bouches-du-Rhône; mais aussitôt qu'il
eut assailli Toulon, où se trouvait une plus grande
population agglomérée dont la majeure partie
se dispersa de tous côtés simultanément et par
masses, toutes les contrées voisines reçurent
les germes de la contagion meurtrière. Le mal
exerça ses ravages dans chaque lieu à peu près en
raison du nombre d'émigrans qui s'y réfugièrent.

La Vallette, à une lieue de Toulon, est la localité qui a le plus souffert. Cette commune de 2,550
ames a compté 140 cas mortels, ou soit un décès
sur 17 habitans.

Lorgues, un peu moins frappé, endura cependant
de bien vives souffrances. Sur une population de
5,444 ames réduite à 1,500 par les émigrations, on
a enregistré 208 décès, c'est-à-dire 82 dans le sexe
masculin, et 126 dans le sexe féminin; ce qui
donne 38,2 morts sur 1,000 habitans. La ville de
Lorgues a pourtant une position avantageuse et
paraît réunir toutes les conditions de salubrité
publique; l'air, les eaux, les végétaux, tout y
est bon; les rues sont assez propres, les maisons
pas trop encombrées d'habitans. Le choléra s'y
déclara le 19 juillet; les premiers cas se manifestèrent dans les principaux quartiers et furent
presque tous foudroyans. Mais ce ne fut pas là
que la maladie exerça le plus de ravages : bientôt

investissant la bourgade et la rue Malvala, elle en
fit un théâtre de terreur et de mort. La charité de
quelques ames compatissantes et l'actif dévouement de la jeunesse des deux sexes ne purent
suffire à tous les besoins. Les forces étaient épui-
sées et la démoralisation allait être complète, lorsque M. Floret, préfet du Var, parut au milieu de
ces désastres qui croissaient sans cesse. Aussi
bienfaisant qu'intrépide, ce magistrat mit tout en
œuvre pour secourir les cholériques et pour arrêter le fléau dans sa marche meurtrière. On recou-
rut à un moyen rigoureux, mais dicté par l'im-
périeuse loi du salut public : on ouvrit les maisons
des émigrés, et l'on s'empara des lits, du linge et
des autres objets nécessaires. Parmi les victimes
du fléau il en est une à jamais regrettable : le
peuple de Lorgues ne perdra pas le souvenir du
vénérable M. Codde, prêtre octogénaire, lequel,
oubliant sa vieillesse et ses infirmités, était jour
et nuit auprès des malades, les soulageait, les
consolait et les aidait à bien mourir. A cet homme
si simple dans ses héroïques vertus il ne man-
quait plus que la gloire de rendre le dernier soupir en secourant ses frères, et le ciel la lui accorda.

Au moment où le choléra envahissait les communes voisines de Toulon, les religieuses du couvent de Cuers, d'après les conseils du docteur
Reynaud, chirurgien en chef de l'hôpital de la

marine, se mirent dans un état de séquestration,
observant pour tout ce qui venait du dehors les
précautions indiquées d'ordinaire pour se préserver des maladies contagieuses. Un jour une
dame venant de Toulon se présenta au couvent et
demanda à parler à l'une des religieuses; après
plusieurs refus, cette dame, qui avait mis une
étrange persévérance dans sa demande, fut admise
au parloir où elle demeura près d'une heure. Le
lendemain la sœur tourière qui l'avait accompagnée, et une autre sœur qui avait assisté à cette
visite, furent frappées du choléra et moururent
peu de jours après; plusieurs autres religieuses
furent atteintes de la même maladie. La dame
visiteuse, qui s'était retirée dans une campagne
non loin de Cuers, fut également frappée du choléra et mourut en quelques heures.

Plusieurs émigrés marseillais étant arrivés à
Cotignac, quelques cas de choléra douteux s'y
manifestèrent aussitôt. Le préfet du Var y envoya
M. Taron, élève en médecine, qui était en mission
à Figanières. A son arrivée M. Taron logea à l'hôtel
de la Croix-de-Malte, où il resta trois jours pendant lesquels aucun cas de choléra ne se montra.
Il partit ensuite, et le lendemain de son départ le
maître de l'hôtel où il était logé fut frappé du mal
asiatique et mourut; deux ou trois personnes
furent ensuite atteintes et succombèrent égale-

ment. Dès lors la maladie envahit cette localité où elle enleva 49 personnes.

Le département du Var a eu soixante-et-seize communes plus ou moins infectées. Les villes les plus importantes après Toulon, c'est-à-dire Grasse, Hyères, Draguignan, Brignoles, Antibes et Saint-Maximin, n'ont été que faiblement atteintes (1). Les îles d'Hyères ont un peu plus souffert; la maladie s'y déclara le 13 juillet. Sur une garnison forte de 163 hommes on a constaté 32 cas suivis de 8 décès, et sur la population civile évaluée à 500 individus, 33 cas parmi lesquels 9 ont été mortels; en tout 65 cas et 17 décès sur 663 individus, ou soit 1 mort sur 39.

Le département des Bouches-du-Rhône a eu 48 communes envahies.

Un cas de choléra éclata le 19 juin à Aix, sur un soldat du 12e de ligne qui fut immédiatement porté à l'hôpital, d'où il sortit guéri le 3 août. Le 2 juillet un autre soldat du même régiment fut atteint par la maladie et mourut en quelques heures. De ce jour-là au 15 du même mois, on ne

---

(1) A Grasse,   33   décès sur 12,716 habitans.
    Hyères,   4   10,142
    Draguignan,   25   9,804
    Brignoles,   103   5,940
    Antibes,   56   5,565
    St-Maximin,   1   3,637

constata qu'un seul nouveau cas; mais le 15 et
les jours suivans la maladie prit un développement
rapide.

Le nombre des fuyards fut considérable; cependant les secours furent distribués avec promptitude et discernement. M. Aude, maire par intérim,
montra beaucoup de zèle et de prévoyance dans
l'accomplissement des devoirs de sa place. Il
organisa tous les services publics, et sa fermeté
autant que les sages dispositions qu'il sut prendre assurèrent le repos des habitans et le respect
des propriétés. Presque tous les notaires avaient
abandonné la ville; mais M. Aude leur enjoignit
par un sage arrêté de rester à leur poste un jour
et une nuit à tour de rôle. Ce magistrat fut dignement secondé par M. Roure, second adjoint, et
par M. Porte, secrétaire-général de la mairie.
Quarante citoyens, réunis par un étudiant en
droit nommé Alphonse Gent, natif de Roquemaure,
se dévouèrent au service des cholériques dans les
hôpitaux, dans les bureaux de secours et à domicile. Il y avait parmi eux plusieurs condisciples
de M. Gent, animés comme lui d'un dévouement
sans bornes (1); les autres appartenaient à diverses

(1) Ce sont MM. César Augarde, de Rians; Gimbal, de la
Havane; Galloni d'Istria, d'Olmetto en Corse; Pine-Desgran-
ges, de Lyon; Ode, de Pont-Saint-Esprit; Marlay, d'Auriol;
Pastorel, de Seillan; Senez, de Marseille; Aumant; Rostand

classes de la société; mais ils étaient unis par la communauté de leurs sentimens généreux et par ces nobles sympathies qui rapprochent les rangs en rapprochant les cœurs (1). Deux d'entre eux, MM. Gérard, employé à l'octroi, et Saurin, serrurier, tombèrent victimes de leur philantropie infatigable.

MM. Rouchon-Guigues, conseiller à la cour royale; Leydet, juge de paix; Carles, avocat; Turcas et Long, avoués; Amédée Bouteille et Panier, administrateurs de l'œuvre de la Miséricorde; Roux, pharmacien; Reynaud, de La Fare et l'abbé de Foresta ont bien mérité de la ville d'Aix en ces tristes circonstances. Des missionnaires, parmi lesquels on distingua le P. André,

de Saint-Maximin; Barbarin, de Marseille; de Barrès du Molard, de l'île de la Trinité.

(1) On y voyait MM. César Paul, jeune avoué, toujours rempli d'ardeur pour les choses honorables; Escoffier, Guigue et Pascal, avocats; Chaigonne, contrôleur des contributions directes; Léna, capitaine en retraite; Girard, scieur de long; Closon, relieur; d'Hostel, ex-étudiant en médecine; Pust, ouvrier imprimeur; Roux, peintre vitrier; Michel, commis marchand; Jules Martin, employé aux eaux et forêts; Victor Martin, employé à l'administration des postes; Bourgogne fils, Mauriac, Astier, tous les trois sans profession; Trouche, militaire en congé illimité; Lepagnez, ouvrier relieur; Brunel, ouvrier horloger; Imbert, ouvrier menuisier; Decome, ouvrier tanneur; Venture, maçon; Grangier, tonnelier; Zelimé, ouvrier horloger.

et des religieux franciscains prodiguèrent leurs soins aux malades. Le corps médical s'est noblement acquitté de sa tache, et l'un de ses membres, M. Reynaud, qu'un zèle plein d'ardeur retenait constamment auprès des cholériques, a succombé aux atteintes du mal. Quelques heures avant sa mort, il faisait encore son service au bureau de secours de la Miséricorde. Ses collègues, MM. Pin et Lautières, abandonnèrent le poste où l'honneur devait les retenir (1).

Huit médecins ou élèves en médecine (2) arrivèrent de Montpellier à Aix et prirent de suite leur service aux différens bureaux sanitaires. M. Vidal, professeur agrégé de la faculté de Paris, arriva aussi à Aix avec une mission de M. Duchâtel, ministre du commerce, qui avait déjà mis à la disposition du 2ᵉ arrondissement des Bouches-du-Rhône la somme de 20,000 fr.

Trente-six militaires du 12ᵉ régiment de ligne furent fournis aux hôpitaux pour y remplir les fonctions d'infirmiers. Ils étaient divisés en trois sections, et chaque section faisait un service de quatre heures la nuit et de quatre heures le jour; un seul de ces militaires fut légèrement indisposé.

(1) M. Guillaume, pharmacien, prit aussi la fuite.

(2) Ce sont MM. de Puyjalon, Mourgue, Wiscompsiki, Smolenski, Rosis, Figarelli, Pimentel et Patron.

Les femmes eurent aussi leur part dans les œuvres de dévouement et de bienfaisance. On cite entre autres la demoiselle Joséphine Bourg, institutrice ; les demoiselles Fabre sœurs ; la dame Léna, qu'encourageait l'exemple de son mari ; une servante nommée Filhe, qui n'a cessé de soigner les malades et les secourait même de ses épargnes.

On vit à Aix un fait bien remarquable. Le 16 juillet la portion du 12e régiment de ligne, forte de 536 hommes, qui occupait la caserne d'Italie, rentra à sept heures et demie du matin, revenant de l'exercice et du tir à la cible. Les soldats se répandirent aussitôt dans les chambres, ouvrirent les fenêtres et ôtèrent leurs vestes. Une rafale de vent brûlant ayant tout-à-coup pénétré dans ces chambres, plusieurs soldats tombèrent sur leurs lits comme asphyxiés. Le colonel et le lieutenant-colonel, sur l'avis du chirurgien-major, montèrent au second étage et se ressentirent de l'influence qui agissait sur les soldats. Le lieutenant-colonel mourut du choléra dans les vingt-quatre heures ; le colonel et le chirurgien-major furent très souffrans pendant plusieurs jours.

Dans cette matinée vingt-un hommes du 12e de ligne furent portés à l'hôpital, et l'on en porta dix autres pendant le reste de la journée. Quatorze succombèrent avant l'expiration des vingt-

quatre heures. Ces trente-un hommes appartenaient tous aux compagnies logées au premier et au
deuxième étage de la caserne d'Italie (1). Le rez de
chaussée de cette caserne, où se trouvaient les cui-
sines, les cantines, l'infirmerie et les salles d'armes, ne présenta aucun cas. Le lieutenant-général
de Damremont s'étant empressé de prendre la
route d'Aix où il arriva le 17 au matin, fit de suite
évacuer la caserne.

Le 19 juillet le chiffre des décès cholériques
atteignit à Aix son maximum : on en constata 33
sur 54 cas. Le lendemain le nombre des cas nouveaux s'éleva à 67 ; mais celui des décès descendit
à 28. Le 21 il n'y eut que 28 cas et 27 morts. Le
chiffre des accidens mortels se maintint, jusqu'au
30 juillet, entre 22 et 15. Il descendit ensuite graduellement, et on ne signala aucune recrudescence. A la fin du mois d'août la ville d'Aix en
était tout-à-fait délivrée.

On peut suivre dans le tableau suivant la marche journalière de la maladie:

(1) Ces trente-un hommes se trouvaient ainsi répartis :

	EFFECTIF.	CAS.	DÉCÈS.
Premier étage	245	15	6
Deuxième id.	291	19	8
TOTAUX..	536	31	14

TABLEAU NUMÉRIQUE

DES CAS ET DES DÉCÈS CHOLÉRIQUES CONSTATÉS A AIX

(département des Bouches-du-Rhône), *du 19 Juin au 29 Août 1835.*

DATES.	CAS.	DÉCÈS masc.	DÉCÈS fém.	TOTAL.	DATES.	CAS.	DÉCÈS masc.	DÉCÈS fém.	TOTAL.
Juin.									
19	1	»	»	»	Report.	554	178	131	309
Juillet.									
2	1	1	»	1	15	»	1	1	2
11	1	»	»	»	16	3	»	1	1
15	5	2	1	3	17	1	»	»	»
16	27	8	1	9	18	1	»	1	1
17	12	8	1	9	19	1	»	»	»
18	14	6	5	11	20	»	»	1	1
19	54	16	17	33	21	»	»	»	»
20	67	13	15	28	22	»	»	»	»
21	28	18	9	27	23	1	1	»	1
22	33	7	6	13	24	5	5	»	5
23	32	11	7	18	25	»	»	3	3
24	43	13	10	23	26	1	2	1	3
25	38	7	5	12	27	3	4	»	4
26	35	12	5	17	28	1	2	»	2
27	24	12	3	15	29	»	»	1	1
28	13	6	2	8					
29	20	6	4	10					
30	19	7	8	15					
31	13	1	2	3		**571**	**193**	**140**	**333**
Août.									
1	6	2	5	7					
2	4	1	1	2	**INFLUENCE SUR LES POPULATIONS.**				
3	8	3	»	3					
4	12	5	1	6					
5	11	1	3	4	Civile... 364 cas. 236 décès.				
6	8	5	1	6	Militaire. 207 » 97 »				
7	3	1	3	4	571 333				
8	6	1	2	3					
9	4	»	3	3					
10	3	2	1	3					
11	1	»	3	3	DÉCÈS :				
12	1	»	3	3					
13	2	3	2	5	A domicile............ 72				
14	5	»	2	2	Hôpital civil 164				
					» militaire........ 97				
	554	**178**	**131**	**309**	333				

Le choléra n'a pas sévi dans la campagne; ceux qui y sont morts venaient journellement en ville, où la maladie s'était concentrée.

Aix a 22,575 ames de population civile; la mortalité cholérique a été de 10,45 sur mille.

La population militaire était de 718 hommes; le nombre des victimes du choléra a présenté la proportion de 135 sur mille individus, ou soit 1 sur 7 environ (7,4).

En retranchant du chiffre total des décès ceux qui ont été constatés dans la garnison, on trouve qu'il est mort plus de femmes que d'hommes.

Voici quelle a été l'influence de la maladie sur les divers âges.

	MASCULIN.	FÉMININ.	TOTAL.
De 10 ans et au dessous........	14	10	24
10 à 20 ans................	8	8	16
20 à 30 ans................	69	17	86
30 à 40 ans................	35	15	50
40 à 50 ans................	16	27	43
50 à 60 ans................	18	24	42
60 à 70 ans................	17	24	41
70 à 80 ans................	11	10	21
80 et au dessus............	5	5	10
TOTAUX...	192	140	333

La commune de Marignanne, dans l'arrondissement d'Aix, a présenté un fait de transmission bien caractérisé. Cette localité jouissait d'une santé parfaite, lorsqu'arriva le 8 juillet la femme Digne,

émigrée de Toulon, laquelle fut atteinte du choléra le 10 et guérit. La femme Bonfils, qui la
première l'avait accueillie à son arrivée, fut elle-
même frappée de la maladie dans la nuit du 13
juillet et mourut le lendemain matin à onze heures. La femme Digne avait été soignée par la
femme Véran-Santerre ; le 17 juillet le fils de
celle-ci fut pris du choléra et succomba le 19. Le
lendemain, Véran-Santerre, aïeul de ce dernier
et habitant la même maison, reçut les atteintes
du mal, mais eut le bonheur d'en triompher. Dès
ce moment le choléra se répandit dans le village,
et cinq personnes étant mortes en un seul jour,
les habitans abandonnèrent leurs demeures et
s'enfuirent dans la campagne. Cette division de
la population eut un effet salutaire, car aucun
autre accident ne fut constaté. Le chiffre des morts
s'élevait à 24, et plusieurs victimes avaient directement communiqué entre elles.

Arles ne put pas échapper aux coups du choléra, et cette maladie y fut infiniment plus meurtrière en 1835 qu'en 1832 ; elle aurait même fait
un nombre plus considérable de victimes si la
population presque entière n'avait, dès le début,
suivi l'exemple des Indiens et le conseil des
hommes de l'art, en prenant la fuite et se dissé-
minant dans le vaste territoire de la commune,
et principalement sur les points les plus culmi-

nans du plateau de la Crau, plaine immense où près de huit mille habitans, entassés dans les métairies, ont trouvé un abri assuré, tandis que quatre mille se réfugiaient dans d'autres parties de la banlieue. Il ne resta dans l'intérieur de la ville que quatre mille personnes dont la plupart ne pouvaient abandonner leurs foyers.

Le choléra fit son début le 14 juillet sur deux individus du sexe masculin, qu'il emporta en peu de temps. Le lendemain on constata six décès. Le chiffre des morts diminua ensuite, puis il oscilla entre 1 et 8. Le 27 du même mois il s'éleva à 10, et le 28 à 32. Cette journée présenta la mortalité la plus forte. Le lendemain 29, il y eut 25 décès. De ce jour-là au mois d'août, le chiffre se maintint entre 27 et 15; il descendit ensuite lentement, et la maladie ne disparut qu'au milieu du mois de septembre, après avoir fait 509 victimes; elle avait duré soixante-trois jours, comprenant neuf semaines; les plus meurtrières furent la troisième et la quatrième. La période décroissante commença dès la cinquième et continua sans interruption jusqu'à la fin de la maladie.

On peut, dans le tableau suivant, en suivre la marche jour par jour :

TABLEAU NUMÉRIQUE

DES DÉCÈS CHOLÉRIQUES CONSTATÉS A ARLES

(département des Bouches-du-Rhône), *du 14 juillet au 14 septembre* 1835.

DATES.	DÉCÈS		TOTAL.	DATES.	DÉCÈS		TOTAL.
	masculins.	féminins.			masculins.	féminins.	
Juillet.							
14	2	»	2	*report.*	190	195	385
15	5	1	6	15	2	2	4
16	2	»	2	16	»	3	3
17	1	»,	1	17	6	2	8
18	1	»	1	18	2	6	8
19	2	»	2	19	4	4	8
20	»	2	2	20	3	2	5
21	»	3	3	21	»	2	2
22	3	2	5	22	3	2	5
23	3	4	7	23	3	2	5
24	1	2	3	24	5	2	7
25	6	1	7	25	2	4	6
26	5	3	8	26	3	4	7
27	6	4	10	27	2	3	5
28	13	19	32	28	1	2	3
29	10	15	25	29	»	2	2
30	12	12	24	30	2	5	7
31	6	13	19	31	»	3	3
Août.				*Sept.*			
1	10	17	27	1	1	2	3
2	15	8	23	2	»	1	1
3	15	7	22	3	4	2	6
4	15	7	22	4	2	»	2
5	10	19	29	5	2	1	3
6	8	11	19	6	1	»	1
7	12	9	21	7	»	1	1
8	2	13	15	8	1	1	2
9	5	5	10	9	1	»	1
10	1	2	3	10	1	1	2
11	8	4	12	11	»	2	2
12	6	4	10	12	2	3	5
13	3	5	8	13	3	2	5
14	2	3	5	14	1	1	2
	190	195	385		247	262	509

25

Sur ces 509 décès cholériques les campagnes n'en ont fourni que 70, bien que les trois quarts de la population urbaine s'y fussent réfugiés. Ainsi, parmi les 4,000 individus restés en ville, il y a eu 439 décès, proportion vraiment effrayante, tandis que les 16,000 habitans disséminés dans la banlieue n'ont eu que 70 morts.

En comparant le chiffre total des décès cholériques au chiffre total de la population arlésienne, on trouve 25 décès sur mille habitans.

Et en réunissant les deux chiffres de la mortalité durant les deux invasions, c'est-à-dire 249 en 1832, et 509 en 1835, ou soit 758, il y a alors une proportion de 37,27 morts sur mille habitans.

En 1835 les femmes ont été plus frappées que les hommes, mais dans des proportions bien moindres qu'en 1832.

L'influence du choléra sur les divers âges a présenté un fait remarquable : sur 509 décès 189 ont atteint des individus âgés de moins de 10 ans ; la proportion est de 1 sur 2,69.

	MASCULIN.	FÉMININ.	TOTAL.
De 10 ans et au dessous.....	103	86	189
10 à 20 ans.............	5	17	22
20 à 30 ans............	19	25	44
30 à 40 ans............	20	19	39
40 à 50 ans............	21	22	43
50 à 60 ans............	38	32	70
60 à 70 ans............	22	26	48
70 à 80 ans............	13	26	39
80 et au dessus.........	6	9	15
TOTAUX....	247	262	509

Comme à Toulon, à Marseille et à Aix, le choléra a suivi à Arles sa marche ordinaire au milieu
des changemens de la température et des variations météorologiques.

Quelques cas de choléra ayant éclaté dans
la commune d'Eyguières, des bruits absurdes
agitèrent aussitôt la partie ignorante de la population. Des paysans qui s'approchaient de la fon-
taine publique pour s'y désaltérer, furent accusés
d'avoir voulu y jeter du poison, et se virent
exposés aux menaces d'une populace aveuglée.
Le maire publia une proclamation pour calmer
cette effervescence; le vicaire de la paroisse joignit
son influence à celle de ce magistrat, et le calme
fut rétabli.

Après Marseille, Aix et Arles, les communes du
département des Bouches-du-Rhône qui ont le
plus souffert, proportionnellement à leur population, sont : Saint-Chamas, qui a enregistré 105
décès, comme nous l'avons déjà dit; les Martigues,
qui en ont eu 70; et Aubagne, qui en a constaté 39.

Vingt-cinq communes ont été atteintes dans le
département des Basses-Alpes. Il y a eu 49 décès
cholériques à Castellane, 39 à Gréoux, 35 à Mon-
tagnac, 28 à Digne, et 22 à Entrevaux.

La maladie n'envahit que six communes du
département des Hautes-Alpes. On constata 28
décès à Gap, et 20 à Rosans.

Celui de Vaucluse eut 29 communes frappées du mal d'Asie. Après la ville d'Avignon, les localités le plus rudement atteintes furent Cadenet, Mondragon et Caderousse. Cette dernière eut 29 décès, Mondragon en enregistra 35, et Cadenet 33. Le choléra, dit-on, se manifesta à Cadenet un jour de fête (1). Un grand nombre d'étrangers s'y étaient rendus, et la foule était considérable. Plusieurs personnes, réunies dans une auberge, eurent des coliques et des vomissemens, et l'on attribua d'abord cet accident à la malpropreté des ustensiles de cuisine qui avaient servi à l'apprêt de quelques ragoûts; mais le lendemain la maladie ayant frappé de nouvelles victimes, tant à Cadenet que dans les communes voisines où les personnes qui avaient assisté à la fête étaient retournées, on n'hésita plus à reconnaître la présence du redoutable fléau.

Le Gard eut 47 localités atteintes. Dès le 19 juillet, quelques morts, précédées de symptômes suspects, vinrent effrayer la population de Beaucaire et diviser d'opinion les hommes de l'art. L'accroissement de la mortalité ordinaire fut très peu sensible; mais bientôt tous les doutes s'évanouirent. Le 23 l'autorité, qui jusqu'à ce jour-là n'avait pas voulu se prononcer, publia le premier bulletin,

(1) Ce qu'on appelle en Provence *lou roumavagi*.

annonçant 26 décès depuis le 19 du même mois.
Le choléra ne disparut de Beaucaire qu'après y avoir
enlevé 128 personnes. Dès le début de la maladie,
la terreur désorganisa la foire et dispersa tous les
étrangers qui y étaient accourus; ce fut un malheur immense pour ce pays et les contrées environnantes.

Nîmes eut 199 décès; on en constata 102 à Sauve,
71 à Durfort, 47 à Saint-Gilles, 42 à Saint-Giniez-
de-Magloire, 35 à Vallabrègues, et 34 à Alais.

La Drôme n'eut que quatorze localités envahies;
les plus maltraitées furent Nyons, où l'on enregistra 48 décès, et Valence, qui en eut 29.

Le département de l'Ardèche, dont les limites
touchent au sud le département du Gard, et à
l'ouest celui de la Drôme, n'a ressenti que très
faiblement les atteintes du choléra. Quelques
communes riveraines du Rhône présentèrent un
petit nombre de décès précédés de symptômes
cholériques, et le préfet envoya sur les lieux le
docteur Joyeux, médecin des épidémies, lequel,
après avoir fait toutes les observations nécessaires,
déclara que les malades avaient été atteints plutôt
par des affections sporadiques ou accidentelles
que par le véritable choléra.

Trente-huit communes ont été infectées dans le
département de l'Hérault. Un homme venant de
Beziers, où régnait le choléra, éprouva le 26 juillet,

en arrivant à Montpellier, une attaque de cette
maladie, laquelle parut céder aux remèdes de
l'art. Cet homme, logé dans la rue de la Valfère,
succomba dans la nuit à une nouvelle crise. Les
médecins qui l'avaient soigné persistèrent à soutenir que cette affection mortelle ne présentait pas
cependant les symptômes caractéristiques du choléra-morbus indien; mais d'autres cas qui ne per-
mettaient plus le doute donnèrent un démenti à
la faculté. Les communes où la mortalité a été la
plus forte sont Agde, qui a constaté 179 décès;
Beziers qui en a eu 99, Montpellier 94, Cette 92,
Saint-Thibery 64, Frontignan 49, Serignan 45, et
Lunel 43.

 Le département de l'Aude, limitrophe de celui
de l'Hérault, eut quatorze localités atteintes. La
première le fut le 27 juillet; c'est la commune de
Gruissan, située dans l'arrondissement de Nar-
bonne, sur une presqu'île, baignée de tous côtés
par la Méditerranée et qui a 2,198 habitans. Dès
l'apparition du fléau, une grande partie de la population prit la fuite. Cette émigration instantanée
contribua essentiellement à arrêter les progrès du
mal. L'épouvante qui s'empara des habitans de
cette commune était d'autant plus excusable que
tous les premiers malades furent emportés par la
maladie dans moins de trois heures; 92 personnes
y succombèrent dans l'espace de 23 jours (du 27

juillet au 18 août); 127 furent aussi frappées de
mort à Castelnaudary. Carcassonne, chef-lieu du
département, n'eut à enregistrer que 20 décès.
Le chiffre total des morts dans ce département ne
s'éleva qu'à 303. Le sexe féminin fut généralement frappé dans des proportions plus fortes que
le sexe masculin. Les enfans ne fournirent qu'un
très petit nombre de victimes ; il n'y eut que 769
malades.

La Haute-Garonne et l'Isère eurent aussi quelques décès cholériques, mais ils furent tous isolés,
et la maladie ne s'y manifesta pas avec cette
gravité qui caractérise ordinairement sa marche.

Ainsi donc le choléra, dans sa seconde invasion
en France en 1835, a frappé neuf départemens : le
Var, les Bouches-du-Rhône, le Gard, Vaucluse,
les Basses-Alpes, les Hautes-Alpes, la Drôme, l'Hérault et l'Aude.

Ces départemens sont limitrophes les uns des
autres, et la violence du mal y a diminué en raison de l'éloignement du foyer primitif.

Ils présentent une population de 2,478,541
habitans. Il y a eu 22,886 cas déclarés et 13,683
décès constatés officiellement ; ce qui donne 9,23
malades et 5,52 morts sur mille habitans.

Les cas et les décès ont présenté dans chaque
département les proportions suivantes :

TABLEAU NUMÉRIQUE
DES CAS ET DES DÉCÈS CHOLÉRIQUES CONSTATÉS DANS LES DÉPARTEMENS DE LA FRANCE
du 15 novembre 1834 au 31 décembre 1835.

DÉPARTEMENS.	DATE de L'INVASION.	POPULATION.	CAS.	DÉCÈS.	NOMBRE de MALADES sur 1,000 habit.	NOMBRE de DÉCÈS sur 1,000 habit.
Alpes (Basses)......	première quinzaine d'août.	155,896	443	252	2,84	1,61
Alpes (Hautes).....		129,102	94	59	0,72	0,45
Aude.............	27 juillet 1835.	270,125	769	303	2,84	1,12
Bouches-du-Rhône .	1re. invasion, 11 décembre 1834. 2e. invasion , mai 1835.	359,473	9,731	4,825	27,06	13,42
Drôme............	14 juillet 1835.	299,556	193	146	0,64	0,48
Hérault...........	15 novembre 1834.	346,207	1,641	1,047	4,73	3,02
Gard	2e. quinzaine juillet 1835.	357,383	1,574	940	4,40	2,62
Var...............	19 juin 1835.	321,686	7,504	3,668	23,32	11,40
Vaucluse..........	19 juillet 1835.	239,113	937	443	3,91	1,85
		2,478,541	22,886	11,683	9,23	4,71

INVASION GÉNÉRALE DE LA FRANCE.

Pendant les deux époques qui ont affligé la France, cinquante - huit départemens ont été atteints par le choléra; ceux des Bouches - du - Rhône, du Gard et de la Drôme figurent dans les deux invasions (1).

La population de ces cinquante-huit départemens s'élève à 23,589,131 habitans. 255,262 ont été frappés par la maladie, et 111,722 (2) ont succombé. Les décès ont été aux malades comme 1 : 2,28.

Vingt-huit départemens n'ont reçu aucune atteinte; ils ont une population de 9,122,878 habitans : vingt-un se trouvent situés au sud de la capitale, cinq à l'est, un à l'ouest, et le dernier est celui de la Corse.

Une remarque digne d'attention, c'est que tous les départemens envahis sont liés les uns aux autres; il en est de même pour ceux qui n'ont pas été frappés, à l'exception de la Sarthe, lequel s'est trouvé seul préservé au milieu des autres départemens de l'Ouest qui tous ont été atteints.

(1) Dans l'invasion de 1832 le département de la Drôme n'eut qu'un seul décès, celui du Gard en eut 10, et celui des Bouches-du-Rhône n'eut qu'une seule commune (celle d'Arles).

(2) Dans ces nombres sont compris les cas (1,500, chiffre approximatif) et les décès (794 officiels) qui ont été constatés dans le département de la Seine, du 31 octobre 1832 au 1er avril 1834.

LIVRE DIXIÈME.

RÉGENCE D'ALGER ET ITALIE.

Le choléra est importé de Marseille à Alger. — Mesures prises par
l'autorité. — Marche de la maladie. — Ses effets sur les diverses
classes de la population. — Faits divers. — Le choléra fait invasion
à Nice. — Grandes mesures de précaution adoptées par le gouvernement piémontais. — La ville de Gênes est envahie. — Progrès de
la maladie dans diverses localités. — Turin n'est atteinte que faiblement. — Admirable conduite du roi de Piémont. — Récompenses et
punitions. — Faits divers. — Le choléra sévit à Livourne, frappe
Florence avec moins de violence et ne s'étend que très peu dans le
reste de la Toscane. — Il pénètre dans les états vénitiens. — Tous les
gouvernemens d'Italie prennent des mesures aussi rigoureuses que
sages pour s'opposer à l'extension du mal. — Tableau synoptique des
cas et des décès constatés dans les principales villes italiennes.

RÉGENCE D'ALGER.

Le choléra se manifesta à Alger, dans la nuit du
2 au 3 août 1835, sur un militaire en quarantaine
dans le lazaret, et récemment arrivé par le navire
la Chimère, sorti du port de Marseille au moment

où la maladie y sévissait avec force; ce militaire
mourut en peu d'heures. Du 3 au 12 du même
mois, plusieurs autres cas de choléra suivis de
décès furent constatés dans la ville, et notamment parmi les israélites et les indigènes.

Dès l'apparition du fléau, l'autorité supérieure
ne négligea rien pour secourir les malades. Elle
établit des hôpitaux distincts pour les Européens,
les Maures et les juifs qui ne voulaient pas être
traités chez eux. Des médecins furent attachés à
ces établissemens provisoires, et l'administration
prit en même temps des mesures pour assurer la
fourniture des médicamens dont elle s'était pour-
vue à Marseille avant l'invasion du choléra.

La marche du choléra fut lente pendant les
premiers jours, car il n'y eut que 25 victimes du
3 au 10 août; mais les progrès de la maladie furent
rapides du 10 au 21 du même mois, et l'on compta
885 décès.

Douze ambulances avaient été établies dans la
ville; chacune était surveillée par un membre du
conseil de salubrité publique. L'autorité veilla à
ce que les rues fussent fréquemment nettoyées, et
à ce que l'intérieur des maisons fût assaini. Les
juifs qui étaient dans l'usage de porter les morts
découverts, furent obligés de les couvrir.

Les musulmans enterraient dans leurs maisons
ceux de leurs co-religionnaires qui succombaient

aux atteintes du mal. Par cette habitude, ils voulaient d'abord satisfaire à une règle de leur religion qui veut que les personnes riches soient ensevelies dans leurs demeures; ensuite ils voulaient soustraire aux regards profanes le nombre de leurs morts, pour faire croire plus facilement aux masses ignorantes que Mahomet protégeait son peuple et le rendait invûlnérable.

Les agens de l'autorité visitaient chaque jour tous les cimetières, veillaient à ce que les fosses fussent creusées à la profondeur convenable, et faisaient jeter de la chaux sur les cadavres.

On alluma des feux sur les places publiques et dans les rues pour satisfaire l'opinion publique qui croyait trouver dans cette mesure un moyen efficace pour combattre l'influence de la maladie.

Un comité de bienfaisance, composé de MM. Lafond-Rillier, Fremond, Virot, capitaine, et Lavallée, notaire, distribua chaque jour à plus de cinq cents malheureux le pain, la viande, les vêtemens et les remèdes que réclamait leur position.

D'autres personnes recommandables se dévouèrent au soulagement des malades. Le baron Viallard mit à la disposition de l'autorité l'une de ses plus belles et pittoresques maisons de campagne, pour y loger tous les malheureux frappés par la maladie. Le maréchal Clauzel, gouverneur-général, fit évacuer sur cette habitation et sur le mont Bouzaria la partie la plus indigente de la population juive, et tous les condamnés militaires furent dirigés sur le village de Kouba. On ne tarda pas à s'apercevoir des effets salutaires que cette mesure produisit, car la maladie perdit aussitôt de son intensité.

Quelques maisons de commerce acquirent des droits incontestables à la reconnaissance publique; ce sont celles de MM. Lacroust, Tabler et Lafond-Rillier. Ces maisons distribuaient des comestibles et des effets d'habillement.

Les orphelins furent recueillis par des dames charitables. On remarquait parmi elles la maréchale Clauzel, MM^mes Lafond, Rozy, Pharaon, Warin, de Croze et Forcinal. L'abbesse Viallard et ses trois sœurs de charité donnèrent d'éclatantes preuves de courage et de dévouement.

La conduite du corps médical a été au dessus de tout éloge. Le conseil de salubrité, chargé par l'autorité de désigner les médecins qui s'étaient le plus distingués, a cité : MM. Rivière, Warin, Renout, Ferrat, l'abbé Spitz, Girat, Cabrol et Guyon; leurs collègues MM. Leroy, Dubourge, Simedei, de Susini, Girardin, Viattet, Cretté, Marie, Eker, Bout, Brassat et Juving père sont morts glorieusement dans l'exercice de leurs honorables fonctions (1).

(1) Vingt-cinq autres médecins d'Alger ont été atteints par le choléra et ont heureusement guéri.

La population juive fut celle qui souffrit le plus.
Les Maures comptèrent aussi un grand nombre de
morts, bien qu'on ait toujours remarqué chez
eux beaucoup de propreté ; mais ils ne prenaient
aucune précaution pour se garantir des atteintes
du fléau. Impassibles dans leur résignation et dans
leurs croyances religieuses, ils croyaient que tous
les efforts de l'homme ne sauraient prévaloir contre
la sentence immuable de l'éternel destin ; ils regar-
daient donc comme inutiles les mesures préventives et repoussaient tous les secours de l'art. Les
Européens ont le moins souffert, et parmi eux
les Espagnols et les Maltais ont fait les plus grandes pertes. Le choléra a particulièrement frappé
la classe pauvre et ouvrière, notamment les individus de cette classe qui se livraient habituelle-
ment à l'intempérance.

La mortalité fut très grande à l'hôpital civil.
On croit en trouver la cause dans le transport
qu'on fit subir aux malades de cet établissement,
lesquels furent enlevés de leurs salles pour être
placés sous des tentes, et dans la même journée
enlevés de ces tentes pour être replacés dans le
local primitif. La première mesure fut prise par
M. de Guirraye, et la seconde par le docteur Rivière.

Pendant la durée de la maladie, M. Lepasquier,
intendant civil, et M. Melcion-d'Arc, intendant-
général, firent de fréquentes visites dans les hôpi-

taux et se montrèrent pleins de compassion pour les malheureux cholériques.

Le 6 novembre 1835 le choléra avait terminé son règne à Alger, après y avoir enlevé 2,847 personnes, comme l'indique le tableau suivant :

TABLEAU NUMÉRIQUE

DES DÉCÈS CHOLÉRIQUES CONSTATÉS A ALGER,

du 3 août au 6 novembre 1835,

JUIFS.				MAURES.				EUROPÉENS.				MILITAIRES.	TOTAL GÉNÉRAL.
hommes.	femmes.	enfans.	TOTAL.	hommes.	femmes.	enfans.	TOTAL.	hommes.	femmes.	enfans.	TOTAL.		
450	338	62	850	303	378	86	767	255	178	19	452	778	2,847

La population d'Alger était de 37,000 ames environ : 25,000 habitans et 12,000 militaires.

La mortalité a été de 76,9 sur 1,000.

Le choléra-morbus sévit aussi avec violence dans les environs d'Alger, à Mustapha-Pacha, à Hussein-Dey, à Kouba et à Byr-Khadem. Les maires de ces communes avaient reçu des instructions touchant les mesures à prendre en pareilles circonstances, et on leur avait envoyé un dépôt de médicamens pour l'administration des premiers secours. La population de Beni-Menad fut réduite à moitié ; la tribu des Hadjoutes fit aussi de grandes pertes, et le caïd Tayel-Ben-Bédra fut au nombre des morts.

Le choléra fit également d'affreux ravages dans l'armée de l'émir Abd-el-Kader, et dans les villes de Méliana, Mascara, Médéah, Coléah et Bélida. Cette dernière ville, presque détruite en 1826 par un horrible tremblement de terre, et saccagée en 1830 par l'armée française, avait en 1835 une population qui n'excédait pas 6,000 ames. Au 30 août le choléra y avait enlevé 1,511 personnes, ce qui fait un décès sur 4 habitans.

La province de Constantine ne fut pas à l'abri des coups du mal indien. Dans la seule ville qui porte ce nom, on évalua à 14,000 le nombre des victimes. Toutes les populations agglomérées dans les environs de cette capitale furent cruellement

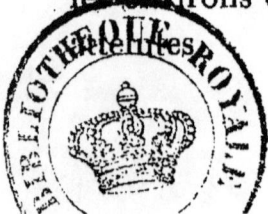

26

Bone paya aussi son tribut; mais l'autorité avait pris des mesures préventives qui furent efficaces et contribuèrent à affaiblir la violence de la maladie. On compta néanmoins dans cette localité 433 décès; 291 appartenaient aux diverses castes de la population civile, et 142 à la population militaire.

ITALIE.

Lorsqu'en décembre 1834 le choléra se montra pour la première fois sur les côtes de la Provence et vint se ruer sur Marseille, le gouvernement sarde prit, à l'égard des provenances de cette partie de la France, des mesures de précaution et d'isolement. Un arrêté rendu par le magistrat de santé de Nice le 13 janvier 1835 interdit l'introduction des marchandises françaises par la voie de Saint-Martin-du-Var. Ces marchandises ne pouvaient être admises que par le port de Villefranche ou par celui de Nice, après avoir subi la quarantaine prescrite; mais les voyageurs venant du département des Basses-Alpes, ceux venant du nord de la France pouvaient entrer dans les états du Piémont par le pont de Puget-Thénier, après avoir demeuré dix jours à Entrevaux. Ces précautions furent suffisantes lors de la première invasion du choléra à Marseille; mais plus tard, soit que le nombre d'émigrans ait été plus considérable, soit

qu'on ait trouvé le moyen d'éluder les mesures
sanitaires prises par les autorités piémontaises, le
choléra pendant qu'il exerçait ses ravages dans le
département du Var et dans celui des Bouches-
du-Rhône, et presque en même temps qu'il faisait
irruption dans le département des Basses-Alpes, se
déclara à Nice. C'est le 13 juillet que le premier
cas officiel fut constaté sur un forçat dans le
bagne même ; mais déjà des maladies suspectes
et suivies d'un prompt décès avaient éveillé l'attention du gouvernement, qui avait envoyé à Nice le
professeur Berrúti pour y recueillir des observations sur le caractère de ces maladies et sur la
cause de ces morts subites. Le premier rapport de
ce médecin était à la date du 14 juillet ; il portait
que le choléra s'était non seulement manifesté
dans les bagnes, mais encore dans la ville et dans
l'hôpital ; il ajoutait que la garnison de Villefranche avait été aussi atteinte. Au nombre des premières personnes frappées à Nice, le professeur
Berruti signala une dame nommée d'Arbigny, une
amie de celle-ci et une fille qui l'avait soignée (1).

Aussitôt que le premier cas de choléra eut été
constaté dans un des bagnes, le magistrat de santé
fit évacuer tous les forçats de cet établissement
sur le lazaret de Villefranche, et prit toutes les

_____

(1) *Gazette Piémontaise*, n° 157.

mesures qu'il jugea nécessaires pour empêcher la
communication avec les autres villes ou villages
des états sardes. Un cordon sanitaire fut immédiatement établi, et des troupes furent échelonnées
depuis Vintimille, de manière à fermer toute la
ligne de la Roja. Un commissaire-général de santé
parcourut cette ligne pour faire stationner dans
les lieux les plus convenables les détachemens de
troupes qui devaient être employés au cordon
sanitaire intérieur. Plusieurs bataillons se rendirent de Coni à Limone pour entrer dans le
comté de Nice par le Col-de-Tende et fermer
cette communication, tandis que d'autres furent
dirigés sur Saint-Rème et Oneille, d'où ils purent
se porter en peu de temps sur Vintimille. De cette
manière les deux grandes voies de communication qui conduisent de Nice aux autres parties du
Piémont furent immédiatement fermées, tandis
que des embarcations, stationnées le long de la
côte, surveillaient le mouvement des petits bateaux et empêchaient les émigrations. La maladie,
dont les progrès avaient été peu rapides dans les
premières semaines, prit quelque intensité vers
le 10 du mois d'août. Du 13 juillet au 17 septembre, 396 personnes furent atteintes, et 224 succombèrent. A Villefranche la maladie ne dura
qu'un mois environ; il y eut 90 malades, parmi
lesquels 53 moururent.

Dès le début du choléra, la municipalité de
Nice avait fait appeler le docteur Trompeo, médecin de la reine veuve Marie-Christine. Ce savant
praticien rendit des services éminens (1). L'évêque mit à la disposition des autorités locales le
séminaire épiscopal, où l'on établit une ambulance
pour le service des cholériques.

Le port de Nice fut déclaré libre le 15 octobre;
Villefranche l'avait été le 10 du même mois. A ces
époques les navires furent expédiés avec patente
nette.

Le 18 du même mois un *Te Deum* solennel
fut chanté dans l'église cathédrale de Nice, pour
rendre graces à Dieu de la cessation du fléau.

Malgré les précautions prises par le gouvernement sarde, la maladie ne tarda pas à étendre ses
ravages. Subtile et insaisissable, elle franchit le
cordon de troupes qu'on lui avait opposé, et se
montra, vers les derniers jours de juillet, dans la
ville de Coni, au delà des Alpes. Le 31 il y avait
eu 37 malades et 17 décès. Alors le gouvernement supprima toutes les mesures d'isolement
et les cordons sanitaires. Par ordre du roi,
une commission, composée de trois professeurs,
MM. Sacchero, Berruti et Cantù, fut envoyée à

---

(1) La municipalité lui accorda en récompense le droit de
cité et lui offrit une magnifique tabatière d'or portant cette
inscription : *Au docteur Trompeo, la ville de Nice reconnaissante.*

Coni pour y observer la maladie. De toutes les parties de l'Italie des médecins et des chirurgiens se rendirent aussi dans cette ville.

Le roi ne borna pas sa sollicitude pour les malheureux habitans de Coni à l'envoi d'une commission de médecins; il voulut encore venir au secours des infortunés et ranimer leur courage par la présence d'un grand fonctionnaire. A cet effet il envoya dans cette ville pour le représenter le lieutenant-général comte Maffei di Boglio, auquel il ordonna de mettre à la disposition de l'évêque une somme de 3,000 francs prise sur sa cassette, avec promesse de renouveler ce secours le mois suivant si les besoins de la population l'exigeaient.

Par une circulaire du ministre de l'intérieur, à la date du 10 août, les intendans des provinces furent invités à prendre toutes les mesures qu'ils jugeraient les plus promptes et les plus efficaces pour combattre le choléra dans les localités dépendantes de leur juridiction, les dispensant, pour les moyens à employer, de toute demande en autorisation préalable, afin d'agir avec plus de célérité. Les communes atteintes du mal furent également autorisées à faire toutes les dépenses jugées utiles ou nécessaires. Par la même circulaire, les intendans reçurent mission d'employer les fonds déposés dans les caisses provinciales pour secou-

rir les communes qui ne pourraient pas suffire
à leurs besoins. Cette circulaire était terminée
par un appel à la charité des classes riches ou
aisées, et invitait tous les employés du gouvernement à donner l'exemple. En même temps le
ministre ordonnait qu'il fût formé dans chaque
commune frappée du choléra, une commission
de secours, chargée de recueillir les dons en numéraire et en nature qui seraient faits en faveur des
pauvres; cette commission devait être composée
du syndic, du curé de la paroisse et de trois notables.

Le choléra cessa à Coni le 13 septembre; à cette
époque il y avait eu 1,124 malades et 427 morts.
La municipalité de cette ville voulant atténuer,
autant que possible, les effets de la terrible maladie et adoucir le sort des nombreux orphelins
qu'elle avait faits, décida qu'ils seraient élevés
dans des hospices aux frais de la commune. Les
garçons furent placés dans celui de la Charité, et
les filles dans le couvent des sœurs de la congré-
gation de Saint-Joseph.

Pendant que le choléra franchissait le Col-de-
Tende et sévissait dans la ville de Coni, il s'étendait aussi le long du littoral, se montrait à Men-
ton dans la principauté de Monaco, pénétrait à
Oneille, Port-Maurice, Dian, et faisait irruption
dans Gênes la superbe. Du 1er au 5 août on cons-

tata sept cas de choléra dans cette dernière ville,
et trois d'entre eux furent mortels. La première
victime fut un nommé Jean Bò, domestique; la
seconde, une dame appelée Madeleine Magnano.
L'apparition de ce fléau causa un effroi général,
et l'émigration fut considérable. Cependant les
autorités pourvurent à tous les services, malgré
la désertion d'un grand nombre de médecins et
chirurgiens; les servans ne manquèrent point aux
malades, et des hôpitaux temporaires furent établis pour les indigens, qui reçurent d'abondantes
aumônes. Ces témoignages d'une grande sollicitude de la part des magistrats n'empêchèrent pas
la méfiance d'entrer dans quelques esprits, et des
bruits d'empoisonnement circulèrent au sein de
la populace ignorante. Dans la journée du 16 août,
un malheureux ouvrier étranger fut assailli à
coups de pierre par les riverains du Bisagno.
Heureusement un poste militaire accourut à son
secours et parvint à le retirer vivant des mains
de ces forcenés ; mais le malheureux conduit à
l'hôpital y mourut le lendemain des suites de
ses blessures. A cette nouvelle le marquis Filippo
Paulucci, gouverneur-général de la division de
Gênes, fit publier une énergique proclamation
pour prévenir le retour de semblables excès.

Cette proclamation produisit l'effet qu'on en
attendait; les esprits se calmèrent, les malveillans

furent intimidés, la confiance reparut, et les rues de Gênes ne furent plus souillées du sang de l'innocence.

Le dimanche 23 août on célébra une solennité imposante : l'archevêque avait ordonné une procession générale en l'honneur de saint Jean-Baptiste, protecteur de la ville. Toutes les corporations religieuses et toutes les communautés se rendirent, à 8 heures du matin, dans l'église cathédrale de Saint-Laurent, où se pressait un peuple immense. La procession parcourut les différens quartiers de la ville; le gouverneur y assista, suivi des autorités civiles et de l'état-major de la division.

Le choléra sévit à Gênes avec une extrême violence; les journées les plus meurtrières furent celles qui s'écoulèrent entre le 20 août et le 10 septembre, et c'est pendant cette période funeste que le roi de Sardaigne, quittant sa résidence de Racconigi, accourut au milieu d'un peuple souffrant pour ranimer ses espérances et calmer ses vives douleurs. Ce prince, que la malveillance avait accusé d'égoïsme et de pusillanimité, arriva à Gênes le vendredi 4 septembre, à 8 heures et demie du matin, et sa présence fut partout saluée par des bénédictions et des cris d'enthousiasme. Ce jour-là il y eut 130 nouveaux malades et 54 décès. Immédiatement après son arrivée, le roi s'informa de l'état sanitaire de la ville, des mesures qui avaient été prises, et des moyens curatifs qu'on avait employés, visita les casernes, les hôpitaux, les ambulances, distribua d'abondans secours, et repartit le lendemain.

Vers le 10 septembre, le choléra diminuait considérablement à Gênes; il y avait eu à cette époque 3,703 malades et 1,878 décès. Le 15 octobre la maladie avait terminé son cours; le dernier cas déclaré est à la date du 13 du même mois. 4,258 personnes avaient été frappées, parmi lesquelles 2,150 avaient succombé. Dans les environs de Gênes il y eut 1,777 malades, dont 752 moururent. La province se compose de 58 communes, non compris la capitale; sur ce nombre 49 furent atteintes, il n'y eut pourtant que 501 cas et 218 décès.

Plusieurs médecins et chirurgiens de Gênes s'étaient enfuis à l'apparition du fléau. La commission sanitaire, après les avoir officiellement invités à retourner, les suspendit de l'exercice de leurs fonctions par délibération du 2 septembre. Cette mesure frappa douze docteurs en médecine (1) et

---

(1) Botto Girolamo, professeur de l'université; Brignolo Francesco; Coelli Luigi; Castagnetto Gio-Battista; della Cella Paolo, médecin du roi; Nervi Domenico; Orsini Marc-Antonio; Pizzorno Domenico; Saredo-Parodi Antonio; Scravalle Giuseppe; Schiaffino Giuseppe; Pescia Giuseppe-Marziale, dott. di colleg.

seize docteurs en chirurgie (1). Plus tard, quelques-uns d'entre eux s'étant justifiés de leur absence furent relevés de cette interdiction. En même temps la commission sanitaire ordonna que les noms des membres du corps médical qui s'étaient distingués par leur dévouement seraient consignés dans la *Gazette de Gênes*; on y lisait ceux de MM. Torre Gaetano, Felice Cristoforo, Bò Angelo, Massola Giacinto, Remorini Emanuelle, Pescetto Gio-Battista, Questa Giuseppe, qui s'étaient empressés de donner gratuitement leurs soins aux malades. Les médecins Guasconi Orazio, Farina Angelo, Accame Evandro, Solari Emanuelle et le chirurgien Salvarezza Francesco firent l'abandon de leur salaire en faveur des pauvres. On cita encore avec éloge la conduite de MM. Antonini Gio-Battista, Tagliaferro Domenico, Cavassa Nicolo, Mazzini Giacomo, Goddi Luigi, Roscelli Giovanni, Battistana Felice; le professeur Viviani Giaccinto, qui de Milan se rendit à Gênes; Bertarelli Bernardo, autre médecin de Milan, qui s'était dévoué au service des cholériques de l'hôpital de Carignan,

(1) Arighetti, dott. di colleg.; Arata Fortunato, dott. di colleg.; Canaveri Gio-Battista; Castiglione Antonio; della Cella Ferdinando; Franchetti Nicolo; Gherardi Bartolomeo; Nicolari Agostino; Orengo Gio-Battista; Peirano Giuseppe; Ròllandi Alessandro; Roscelli Gaetano; Salvarezza Francesco; Scerni Tomaso; Mattaglia Costantino; Molfino Giuseppe.

et Sperino Giuseppe, médecin de Turin, qui avait soigné les malades de l'hôpital temporaire dit du séminaire. Parmi les chirurgiens on cita : MM. Campanella Giacomo, Ratto Francesco, Romeo Gerolamo, Grosso Andrea, Goullion-Boussar Michele, Bereta Pietro, Silvestri Domenico et Crovo Biaggio. D'autres, sans doute, méritèrent d'être signalés à la reconnaissance publique, mais leurs noms ne sont pas arrivés jusqu'à nous (1).

A cette occasion plusieurs personnes honorables eurent la récompense de leur dévouement. Le comte Stephano Giustiniani, dont la courageuse intelligence avait contribué puissamment à assurer l'ordre dans le service des hôpitaux, fut nommé gentilhomme de la chambre du roi. Les syndics de la ville dont la conduite avait été digne d'éloges, reçurent des témoignages de la satisfaction du roi. Le marquis Vincenzo Serra, syndic de première classe, fut nommé commandeur de l'ordre de Saint-Lazare et de Saint-Maurice, et M. Giovanni Francesco Ricci, syndic de deuxième classe, reçut la croix de chevalier du même ordre.

(1) La municipalité de Gênes, voulant aussi reconnaître les services rendus à la cité pendant le règne du choléra, par le chevalier Michel Griffa, médecin, professeur de l'université royale de Turin, envoya à ce savant docteur une tabatière d'or portant les armes de la ville.

Dès le commencement de la maladie, des listes de souscriptions furent ouvertes pour secourir les indigens, et la ville de Gênes, entraînée par le noble exemple du souverain, se montra belle de charité, car les dons volontaires s'élevèrent à la somme de 192,338 francs 54 centimes. Les sœurs religieuses du Refuge et celles de Saint-Vincent-de-Paul ne cessèrent de donner des preuves d'un zèle infatigable pour le service des cholériques.

Lorsque le choléra envahit le Piémont, le roi habitait sa résidence de Racconigi; la maladie se montra dans cette ville le 13 du mois d'août, et le 20 y déployait déjà sa violence. Néanmoins le roi et la reine se rendirent le 23 du même mois dans l'église principale de Racconigi et y entendirent la messe, pour donner au peuple l'exemple de la résignation et du courage.

Le choléra exerça ses ravages sur la population de Racconigi jusqu'au 28 octobre; pendant cette période il y eut 434 malades, parmi lesquels 211 succombèrent. Les sexes ont payé un égal tribut au fléau : sur 211 décès, 104 appartiennent au sexe masculin, 104 au sexe féminin, et 3 sont inconnus. Il n'en a pas été de même des âges; ceux qui ont été le plus fortement frappés sont ceux de 31 ans à 60 ans, ainsi qu'il résulte du tableau suivant :

DÉCÈS.

De 1 an à 10................................		19
11 à 20 ans...............................		15
21 à 30 ans...............................		27
31 à 40 ans...............................		38
41 à 50 ans...............................		28
51 à 60 ans...............................		45
61 à 70 ans...............................		26
71 à 80 ans...............................		9
81 à 90 ans...............................		1
Ages inconnus...................		3
	TOTAL.....	211

A Racconigi la moyenne de la durée de la maladie a été de 32 heures 21 minutes; on a constaté :

Morts dans les 6 heures qui ont suivi l'invasion..		12
12 heures id...............		35
24 heures id...............		54
48 heures id...............		44
Au dessus de 48 heures id...............		66
	TOTAL.....	211

Il y a eu sur mille habitans 41,13 malades et 20 morts; la population est de 10,550 ames.

Les décès ont été aux malades : : 1 : 2,05.

En même temps que la maladie s'était montrée à Racconigi, un grand nombre d'autres localités des états sardes avaient été envahies : à l'est de Coni, les villes de Ceva, Bene, Mondovi, Fossano, Novi; à l'ouest, Demonti, Salluzzo, Murello; au nord, Savigliano, Cavallermaggiore et plusieurs autres petites communes. Turin ne fut que faible-

ment frappé. Le choléra se manifesta dans cette
capitale vers le 25 août; le 27 il n'y avait eu que
6 cas et deux décès. Aussitôt l'autorité prit toutes
les mesures de précaution que commandaient
les circonstances. La commission sanitaire fit
annoncer publiquement que quatre ambulances
avaient été ouvertes pour recevoir les cholériques : la première à Dora, la seconde à Pò, la troisième dans l'hôpital supérieur de Saint-Jean-Bap-
tiste, et la quatrième dans celui de Saint-Louis.
Ces ambulances étaient destinées aux personnes
qui n'avaient pas les moyens de se faire soigner
chez elles, mais aucun malade ne devait y être
conduit contre son gré. En outre, l'autorité établit dans divers quartiers de la ville des pharma-
cies où l'on trouvait, à toute heure du jour et de
la nuit, les médicamens nécessaires pour combattre les progrès du mal.

Le 1er septembre le roi et la famille royale
avaient quitté leur résidence de Racconigi et
étaient arrivés à Turin. Le 8 du même mois toute
la cour assista à un service divin qui fut célébré
dans la basilique royale de Superga, pour obtenir, par l'intercession de la sainte Vierge, la délivrance des états sardes.

Des bruits d'empoisonnement circulèrent à
Turin comme dans toutes les grandes villes, et
le 11 septembre l'archevêque adressa à tous les

curés une lettre pastorale, par laquelle il les invitait à prémunir le peuple contre des rumeurs aussi absurdes que criminelles. Aucun excès ne fut commis.

La maladie fit peu de ravages dans cette capitale : le chiffre des décès ne s'est jamais élevé au dessus de 7 par jour; et pendant les soixante-seize jours qu'a duré la contagion, le chiffre des malades n'a été que de 219, et celui des décès de 150. Il y eut dans la banlieue 114 malades, parmi lesquels 56 moururent. Ainsi la ville de Turin et son territoire n'ont eu que 333 malades et 206 décès. Les morts ont été aux malades :-: 1 : 1,61.

Après l'invasion de Turin, les villes de Vercelli, Trino et Balzola, dans la province de Casale, présentèrent quelques cas de choléra. Le 11 novembre les bulletins sanitaires de toutes les parties du royaume étaient satisfaisans; une localité seule avait présenté quelques nouveaux cas, c'était celle de Balzola.

L'invasion des états sardes mit en lumière de nombreux actes de dévouement et d'humanité. Le roi, comprenant les devoirs du trône, imprima le premier élan : grand par la bienfaisance et par les plus nobles qualités du cœur, il sut donner au pouvoir souverain le doux prestige des vertus paternelles; il visita les hôpitaux de la capitale et prodigua à chaque malade des secours et des consolations. Le 14 octobre Charles-Albert se rendit à Racconigi, que le choléra ravageait encore. Les pauvres et les malades de cette ville éprouvèrent les effets de sa bienfaisance royale.

A Turin, les filles de l'*opéra regia delle Rosine* offrirent spontanément d'admettre dans leur couvent trois pauvres orphelines de parens morts du choléra. Cette offre était d'autant plus généreuse, que ces filles ne vivaient que du fruit de leur travail.

Le marquis don Antonietto-Botta-Adorno, l'un des plus riches propriétaires de Branduzzo, province de Voghera, ordonna à ses agens de distribuer d'abondans secours à tous les pauvres du lieu; en même temps il fit préparer dans son propre palais un lazaret pour y recevoir et soigner tous les indigens qui seraient atteints de la maladie.

L'avocat Gatto, de la petite commune de Samone, province d'Ivrea, voulant contribuer à secourir les malheureux cholériques et à soulager leur misère, s'empressa d'offrir deux vastes bâtimens dans un site salutaire et agréable, pour y former un lazaret; à cette offre M. Gatto joignit la fourniture de 24 lits garnis et une somme de 300 francs.

Le marquis de Pamparato, comte de Roburento, major-général de cavalerie et directeur de la poudrière royale de Morozzo, eut à peine appris l'invasion du choléra dans la ville de Coni, qu'il s'em-

27

pressa de faire distribuer, par ses agens, des
secours journaliers en soupe et en viande aux
familles malheureuses; et aussitôt que la contagion se fut manifestée dans la commune de Morozzo,
la charité de l'honnête marquis de Pamparato
s'accrut avec les besoins des indigens. Il mit à la
disposition du prévôt, du médecin et du secrétaire de la commune, tout ce qu'exigerait le service des pauvres, soit en numéraire, soit en linge.

Le sénateur Giuseppe Domenico Porta offrit à
l'administration communale de Montanaro, sa
patrie, une maison qu'il possédait à Saint-Ber-
nard, avec douze lits garnis et préparés pour recevoir les pauvres malades de sa commune. Il joignit à cette offre une somme de 1,000 francs.

Le roi de Sardaigne accorda de nombreuses
récompenses aux personnes qui pendant les temps
de calamité donnèrent des preuves de courage et
de dévouement; il fit destituer impitoyablement
tous les fonctionnaires déserteurs de leurs postes.

Les conseillers Rinaldi et Dimarchi, de la commune de Carpignano, ayant refusé d'accepter les
fonctions de membre de la commission sanitaire,
furent, par ordre du roi, destitués de leurs charges et déclarés inhabiles à remplir aucune fonction publique.

D'autres fonctionnaires subirent la même dis-
grace.

Le choléra se manifesta presque en même temps à Gênes et à Livourne. Le premier cas constaté dans cette dernière ville le fut le 5 août, sur une femme génoise, nommée Cirella, âgée de 60 ans, revendeuse d'herbes dans le faubourg de la porte de Pise, laquelle fut transportée le même soir à l'hôpital dans un état désespéré. A la même époque, le collége médical de Florence reconnut la présence du mal asiatique dans cette ville sur la personne d'un soldat d'artillerie et sur celles de deux autres individus. Mais déjà un décès cholérique avait été constaté dans le lazaret de Livourne. Un matelot du bateau à vapeur l'*Océan*, parti de Marseille le 25 juillet au soir et arrivé à Livourne le 26, avait été atteint du choléra, après son départ de Marseille, dans la nuit du 25 au 26; et, sur la déclaration du capitaine, il fut immédiatement débarqué dans le lazaret où il mourut le 29 juillet. Les vingt-deux passagers qui se trouvaient à bord furent également débarqués dans le lazaret et y purgèrent leur quarantaine.

La marche de la maladie dans cette ville suivit ses trois périodes ordinaires. La durée fut de 76 jours, du 5 août au 20 octobre; pendant ce temps 2,025 personnes furent frappées et 1,139 succombèrent. La population de Livourne étant de 66,000 ames, il y eut sur 1,000 habitans 30 malades environ (30,6) et 17,25 morts.

Dès l'apparition du fléau le grand-duc prit des mesures préventives, et distribua des secours aux malades et aux indigens. Quelques médecins s'étant enfuis, le gouverneur de la ville leur fit notifier de rentrer dans le délai de trois jours, sous peine d'interdiction.

La maladie s'étendit peu dans le grand-duché. A Florence elle dura longtemps, mais avec un caractère benin. Elle avait presque cessé vers la fin d'octobre, et l'archevêque ordonna qu'un *Te Deum* en actions de graces serait chanté dans l'église métropolitaine, et que l'image de la sainte Vierge demeurerait exposée pendant trois jours à la vénération du peuple dans la basilique de l'Annonciation. Le 18 novembre, au moment où l'on croyait la maladie entièrement éteinte, une recrudescence se manifesta dans cette ville, et quelques nouveaux cas furent constatés. Le grand-duc se rendit alors à Florence pour connaître les nouveaux besoins de ses sujets; il y distribua de nombreux secours, témoigna sa satisfaction aux troupes, donna des éloges aux chefs d'administration, et accorda diverses récompenses aux personnes qui avaient bien mérité de leur pays.

La petite commune de Rosignano près Livourne fut atteinte de la maladie le 7 septembre; quelques autres localités le furent encore, mais faiblement.

Pendant que le choléra sévissait dans le Piémont, tous les autres états d'Italie prirent des mesures d'isolement et formèrent sur leurs frontières des cordons sanitaires. La duchesse de Parme, par ordonnance du 7 du mois d'août, repoussa toutes les provenances des pays infectés par le choléra. S. A. I. et R. le grand-duc de Toscane et le duc de Lucques prirent plus tard les mêmes mesures. Le gouvernement de Bologne repoussa également toutes les provenances de Livourne, Florence, Turin, Gênes, Nice, Coni, Villefranche et celles de la France méridionale, exigeant que les provenances des autres pays environnans fussent accompagnées d'un certificat sanitaire. Les états vénitiens ne prirent ces mesures que le 27 du mois d'août; la délibération portait: 1° que les personnes provenant des états sardes ne seraient admises que lorsqu'elles seraient munies d'un passeport en règle, et d'un certificat constatant qu'elles avaient séjourné *six* jours dans une commune non infectée du choléra; 2° que celles venant d'un pays sain ne seraient soumises qu'à un séjour de trois jours: *étaient dispensés de ces mesures les courriers du service public.* Ainsi les mesures prises devenaient illusoires puisqu'elles n'étaient point applicables d'une manière absolue. Aussi le choléra, qui ne put franchir les cordons sanitaires du duché de Parme, qui ne put péné-

trer ni dans les états de Modène, ni dans ceux de
Lucques, qui fut arrêté devant les mesures de
séquestration prises dans les états de l'Eglise,
entra dans ceux de Venise, où il se manifesta dans
les derniers jours du mois de septembre. Plusieurs
localités furent atteintes; mais la maladie ne fit
pas de grands ravages. A Venise elle se serait
déclarée, selon les uns, dans la nuit du 24 au 25
septembre, sur un sieur de Pretio qui habitait
sur le cours de la porte orientale, lequel mourut
en peu d'heures; selon une autre version, les premiers cas n'auraient été constatés que le 9 du
mois d'octobre. Le choléra ne fut pas très intense
dans cette ville qui compte 110,000 habitans; car,
du 9 octobre au 14 novembre il n'y eut que 441
malades, parmi lesquels 253 succombèrent. A
cette époque la maladie n'exerçait presque plus
de ravages; cependant quelques décès, mais en
petit nombre, furent constatés jusqu'au 19 décembre. On remarqua que la contagion avait plus
particulièrement sévi sur les tempéramens faibles
ou maladifs. Un service de secours avait été établi
dans cette ville, et les malheureux reçurent
d'abondantes distributions de soupe et de viande.

La maladie se déclara également à Vérone, vers
le 15 du mois de novembre, parmi des travailleurs occupés aux fortifications; mais elle n'y fut
pas meurtrière. Elle ne fit aussi qu'un petit nom-

bre de victimes à Padoue, à Vicence, à Trévise, à Chioggia, à Pattestrina, et dans les communes de Dolo e Mira, de Burano, de Rovigo et de Cavarzere.

La Lombardie fut préservée de la contagion; la *Gazette de Milan* attribua cet heureux résultat aux sages précautions prises par les autorités.

Le duché de Parme, celui de Modène et les états de l'Eglise ne reçurent aucune atteinte. Le duché de Lucques eut 4 cas suivis de mort, mais tous quatre dans la même maison; voici comment ils se manifestèrent: le 27 août, un habitant de Lucques, arrivant de Livourne avant que le cordon sanitaire eût été établi, fut frappé du choléra peu d'heures après son arrivée; aussitôt l'autorité isola la maison du malade et les habitans qui s'y trouvaient, parmi lesquels trois nouveaux cas se manifestèrent dans peu de jours; les quatre personnes atteintes moururent. Des précautions ayant été prises, aucun nouveau cas ne se manifesta dans tout le reste du duché.

D'après des lettres de commerce, quelques feuilles avaient annoncé que le choléra avait pénétré en Dalmatie, et notamment à Trieste: ces bruits n'ont pas été confirmés. La *Gazette de Zara*, du 11 décembre, assure qu'à cette époque aucun cas de choléra ne s'était manifesté dans cette ville, et ne désignait aucune localité de la Dalmatie comme ayant été atteinte par le mal d'Asie.

Le choléra-morbus atteignit les états vénitiens, mais il s'y montra dépouillé de ce caractère de violence qui l'a rendu si cruel dans diverses contrées. A la fin du mois de décembre il s'éteignit lentement dans les états de Venise, et depuis cette époque il n'a pas reparu. Puisse-t-il avoir dit un éternel adieu à la terre d'Europe! Puisse l'Adriatique l'avoir reçu dans son sein et ne nous le rendre jamais (1)!

(1) Au moment de mettre sous presse (mai 1836) nous apprenons que le choléra s'est réveillé là où il s'était éteint. Venise a été de nouveau frappée du mal indien; mais les renseignemens qui nous sont parvenus s'accordent à dire que la maladie n'a pas sévi avec beaucoup d'intensité, et que le nombre des morts dans cette ville n'a pas excédé 800.

Quelques autres villes du royaume lombard-vénitien ou des bords de l'Adriatique ont également ressenti de légères atteintes de ce mal; on cite Milan, Bergame, Trieste et Como. Dans cette dernière ville la maladie paraît s'être montrée avec des caractères alarmans.

TABLEAU SYNOPTIQUE

DES CAS ET DES DÉCÈS CHOLÉRIQUES CONSTATÉS DANS LES PRINCIPALES VILLES D'ITALIE EN 1835.

ÉTATS.	NOMS DES VILLES.	POPULATIONS.	DURÉE de la MALADIE.	CAS.	DÉCÈS.	MALADES sur 1,000 habit.	DÉCÈS sur 1,000 habit.	OBSERVATIONS.
			jours.					(1) Compris les faubourgs et la banlieue.
	Turin............	114,000	76	333	(1) 206	2,92	1,80	
	Gênes	80,000	69	4,258	2,150	53,22	26,87	du 5 août au 13 septembre.
SARDES.	Nice	29,000	66	396	224	13,65	7,72	du 3 juillet au 17 septembre.
	Coni (ou Cuneo).	18,000	48	1,124	427	68	23,72	du 27 juillet au 13 septembre.
	Racconiggi......	10,550	76	434	211	41,13	20	du 13 août au 28 octobre.
DUCHÉ DE TOSCANE.	Livourne	66,000	76	2,025	1,139	30,6	17,25	du 5 août au 20 octobre.
VÉNITIENS.	Venise..........	120,000	36	441	253	3,67	2,1	du 9 octobre au 14 novembre.

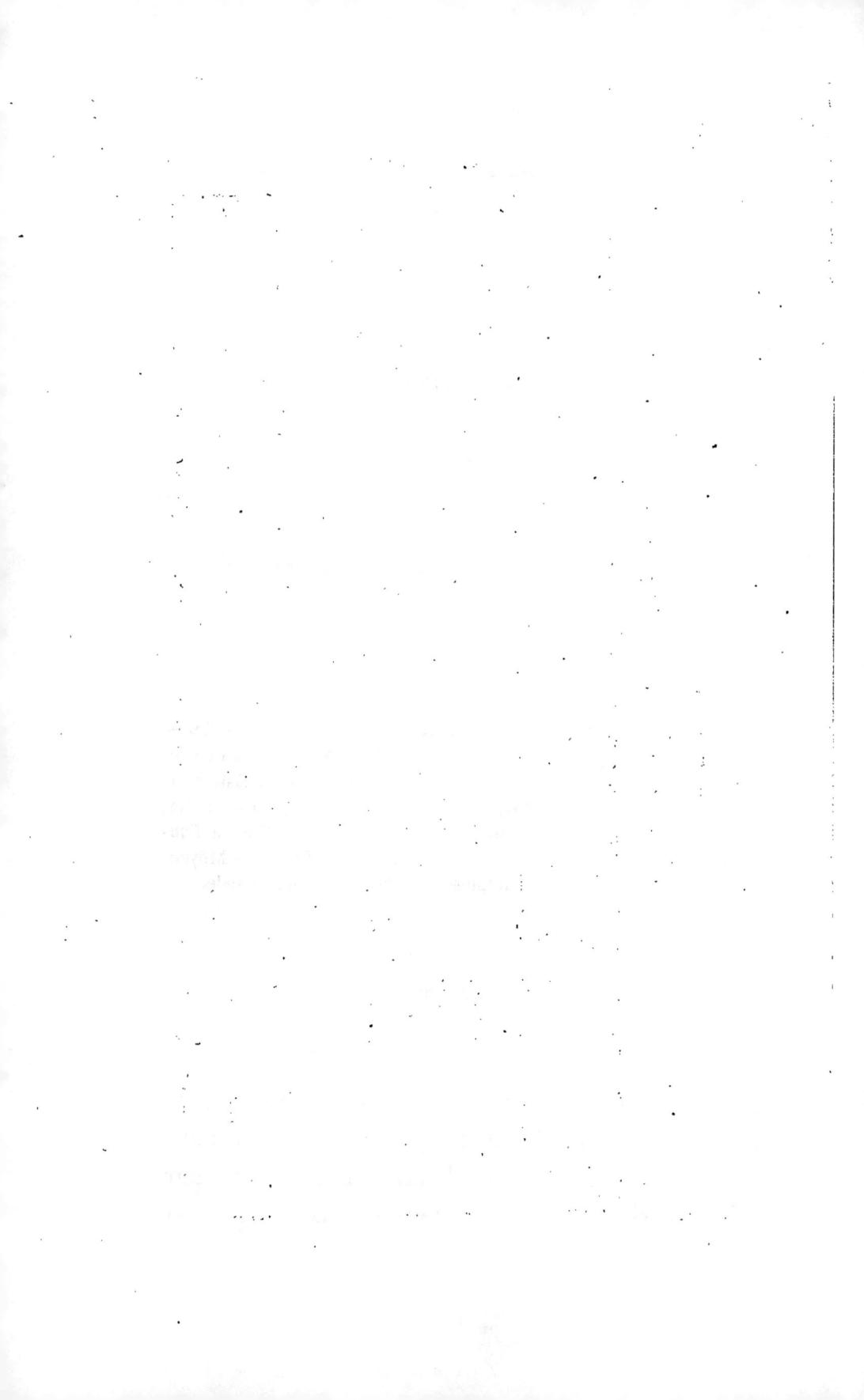

LIVRE ONZIÈME.

OBSERVATIONS GÉNÉRALES.

Mortalité causée par le choléra dans les diverses parties du monde. — Tableau synoptique indiquant les cas et les décès cholériques déclarés dans les divers états de l'Europe. — Personnes de distinction mortes du choléra en Asie, en Russie, en Pologne, en Autriche, en Prusse, dans la Grande-Bretagne, à Paris, à Marseille, à Toulon et dans la régence d'Alger. — Phénomènes divers. — Moyens hygiéniques et curatifs. — Impuissance de la science médicale.

MORTALITÉ.

Dans l'Indoustan, la population prise en masse a offert les proportions ci-après : un individu sur dix a été attaqué, et il en est mort un sur seize. Ce dernier chiffre élève à deux millions et

demi le nombre des décès annuels; mais comme
il faut le réduire à cause de quelques intermitten-
ces, il nous paraît démontré que le fléau, dans l'espace de dix-huit ans, a enlevé au moins vingt-deux
millions d'Indiens.

Il n'est guère possible de connaître positivement les désastres que la contagion a causés en
Chine et dans divers autres pays d'une vaste étendue; ces contrées ne sont pas soumises à la puissance britannique, et les savantes investigations
de l'Europe n'y ont aucun accès. Tout ce que nous
savons, c'est que la mortalité y a été immense, et
il faut encore compter plusieurs millions de victimes.

En Arabie, la ville de Mascate a perdu dans une
seule irruption le tiers de ses habitans.

Dans la Mésopotamie, la mortalité s'est élevée
au quart de la population dans les villes de Bassora
et de Bagdad.

Elle a monté au cinquième à Erivan et vrai-
semblablement à Tauris; mais elle a beaucoup
diminué à Erzéroun et à Kars dans les montagnes
de l'Arménie.

En Perse, elle a été d'un sixième à Bender-
Abouschir, à Schiras et à Yerd, sous l'influence
d'une chaleur de 36 degrés centigrades.

Elle a varié en Syrie sans qu'on puisse en découvrir la cause. Elle ne s'est élevée en général qu'au

dixième de la population, mais avec une telle diversité que des lieux ont perdu la moitié de leurs habitans, et d'autres, comme Tripoli, un seulement sur trois mille.

Nous n'avons que des renseignemens incomplets sur les ravages du choléra-morbus en Amérique; nous savons seulement que ces ravages ont été affreux dans les provinces mexicaines : on s'accorde à dire que dans la ville de Mexico la maladie a emporté 25,000 habitans, c'est-à-dire un sur six.

En Europe, la mortalité que le choléra a produite est aussi grande que dans l'Inde, proportionnellement au nombre des individus infectés; mais sa propagation a trouvé plus d'obstacles, et il a atteint un moindre nombre de personnes sur une population donnée. Ce phénomène s'explique facilement : dans l'Inde, les habitans sont plus rapprochés les uns des autres, le contact y est plus fréquent. Au reste, le fléau d'Asie se présente partout avec des caractères identiques : tel il se montra à Jessore en 1817, tel sur la côte de Coromandel et sur celle du Malabar; tel il a paru en Perse, en Egypte, en Tartarie, aux îles de France et Bourbon; tel il a régné à Saint-Pétersbourg, à Berlin, à Vienne, à Londres, à Paris, à Marseille. Dans les contrées septentrionales, dans les pays tempérés, dans les régions placées sous les feux

brûlans du tropique, ses symptômes et ses formes
sont toujours les mêmes, ses phénomènes patho-
logiques n'offrent aucune diversité appréciable ;
rien ne peut altérer son principe primordial, qui
n'est modifié ni par la différence des lieux, ni
par celle des temps, ni même par celle des individus. Toutefois il faut reconnaître qu'une température élevée est favorable à la propagation du
choléra, et c'est en général dans la saison chaude
qu'il exerce le plus de ravages (1).

Dans les villes européennes le choléra a attaqué
un nombre très variable d'habitans, depuis $^1/_7$
(Jankoping en Suède) jusqu'à $^4/_{432}$ (Francfort-sur-
l'Oder).

Le tableau suivant indique ses ravages en Europe.

(1) Par une anomalie dont l'histoire du choléra n'avait point
encore offert d'exemple, ce fléau a résisté à l'hiver le plus
rigoureux dans quelques villes et particulièrement à Moscou.
L'usage des fourrures, qui est général en Russie, et la chaleur
artificielle maintenue à un haut degré par de grands poêles dans
l'intérieur des maisons semblent être la cause de ce funeste
effet. La maladie n'a rien perdu de sa violence dans les maisons
russes ainsi chauffées, tandis qu'il faisait au dehors un froid de
16 degrés au dessous de zéro.

TABLEAU SYNOPTIQUE

INDIQUANT LES CAS ET LES DÉCÈS CHOLÉRIQUES DÉCLARÉS DANS LES DIVERS ÉTATS DE L'EUROPE,

depuis 1830 jusqu'à 1835.

DÉSIGNATION des ÉTATS.	POPULATION.	CAS.	DÉCÈS.	NOMBRE de CAS sur 1,000 habit.	NOMBRE de DÉCÈS sur 1,000 habit.	OBSERVATIONS.
Empire autrichien..	32,000,000	846,566	344,360 (1)	26,45	10,76	(1) Dans ces nombres ne sont pas compris les cas et les décès qui ont été constatés dans le royaume lombard - vénitien, pendant l'année 1835. Ces nombres sont de très peu d'importance.
Portugal	3,530,000	50,614	17,949	14,33	5,08	
Espagne...........	13,900,000	274,121	67,134	19,72	4,82	
France...........	32,000,000	255,262	111,722	7,97	3,49	
Pologne..........	3,900,000	22,718	13,103	5,82	3,35	
Russie...........	52,575,000	250,357	150,214	4,76	2,85	
Prusse...........	13,038,960	55,773	32,500	4,27	2,49	
Norwège et Suède..	3,850,000	15,227	8,114	3,94	2,1	
Hollande..........	2,302,000	10,253	4,821	4,45	2,09	
Belgique	3,816,000	13,570	5,216	3,55	1,36	
Grande-Bretagne...	23,400,000	80,203	30,924	3,42	1,32	
Italie	16,561,500	19,320	11,513 (2)	1,16	0,69	(2) Les états sardes, le duché de Toscane et la principauté de Monaco ont seuls été frappés.
	200,873,460	1,893,984	797,570	9,42	3,97	

Ces chiffres ne présentent pourtant pas la totalité des cas et des décès cholériques qui ont été constatés en Europe. Quelles qu'aient été nos investigations à cet égard, nous n'avons pu nous procurer avec une égale authenticité le chiffre des malades et des morts de toutes les contrées ; mais cette lacune a fort peu d'importance , et nous allons la remplir par des calculs approximatifs, établis sur des renseignemens qui, s'ils n'ont pas un caractère officiel, ne commandent pas moins la confiance.

Dans le tableau qui précède ne sont pas compris les cas et les décès constatés dans les villes anséatiques, dans quelques localités de la confédération germanique et du royaume lombard-vénitien. Dans ces différentes parties de l'Europe le choléra a fait peu de ravages , et d'après les notes qui nous sont parvenues, nous avons évalué les chiffres des cas dans ces diverses contrées à 12,000 environ, et celui des décès à 5,500; ce qui élève le nombre total des cas pour toute l'Europe à 1,905,984, et celui des décès à 803,070.

La population de l'Europe étant évaluée à 227,700,000 habitans (1), il y a eu 8 malades 1/3 (8,37) sur mille, et 3 morts 1/2 (3,52) sur le même nombre. Les décès ont été aux cas : : 1 : 2,37.

---

(1) Adrien Balby, *Abrégé de géographie.*

PERSONNES DE DISTINCTION MORTES DU CHOLÉRA.

En Asie : dans l'Indoustan, le nabad de Carnate, dernier prince de la dynastie d'Arcot; John Dumean, membre du conseil supérieur de santé de Madras; Willam Ward, missionnaire et célèbre orientaliste; sir Christophe Puller, chef de justice à Calcutta; Roger Winter, avocat célèbre de Calcutta; William Francklyn, juge de la cour suprême de Madras; Edouard Wood, premier secrétaire du gouvernement de Madras; le docteur White, membre du conseil supérieur de santé; le général sir Thomas Muciro, gouverneur de Madras; le major Gray, de l'armée de Bombay, celui qui avait pris et détruit la ville des pirates du Golfe Persique; le capitaine du vaisseau de la compagnie de Windsor Castle; le major Yates, de l'armée anglaise dans le Birman; la mère du prince royal de Perse, l'un de ses fils, et l'une de ses femmes dans son harem de Shiras où il était gouverneur; plusieurs généraux de l'armée persanne, devant Erzeroum; le prince royal de Perse commandant l'armée qui attaquait Bagdad; le consul anglais dans cette ville; Rich, célèbre antiquaire.

En Arabie, à la Mecque : le nakil du pontife du temple et le gouverneur de l'edjaz.

28

En Egypte : l'aga commandant la ville de Suez ;
la femme de Hassan pacha, au Caire (1) ; le consul
de Sardaigne dans cette ville, le consul d'Espagne
à Alexandrie.

En Russie : Le gouverneur de la ville d'Astrakan ;
le feld-maréchald Diébitsch, commandant l'armée
russe en Pologne ; le grand duc Constantin, frère
de l'empereur de Russie ; les généraux Opperman,
Langeron, Kostenelty ; les amiraux Golowine et
Sarysschew ; les généraux du génie Scheffer et
Anhasie ; les conseillers privés Bangarten et Molte-
chanoff ; les médecins Ellinks, Kaiser, Quigler,
Sopolowich ; les professeurs Chtchegioff, Rogy ;
l'architecte Glinka et les négocians Pirovarof,
Jacoolef, etc.; le prince Galitzin, la princesse Kou-
rakin, le comte Potocki, le prince George Cantacuzène (2), les principaux boyards de Jassy, le
consul de France en cette ville, le hetman commandant la milice moldave.

En Pologne, Varsovie : le comte Broninki, ministre de l'instruction publique et intendant-géné-
ral de l'armée.

(1) Quatre-vingts Georgiennes du harem du vice-roi périrent
également au Caire.

(2) Ce jeune homme, d'une belle et forte constitution, avait
à Jassy sa maison et sa cour pleines de cholériques. Il était si
bon qu'il allait voir et soigner lui-même ses serviteurs et ses
esclaves. La maladie le prit au milieu de ces soins philantropiques et pieux.

En Autriche : le baron Stutherheim, commandant-général de la Gallicie, sa femme et ses parens ;
le cardinal archevêque de Grau en Hongrie ; la
princesse Esterhazy, le prince Odescalchi ; le général Hipsitch, chef de la division militaire du
conseil d'état ; la comtesse Mitrowki, épouse du
premier chancelier aulique ; la comtesse Giulay,
le conseiller Mosel, le célèbre médecin Goetz (1).

Parmi les médecins qui moururent on distingue les docteurs Roriche, Gasner, Zidserwich,
Hasenort.

En Prusse : le premier bourguemestre de Posen ;
le feld-maréchal Gueisenau, commandant la Prusse
orientale ; le comte de Reden, ministre d'état ;
l'ambassadeur de Russie en Prusse, Alopæus ; le
censeur littéraire Gram, le professeur Valentin,
le conseiller de justice Wollanck, le docteur Callow, médecin de grande renommée.

Dans la Grande-Bretagne : le primat catholique d'Irlande, mort à l'âge de 92 ans.

En France, à Paris : Casimir Périer, président
du conseil des ministres ; le lieutenant-général
Lamarque, député du département des Landes ;
de Lapommeraie, député du Calvados ; Loyer,
député des Côtes-du-Nord ; le baron de Glandevès,

_____

(1) Le prince Lichtenstein, le comte Czenin, le prince
Anesberg furent attaqués, mais ils échappèrent à la mort.

ancien gouverneur des Tuileries, pair de France
démissionnaire; le vicomte de Cassini, conseiller
à la cour de cassation; Philips, ministre de Hanovre; de Taschereau, ancien ambassadeur de France
en Espagne; le baron Berge, lieutenant-général
d'artillerie; le comte Godefroy de Latour-d'Au-
vergne; le baron de Zach, doyen et l'un des
plus célèbres astronomes de l'époque; Leroux,
ancien doyen de la faculté de médecine; Serullas,
membre de l'institut et pharmacien en chef du
Val-de-Grace; Laugier, professeur de chimie au
jardin des plantes et directeur de l'école centrale
de pharmacie; les médecins Petit, Danse, Lefebvre,
Asselin, Baretta, Prost, d'Hélancourt; Gaux, secrétaire en chef du parquet de la cour royale; la
comtesse Pajol, fille du maréchal Oudinot (1).

A Marseille : le lieutenant-général Zénardi,
ancien aide-de-camp de Murat, roi de Naples;
Ollivier, juge au tribunal de première instance;
l'israélite Marini, membre de la chambre de

(1) Mad. Adélaïde, sœur du roi; M. d'Argout, ministre;
le maréchal comte de Lobau, commandant-général de la garde
nationale de Paris; Séguier, premier président de la cour
royale de Paris et pair de France; Delagarde et Dubouchage,
aussi pairs de France; Viennet, député de l'hérault, ont été
atteints du choléra, mais n'en sont pas morts.

A Vienne, en Autriche, M. de Montbel, ancien ministre
de Charles x, a également été frappé par la maladie et en a
triomphé.

commerce; Cauvin, membre de l'intendance sanitaire, ex-colonel de la garde nationale; Reymonenq,
médecin de mérite; Auguste Boyer, jeune médecin
qui avait reçu une mission du ministre du commerce; Fraissinet, consul-général de Hollande au
royaume de Maroc; Laurens, pharmacien distingué, professeur de chimie à l'école secondaire.

A Toulon : Maillard de Liscourt, capitaine de
vaisseau, major-général de la marine; Bérard,
commissaire-général; Leblanc, capitaine de vaisseau; le colonel Bremond, commandant de la
place; Puech, major du 63e régiment d'infanterie
de ligne; Horn, major de la légion étrangère;
Milliau, lieutenant-colonel du 67e; Petit, membre
du conseil municipal; Bayle, avocat; Reins, inspecteur des douanes; Saurin, membre de l'intendance sanitaire; Béville, capitaine de frégate en
retraite, membre du conseil municipal; Fleury,
médecin en chef de la marine; Lassis, médecin
de la faculté de Paris, venu pour observer le choléra et soigner les malades; Alberge et Sinceri,
aumôniers des hospices; Dubrueil, capitaine de
frégate en activité; Aune et de Cuers, capitaines
de frégate en retraite; Signoret, chef de bataillon
de l'artillerie de la marine; Ledeau, avocat,
membre de la commission des hospices; Duranti,
sous-commissaire aux subsistances; Peyre-Ferry,
bibliothécaire de la ville.

Régence d'Alger : le colonel Ricord; Juving, pharmacien en chef de l'armée ; Marie, pharmacien principal; Campo, capitaine de la garde nationale; Guertin, notaire; Peroud, sous-intendant militaire (1); Ben-Bédra et El-Bachir, les deux principaux chefs de la tribu des Hadjoutes.

PHÉNOMÈNES DIVERS.

Le degré d'aptitude à contracter le choléra diffère à l'infini selon les constitutions, les âges, les sexes, le régime, les mœurs, les occurrences éventuelles de la vie, qui accroissent ou diminuent, par des effets permanens, prolongés ou fortuits, la puissance de cette maladie redoutable.

Par ces différences physiologiques, il arrive que le nombre des personnes prédisposées à recevoir les coups du choléra est exigu, comparé à la masse de la population; en sorte qu'une quantité considérable d'individus peut être préservée, quoique soumise à l'influence directe du principe morbifique.

(1) Parmi les personnes atteintes du choléra, mais qui ont heureusement échappé à la mort, on cite la maréchale Clausel, épouse du gouverneur-général.

Le choléra, comme la peste, la fièvre jaune, la variole, la rougeole, l'hydrophobie et les autres contagions aiguës, n'attaque en général qu'une seule fois la même personne : s'il y a des exceptions à cette règle, elles sont rares. L'immunité des personnes déjà atteintes semble résulter d'une altération du système absorbant, altération produite par ces maladies.

Par la même cause il arrive qu'il y a pour les femmes et les enfans plus de chances d'échapper au choléra que pour les hommes, et que parmi ces derniers les robustes sont plus exposés que les faibles, parce que plus un individu a de force, plus la faculté d'absorption renfermée dans son organisme devient active, puissante, et par conséquent dangereuse, soit que cette absorption dont les lois sont mystérieuses, s'exerce par la voie pulmonaire, soit qu'elle s'exerce par la voie cutanée ; aussi dans tous les pays ravagés par le choléra des Indes orientales, la mortalité a été plus considérable chez les hommes que chez les femmes : d'ailleurs ces dernières sont ordinairement moins en contact avec la substance morbifique, à cause de leurs habitudes sédentaires. Dans l'Orient où les femmes ont une existence intérieure, où même beaucoup d'entre elles vivent séquestrées, le nombre de celles qui succombèrent au choléra ne s'éleva guère qu'au quart de celui des hom-

mes (1). En Europe la proportion devait être différente, et elle l'est en effet. Le sexe féminin, plus
rudement frappé, fournit à la mort beaucoup plus
de victimes qu'en Asie; quelquefois les deux sexes
sont atteints dans des proportions égales; sur
un même nombre de malades, très rarement les
femmes comptent parmi elles plus de décès que les
hommes.

Chose extraordinaire! étonnante exception! A
Francfort-sur-l'Oder, il y a eu sur 33 morts 24
enfans au-dessous de 14 ans; sur 1,043 décès de
cholériques constatés à Dantzick, la moitié l'a été
sur des enfans du même âge; à Arles, Bouches-
du-Rhône, le nombre des victimes âgées de moins
de dix ans s'est élevé à 189 sur 509, dans la
seconde invasion. Partout ailleurs la mortalité
chez les enfans de tout âge a suivi les proportions
ordinaires.

En Pologne les juifs qui, par habitude hérédi-
taire, se mettent en révolte ouverte contre les
principes de propreté et d'hygiène, ont été la
matière première du choléra; mais en Prusse, où
ils sont également très nombreux, et notamment
à Berlin, à Kœnisberg, à Posen, ils ont presque
tous évité la maladie, quoique vivant au milieu
d'un foyer d'infection. A Cracovie la contagion

_____

(1) Moreau de Jonnès, ouv. cité.

avait complétement cessé chez eux, tandis qu'elle durait encore chez les chrétiens.

Les classes pauvres donnent la majeure partie des morts, surtout dans une première invasion; mais à Vienne, en Autriche, les classes riches ont été proportionnellement plus maltraitées que dans d'autres villes. On a remarqué dans les Indes que les riches résistent moins à une seconde ou troisième invasion.

Le choléra se déclare le plus souvent pendant la nuit ou dans la matinée; il est toujours plus meurtrier au commencement de l'invasion, et les guérisons se multiplient avec le cours des semaines. La maladie atteint ordinairement son apogée la troisième semaine, ensuite elle décline; quelquefois, tout en déclinant, elle dure jusqu'à la 15e, 16e, 17e et même 18e semaine, comme à Dantzick.

Les contrées marécageuses et le voisinage des rivières fournissent en général un assez grand nombre de malades (Hongrie, Odessa, Saint-Pétersbourg, Berlin, Lemberg, Arles). Les parties les moins salubres de la Hollande, et notamment Flessingue, ont fait exception à cette règle.

On a remarqué à Berlin que les phthisiques n'étaient point frappés et que les avortemens étaient fréquens pendant le règne de la contagion. Nous ne savons pas si cette observation a été faite ailleurs.

La rapidité des progrès du choléra et la direction de sa marche ont varié singulièrement. En général il a parcouru une centaine de lieues en quinze ou vingt jours. La vitesse de son développement semble avoir été proportionnelle aux moyens de communication. Ses progrès ont été plus rapides sur le littoral de la mer que dans l'intérieur du pays; mais lorsqu'un fleuve navigable lui a permis d'embrasser par ses affluences une grande surface, son expansion est devenue aussi prompte que vaste.

Quand le choléra reparaît dans un lieu qu'il a déjà visité, ses effets sont moins meurtriers et moins étendus, sa propagation est plus limitée que dans la première irruption; cependant Arles et Marseille ont présenté l'exemple du contraire. Arles, qui n'avait compté que 249 victimes en 1832, en a eu 509 en 1835; la différence a été encore plus forte pour Marseille, car cette ville qui n'avait perdu que 865 habitans lors de la première invasion, en a perdu 2,576 dans la seconde.

MOYENS HYGIÉNIQUES ET CURATIFS.

Bien que les causes du choléra-morbus asiatique soient encore environnées de ténèbres et qu'elles le seront probablement toujours, bien

que cette maladie terrible ne présente aux observateurs que des problèmes désespérans , on a
pourtant tiré quelque profit d'une longue expérience, et l'on a reconnu l'utilité des mesures
préservatrices. Les précautions à prendre pour
éviter les atteintes du mal sont aussi simples que
faciles ; elles doivent d'autant plus nous inspirer
de confiance qu'elles échappent à l'influence des
théories trompeuses ou hasardées, au pouvoir
désastreux de l'ignorance et de l'empirisme. Ces
mesures d'hygiène contre le choléra n'ont aucun
caractère distinctif et particulier; car, en présence
de toute autre maladie épidémique ou contagieuse, elles ne cessent pas d'être utiles et produisent toujours des effets salutaires sur l'économie
animale (1).

On doit éviter tout excès dans l'usage des alimens et des boissons spiritueuses, car des excès
de table ont suffi pour provoquer l'apparition du
choléra chez les personnes qui jouissaient d'une
santé parfaite. Il importe d'user d'alimens de diges-
tion facile, car il est encore des faits qui prouvent
qu'une indigestion a promptement développé la
maladie. Il faut ne pas boire à la glace lorsque le

(1) Il n'y a rien là de contraire à notre opinion sur la question de contagion. Les moyens hygiéniques servent à éloigner
la prédisposition nécessaire au développement du germe contagieux.

corps est échauffé; ne point s'exposer subitement
au froid, ou passer dans un endroit frais lorsque
l'on transpire; changer de linge lorsque la trans-
piration a été forte ou que la pluie a mouillé les
vêtemens; ne pas se vêtir légèrement le soir lorsque la journée a été chaude; garantir le bas-ventre
de l'impression du froid; se maintenir dans le
plus grand état de propreté possible. Il faut, si
l'on soigne les malades, ne rester auprès d'eux
que le temps nécessaire, et quitter pendant le
reste de la journée les habits dont on était revêtu.
Il faut encore ne point trop se fatiguer par des
promenades ou des exercices forcés, éviter les
longues veilles et les fortes contentions d'esprit,
se procurer des distractions agréables, ne pas se
laisser dominer par la peur, éloigner de soi l'ambition, le chagrin, les agitations de l'ame, toutes
les passions tumultueuses; enfin, mettre constamment en pratique la maxime des hommes sages,
c'est-à-dire user de tout et n'abuser de rien. Les
douces habitudes d'ordre domestique et de morale
privée sont toujours profitables aux intérêts matériels de la vie. Une existence réglée par la sagesse
est le meilleur préservatif. Remarquable accord
entre la science morale et la science physique,
qui fait dépendre des mêmes causes la santé de
l'ame et la santé du corps!

Ce serait une erreur de croire qu'il y a pour

chacun de nos maux un remède efficace : le sou-
fre, le mercure, l'iode, le quinquina, la vaccine
triomphent, il est vrai, des maladies herpétiques
et syphilitiques, des scrofules, de la fièvre et de
la variole; mais nous ne croyons pas qu'il existe
de pareils spécifiques pour les grandes contagions, et il est vraisemblable que les amis de la
science et de l'humanité ne feront sur ce sujet
que des efforts stériles.

Les lumières de l'anatomie pathologique nous
laissent malheureusement sans guide dans la
recherche du siége et de la nature du choléra (1),
et les méthodes thérapeutiques ne nous présentent qu'incertitude. Une foule de remèdes divers
ont été tour à tour en vogue, puis abandonnés,
puis repris, enfin remplacés par d'autres qui ont
eu même destinée. Il n'existe aucune maladie où
les médecins de tous les pays soient si peu d'accord.
Nous ne savons combien d'opinions dissidentes,
de théories rivales, de systèmes changeans et contradictoires, sont en présence, sont en conflit. Qui
a tort? qui a raison? où est l'arbitre qui rappro-
chera les parties? quel est le tribunal qui videra
le différent? quel pouvoir régulateur maintiendra
l'unité des croyances et des doctrines? Grand

(1) *Rapport de l'académie royale de médecine de Paris sur le*
choléra-morbus.

Dieu! et c'est la vie des hommes qui sert de texte
à ces controverses, et la pâleur couvre les fronts,
et le deuil est dans les familles, et des cités naguère
si heureuses ont perdu leur face riante! Du sein
de ce désordre intellectuel et de cette anarchie
scientifique, n'est-ce point une orgueilleuse Babel
qui surgit? n'est-ce point la confusion des langues?
Ah! voyez; on fait sur les malades des essais toujours malheureux, on multiplie des expériences
stériles, on dissèque en vain les cadavres, on épuise
toutes les ressources de l'art; rien n'y fait, la
patience est à bout, et les efforts les plus intel-
ligens expirent inutiles. Je ne sache rien d'aussi
désolant pour l'homme studieux qui croit aux
progrès des sciences et consacre ses pénibles veilles à la recherche de la vérité. En présence du
choléra, le médecin philosophe, voyant l'inanité
de ses connaissances et de ses travaux, doit nécessairement se sentir accablé d'humiliation et de
douleur. Il ne peut s'empêcher de dire comme un
sage de l'antiquité : *la seule chose que je sache,
c'est que je ne sais rien.* Ah! pourtant, homme
découragé, ne t'abandonne pas au désespoir et
relève noblement la tête; tu peux trouver des
consolations dans le sentiment de ton impuissance; tu peux encore être grand par les choses
de l'ame et du cœur, par le maintien de ta dignité
morale, par l'accomplissement de tous les devoirs

sur la terre; et puisque la nature persiste à garder
ses secrets, laisse-les lui; ton bonheur ne dépend
point d'elle; c'est toi seul qui règles ton sort. Vas
donc, vas, poursuis ta carrière, et lève quelquefois tes regards vers le ciel; là brille une lumière
que le temps n'obscurcit jamais; là est l'heureux
séjour de la vérité immuable et de l'harmonie
éternelle.

LIVRE DOUZIÈME.

—

MODE DE PROPAGATION.

—

Caractère des maladies épidémiques et des maladies contagieuses. — Electricité. — Rien n'a changé dans le monde physique. — Système du docteur Hanemann. — Les grandes contagions ne sont connues que par leurs effets. — Le choléra a toujours suivi les lignes itinéraires les plus fréquentes, les communications commerciales et maritimes les plus actives. — Analyse rapide de sa marche et de ses progrès. — Faits divers, autorités nombreuses qui témoignent de sa propriété contagieuse.

Les maladies qui agissent simultanément sur des masses d'hommes sont épidémiques ou contagieuses.

Les premières ont en général une cause locale

29

et connue : cette cause est l'insalubrité des choses
nécessaires à notre existence; c'est l'altération de
l'air, des eaux ou des alimens. Ces épidémies doivent cesser nécessairement avec la cessation de
leurs causes originelles.

Il suit de là que les épidémies sont plus ou
moins restreintes dans leur sphère d'action, et
qu'elles ne peuvent jamais avoir un caractère
d'universalité meurtrière, ni conserver partout
des symptômes invariables, une forme identique.
En effet, l'air, les eaux et les alimens varient d'un
pays à l'autre; tous les agens de la nature à l'influence desquels le corps humain se trouve soumis
subissent des modifications et des vicissitudes,
suivant les saisons, les climats, les conditions
géologiques, la sécheresse, l'humidité, l'élévation
du sol ou son abaissement, les zones et les latitudes; mais une maladie qui, dans toutes les parties
du globe où elle porte ses ravages, se présente
partout la même, n'est pas, ne peut pas être et ne
sera jamais épidémique.

Il n'est pas déraisonnable de penser que l'électricité de l'air joue un rôle dans le domaine de
certaines maladies. Aussi quelques observateurs
distingués, trop instruits pour placer l'origine du
choléra dans une perturbation atmosphérique,
dans l'altération des eaux ou dans l'usage des
alimens mal sains, c'est-à-dire trop instruits pour

donner une cause, essentiellement locale à un
mal aussi général, ont attribué les effets rapides
du choléra à quelque modification dans l'action
du fluide électrique. Ils ont cru que la cause
première du fléau des Indes pouvait bien résider
dans un changement de rapport entre l'électricité
atmosphérique et l'électricité animale. Le médecin
anglais Orton a le premier indiqué cette idée,
appuyée plus tard par M. de Loder, autre médecin
renommé en Russie. L'académie royale de médecine de Paris reconnaît (1) que les observations
physiques, d'ailleurs dangereuses à tenter, et aussi
les observations cliniques non moins difficiles à
recueillir, nous manquent même pour la simple
discussion de cette théorie. Il y a donc absence
complète de preuves expérimentales. Si l'hypothèse était fondée, le choléra ne suivrait-il pas les
lois de la distribution du fluide électrique, selon
les saisons, les latitudes et la situation des lieux?
Se manifesterait-il également au mois de juillet et
au mois de décembre, sous l'équateur et vers le
cercle polaire, au niveau de la mer et sur le sommet du mont Saint-Gothard, enfin dans une foule
de circonstances et de localités où les phénomènes
électriques diffèrent essentiellement? D'ailleurs
les symptômes que présentent les cholériques

(1) Rapport cité, 1831.

n'ont aucune analogie avec les caractères qu'offrent les animaux soumis à l'action de l'électricité.

Rien n'a changé dans le monde physique, dans l'harmonie universelle. La marche de la maladie qui a parcouru le globe d'orient en occident a-t-elle été annoncée par des signes extraordinaires? Y a-t-il eu des tremblemens de terre, des éruptions volcaniques, quelque grande perturbation? De nouvelles combinaisons chimiques sont-elles survenues dans les corps? Lorsque les lois de la nature ont conservé leur caractère invariable, quelle cause aurait modifié les conditions de l'équilibre électro-magnétique, et surtout les aurait changées, non pas d'une manière générale et simultanée, mais bien de lieu en lieu, de proche en proche, et pendant dix-huit ans? Sur quel indice, sur quelle vraisemblance, sur quelle observation une pareille hypothèse repose-t-elle?

Il est un système qui a eu quelques partisans en Allemagne et dans les pays du nord; c'est celui du docteur Hanemann, lequel reconnaît comme cause essentielle et primitive du choléra-morbus l'existence d'animalcules imperceptibles qui s'attachent à la peau, aux cheveux, aux autres parties du corps et aux vêtemens, et se transmettent ainsi d'homme à homme : ce système est aujourd'hui sans crédit.

Tout démontre qu'on doit classer le choléra

parmi les maladies contagieuses : nous qualifions ainsi les maladies qui ont une propriété plus ou moins communicative, quel que soit d'ailleurs le mode de communication, soit que cette communication s'opère d'une manière médiate ou immédiate, par la voie pulmonaire ou par la voie cutanée, par le rapprochement direct ou par l'infection miasmatique. Une maladie qui est importée d'un pays infecté dans un pays sain est évidemment contagieuse.

Nous ne connaissons guère les grandes contagions que par leurs effets, parce que la nature de leurs principes morbifiques et la substance de leurs germes vénéneux échappent à nos regards, à nos sens, à notre analyse; il est probable que leurs causes primitives nous seront toujours cachées. La distribution de ces épouvantables maladies est faite sur le globe par des lois aussi invariables que celles qui président à l'harmonie de l'univers. En vertu de ces lois, chaque contagion prend naissance dans une région qui lui est propre, exclusivement à toutes les autres. Ainsi la peste provient de l'Asie occidentale; la variole nous a été importée d'Afrique ou d'Asie par les Arabes qui envahirent l'Espagne au sixième siècle; la syphilis ne date que de la découverte du Nouveau-Monde; la fièvre jaune, originaire du Sénégal, s'est naturalisée en Amérique; le choléra-morbus asiatique tire tout récemment son origine de la ville de Jessore dans le delta du Gange. Ce qui caractérise les contagions, c'est leur transmission aux hommes et aux choses ; c'est leur propagation qui s'opère, non pas comme dans les épidémies, par des attaques simultanées, arbitraires, éparses, sans enchaînement et sans ordre, mais bien par une marche progressive, régulière, toujours tracée par les pas des hommes en rapport avec d'autres hommes, constamment dirigée par les lignes itinéraires les plus fréquentes, par les communications commerciales et maritimes les plus actives.

Or, telle est la marche constante du choléra oriental depuis 1817 jusqu'en 1835, depuis Jessore jusqu'à Venise.

Il se présente sur ce point avec une imposante masse de faits précis, concordans, authentiques ; on peut dire sans exagération qu'il y a luxe et surabondance de preuves ; et lorsque la logique des faits vient ainsi prêter son appui à la logique des doctrines, le doute n'est plus permis. L'homme de bonne foi qui ne se détermine point par esprit de système, mais qui ne suit d'autre guide que l'amour de la vérité, doit avoir une conviction aussi complète qu'il est possible de se la former sur des matières qui ne sont point du domaine des sciences mathématiques.

Nous avons observé le choléra-morbus à sa

naissance; nous l'avons suivi pas à pas dans ses progrès géographiques; nous ne l'avons pas perdu de vue un seul instant, et nous en savons toute l'histoire. Partout nous le voyons pénétrant avec les communications des hommes; et lorsque l'on manque de ce premier fait, les faits subséquens sont tellement clairs qu'il est impossible de se refuser à l'évidence. Oui, tout concourt à nous démontrer que le choléra asiatique a une propriété contagieuse, qu'il est introduit d'un pays infecté dans un lieu sain par l'importation maritime, la marche des armées, les caravanes, les voyageurs, les fuyards et même les personnes isolées.

Les faits historiques mentionnés dans les précédens chapitres forment un système de démonstration complète, système vaste où tout se combine et s'enchaîne dans un ordre invariable.

Un résumé rapide rendra cette vérité plus sensible.

Le 19 juillet 1817 le choléra-morbus éclate à Jessore, s'étend dans les lieux voisins et frappe Calcutta au commencement de septembre. Les différentes villes du Bengale en sont bientôt atteintes. La terrible maladie remonte le Gange jusqu'à son confluent avec la Jumma, ravage les villes d'Allahabad, Agra, Delhi et une foule d'autres; à Bénarès elle tue 15,000 personnes en deux mois;

enfin elle arrive à Bombay, ayant franchi la presqu'île de l'Inde dans l'espace d'une année. D'un autre côté, elle suit la côte de Coromandel, pénètre à Madras, ensuite à Pondichéry, et enfin à Ceylan. En 1819 elle atteint les contrées qui sont à l'orient du Bengale, parcourt la presqu'île de Malacca, les îles Philippines, le royaume de Siam, Java et Manille. En 1820 le choléra désole la Cochinchine et les îles de la Sonde. Enfin il infecte la Chine, et Pekin subit ses ravages en 1821.

Le fléau, dans sa propagation à travers les diverses contrées de l'Asie, a presque toujours suivi le cours des fleuves, les grandes routes et les communications commerciales; on le voit constamment importé d'un lieu infecté dans un lieu sain.

La frégate anglaise *la Topaze*, venant de Calcutta où le choléra sévissait, infecte l'Ile-de-France en 1820. L'île Bourbon parvient d'abord à s'en garantir, mais un bateau de la côte qui avait communiqué avec un navire venu de l'Ile-de-France, débarque furtivement des esclaves, et le choléra se manifeste aussitôt dans la colonie.

Au mois de juillet 1821 Mascate en fut atteinte par ses relations commerciales avec Bombay. De Mascate le mal dévastateur s'étendit aux différentes villes du Golfe Persique, à Bahrem, Busher et Bassora. Du Golfe Persique il pénétra dans les

terres par deux directions en suivant encore la
ligne des communications commerciales : d'un
côté il remonta l'Euphrate à travers la Mésopotamie jusqu'en Syrie, et le Tigre de Bassora à Bagdad ; de l'autre il se propagea en Perse où il ravagea plusieurs provinces.

Une caravane s'avançait vers Téhéran, capitale
de ce royaume. Comme tout indiquait que cette
caravane portait avec elle le germe de la contagion, le shah lui ordonna de s'éloigner, et le choléra ne pénétra point dans la ville. Plus tard le
shah s'endormit dans une sécurité funeste ; d'autres caravanes entrèrent dans sa capitale, et le
choléra l'envahit.

En Egypte on se mit aussi à l'abri des atteintes
du choléra en tenant à distance les caravanes qui
venaient des pays infectés ; mais en 1831 on négligea comme en Perse cette sage précaution, et le
fléau s'introduisit dans la patrie antique des Pha-
raons et des Sésostris à la suite de la caravane de
la Mecque.

La marche du choléra-morbus en Europe n'in-
dique-t-elle pas jusqu'à l'évidence la transmission
de cette maladie? Tous les rapports parvenus au
conseil médical de Saint-Pétersbourg font connaître que le choléra fut importé à Astrakan, au
mois de juillet 1830, par un brick venant de
Bakou, port situé sur la mer Caspienne et infecté

dès le mois de juin. Le mal fit des progrès rapides
par la voie du Volga qui arrose les principales
provinces de l'empire.

N'est-il pas de notoriété publique que le fléau
est entré en Pologne avec l'armée de l'autocrate?
Ne sait-on pas que le gouvernement russe ayant
tiré des troupes de Koursk et du pays des Cosaques du Don, provinces que le choléra avait
ravagées pendant l'automne de 1830, ces troupes
infectèrent l'armée d'opération contre Varsovie,
et que cette armée infecta à son tour l'armée polonaise après le combat d'Iganie le 10 avril 1831?

Si le choléra n'était pas importé, pourquoi écla-
terait-il ordinairement dans les ports de mer?
Toutes les contrées de l'Europe qui ont des côtes
maritimes ont présenté le même phénomène. En
Angleterre la maladie a débuté à Sunderland, en
Suède à Gothenbourg, en Hollande à Scheveningue, en Portugal à Porto, en Espagne à Huelva,
en France à Calais; et lorsque le fléau sévissait à
Oran en 1835, c'est à Marseille qu'il se montra
d'abord, puis à Cette, à Agde, à Toulon.

Si le choléra n'était pas importé pourquoi eût-
il encore choisi en Amérique un port de mer pour
y faire son début? pourquoi se serait-il manifesté
à Québec au moment même où des vaisseaux
infectés arrivaient d'Angleterre?

Si le choléra n'était pas importé comment

expliquerait-on les faits si remarquables qui se rattachent à l'entrée de la frégate française *la Melpomène*, et de la corvette américaine *le John Adams* dans le port de Toulon (1)?

Les rigoureuses mesures de séquestration prises à Alep, à Lattaquié, dans l'habitation de M. Chamaret de Chozal à l'Ile-de-France, en Gallicie par la princesse Lobkowitz, à Sarepta en Russie, à Alexandrie d'Egypte, furent couronnées d'un plein succès au milieu des ravages de la maladie. La maison de quarantaine à Edimbourg, l'exemple des garnisons anglaises consignées dans leurs casernes par ordre du gouvernement britannique, rendent le même témoignage.

Les séquestrations incomplètes produisent aussi des résultats avantageux. On a remarqué que le choléra épargne généralement les prisons, les monastères, les établissemens qui sont soumis à une discipline intérieure et qui n'ont pas avec le dehors des rapports directs et fréquens.

De tous ces faits il résulte que le choléra-morbus asiatique se transmet et se propage par les communications avec les individus chez lesquels son germe contagieux se développe, et par l'usage des choses qui le recèlent;

Qu'il ne paraît que dans les lieux où s'opèrent ces communications;

(1) *Voy.* les pages 270, 271 et 272.

Qu'une réunion de personnes peut vivre avec sécurité dans la ville où il exerce ses ravages, pourvu qu'elle soit séquestrée rigoureusement avant d'avoir été exposée à son action, et jusqu'au moment où cette action a totalement cessé.

D'où il suit, en d'autres termes, que le choléra indien a le caractère propre et essentiel des maladies contagieuses, et qu'il diffère essentiellement des maladies épidémiques.

On croit faire deux objections victorieuses en disant : 1° le choléra franchit les cordons de troupes qu'on lui oppose, donc il ne se transmet pas d'individu à individu; 2° les médecins, les garde-malades, ceux qui soignent les cholériques et sont en contact direct avec eux ne reçoivent pas les atteintes du mal, donc il n'y a pas contagion.

La réponse est facile : fondée sur des faits positifs, elle doit satisfaire tous les gens raisonnables.

Il est vrai que plusieurs localités ont en vain opposé des cordons sanitaires à l'invasion du choléra. Qu'est-ce que cela prouve? que les cordons sont souvent inefficaces : tout le monde est d'accord sur ce point. La surveillance la plus intelligente et la plus rigoureuse ne remplit pas constamment l'objet de sa mission; bien des fois elle est mise en défaut et se sent frappée d'impuissance. Empêche-t-elle toujours un prisonnier de s'évader, un déserteur d'assurer sa fuite, un con-

trebandier de commettre la fraude? La peste franchit souvent les cordons de troupes; dira-t-on
qu'elle n'est pas contagieuse (1)?

La seconde objection n'est pas mieux fondée
que la première.

On peut, il est vrai, communiquer avec un
cholérique sans être saisi par la maladie; la raison
en est bien simple. La transmission des maladies
contagieuses n'est pas inévitable et absolue, elle
n'est que conditionnelle, en ce sens qu'elle a
toujours besoin du concours de certaines circonstances favorables. La contagion ne peut atteindre
que ceux qui par leur prédisposition sont préparés à la recevoir, et nous avons déjà dit que le
nombre des personnes prédisposées à contracter
le choléra est exigu, comparé à la masse de la
population. Voilà pourquoi tant d'individus qui
communiquent directement avec des cholériques
sont préservés, quoique soumis à l'influence de
la maladie. Il est des organismes qui ont acquis la
force de repousser les miasmes qui s'échappent

(1) Quelques médecins, dit-on, soutiennent qu'elle ne l'est
point. Intelligence humaine, quelquefois si sublime, mais le
plus souvent si mesquine, où te conduisent l'esprit de système
et l'amour de la nouveauté! La peste n'est pas contagieuse! Ah
vraiment! c'est vouloir faire des découvertes nouvelles dans la
région de l'absurdité. Il n'en faut pas davantage pour jeter un
discrédit complet sur l'art médical.

du corps et des vêtémens des cholériques; il en
est d'autres qui assimilent ces miasmes en les
faisant entrer dans de nouvelles combinaisons :
chez ceux-ci l'assimilation et une élimination
rapide concourent à former un préservatif. Enfin,
et comme complément de notre pensée, nous
disons qu'il y a danger dans toute communication avec les cholériques, mais qu'on n'y rencontré pas infailliblement l'invasion du mal contagieux.

Ce que nous disons du choléra s'applique à
toutes les maladies transmissibles. Tous ceux qui
approchent une même femme frappée du mal
vénérien n'en sont pas également ni nécessairement infectés; tous ceux que la vaccine n'a point
préservés de la variole n'en sont pas infailliblement atteints, même lorsqu'ils se trouvent placés
dans un foyer de contagion; tous ceux qui sont
mordus par un chien enragé ne deviennent pas
hydrophobes. La peste exerce-t-elle ses ravages
sur tous ceux qui s'exposent à ses coups? En 1720,
pendant que ce fléau faisait de Marseille un vaste
et hideux sépulcre, plusieurs médecins étrangers
y arrivèrent par ordre de Philippe d'Orléans,
régent du royaume; tous accomplirent leurs périlleux devoirs, et pas un seul ne succomba. Le bailli
de Langeron, gouverneur de la place avec des
pouvoirs extraordinaires; Le Viguier, marquis de

Piles ; les quatre échevins Moustier, Estelle,
Dieudé et Audimar; l'assesseur Pichatty de Croix-
Sainte, l'archiviste Bouis, le chevalier Rose, et
cet admirable Belzunce, et plusieurs prêtres qui
le secondaient dans les travaux de son ministère
héroïque, et d'autres hommes au cœur intrépide
qui certes n'étaient point ménagers de leur vie,
ne restèrent-ils pas constamment debout au milieu
de tant d'objets de désolation et d'horreur? ne
semblèrent-ils pas invulnérables au milieu de tant
de victimes amoncelées autour d'eux? Quelle immense pâture était offerte à l'avidité de la mort! Il
y avait dans les rues de Marseille tant de corps en
putréfaction, tant de malades gisans pêle-mêle,
tant de hardes infectées, qu'on ne savait où mettre les pieds. Moustier travaillait avec si peu de
crainte à l'enlèvement des cadavres, qu'un emplâ-
tre jeté d'une fenêtre et tout fumant encore du
pus d'un pestiféré vint tomber sur sa joue où il
resta collé; le courageux échevin l'enleva sans
s'émouvoir, s'essuya avec son éponge à vinaigre,
et se remit tranquillement à l'ouvrage. A la réqui-
sition des magistrats municipaux les galères fournirent sept cent vingt-quatre forçats pour le
nettoiement des rues. Ces hommes, employés aux
travaux les plus dégoûtans, dépouillaient les pes-
tiférés, volaient dans les maisons désertes tout ce
qui tombait sous leurs mains, s'exposaient enfin

aux chances les plus périlleuses. Eh bien! la mort
en épargna un tiers : deux cent quarante-un sur
sept cent quatre vingt-quatre eurent la vie sauve
et gagnèrent la liberté.

Toutefois qu'on cesse de dire que ceux qui soignent les cholériques sont exempts du choléra; il
s'en faut de beaucoup que le fait soit exact. Partout des cas de choléra se manifestent autour des
personnes atteintes de cette maladie. On a remarqué en tout pays qu'elle éclate bien souvent dans
les mêmes maisons, au sein des mêmes familles.
Que d'époux frappés en même temps ou à peu
d'intervalle! que de parens, victimes du fléau,
après s'être prêté des secours mutuels! Y a-t-il là
le caractère des épidémies? n'y voit-on pas au
contraire un indice de contagion?

Si l'on relève exactement le nombre des médecins et des garde-malades qui ont été atteints et
qui ont succombé, si l'on rapproche cette proportion de celle des masses entières de la population
qui ont couru les mêmes chances, on trouvera
toujours des résultats inverses de ceux qui
devraient servir de base à l'argument des non-
contagionistes (1).

L'académie royale de médecine de Paris soutient,
il est vrai, la doctrine de la non-contagion; mais

(1) Delpech, *Etude du choléra-morbus* etc.

cette autorité scientifique se trouve repoussée par
des autorités tout aussi respectables et beaucoup
plus nombreuses. Ce sont d'autres compagnies
savantes ; ce sont des administrations compétentes
dans la question ; ce sont des gouvernemens plus
ou moins éclairés, mais toujours pleins de vigilance et de zèle pour le maintien de la santé publique ; ce sont enfin des hommes du nom le plus
illustre, qui ont reconnu le caractère contagieux
du choléra-morbus asiatique.

Le bureau médical de Calcutta, qui le premier
de tous les corps savans décrivit le choléra, n'ad-
mettait point, il est vrai, en 1819, que cette maladie fût transmissible par le contact d'une personne
avec une autre ; mais il reconnut qu'elle se trans-
mettait par le contact de deux masses d'hommes,
et que, prenant alors une nouvelle propriété, elle
devenait contagieuse.

A la même époque, les médecins de deux divisions de l'armée britannique dans le Bengale,
affirmèrent que les troupes qui composaient ces
corps avaient reçu le choléra par la communication de détachemens qui en étaient infectés.

Le bureau médical de Bombay, dans son rapport officiel publié en 1819, déclare qu'il lui paraît
indubitable que le choléra-morbus peut être importé d'un lieu à un autre ; qu'il a le pouvoir de
se propager de lui-même par des moyens qui ne

diffèrent point de ceux des maladies contagieuses;
qu'il se reproduit par une véritable assimilation,
mais que sans doute il est soumis à cet égard à
des lois particulières dont nous n'avons aucune
connaissance. Il attribue la préservation de plusieurs villes à l'absence de toute communication
avec les lieux infectés.

Dès l'irruption du choléra-morbus à Astrakan
en 1823, le gouvernement prussien prit plusieurs
précautions sanitaires contre l'invasion de la maladie par les frontières orientales. Plus tard il envoya quatre médecins en Russie pour y examiner
le choléra. « Par suite du rapport de ces médecins
« des notions ont été acquises, d'où il résulte
« une probabilité presque équivalente à la certi-
« tude, que cette maladie appartient à la classe
« des maladies contagieuses, et que son invasion
« ne peut être empêchée que par des mesures qui
« préviennent toute communication avec les lieux
« infectés. » Ainsi s'exprime la gazette d'état de
Prusse, du 5 mai 1831.

Le conseil médical de Saint-Pétersbourg, dans
son avis officiel du 10 janvier 1831, déclare qu'il
se trouve forcé de reconnaître que la cause du
choléra-morbus, la seule bien prouvée, est une
contagion *sui generis*, moins virulente peut-être
que la peste, et exigeant une certaine prédisposition pour se développer dans le corps humain,

mais très certainement existante. Il regarde le choléra régnant dans l'empire russe comme contagieux, et recommande en conséquence les mesures
de police sanitaire employées en pareil cas. Il
affirme que les endroits cernés dès le commencement de la maladie en ont été préservés.

Le gouvernement saxon soumit à une surveillance rigide les provenances de Pologne, par
transit, à travers la Silésie et le grand duché de
Posen. Presque tous les états d'Allemagne ont pris
des mesures analogues; tous ceux de la Péninsule
Italique ont poussé jusqu'à l'excès les précautions
prohibitives, ont fait exécuter avec rigueur les
réglemens conservateurs de la santé publique. Si
leurs efforts ont été trahis, ne leur jetons pas l'ana-
thème, retenons en nos mains les traits du ridicule. Les lois de la prudence ont-elles quelque
chose à démêler avec l'incertitude de la fortune?
La vérité a-t-elle nécessairement besoin du succès
pour se montrer à l'éclat du soleil? En présence
du choléra qui s'avançait vers eux menaçant et
terrible, que vouliez-vous donc que fissent ces
peuples chrétiens, ces membres de la grande
famille européenne? Fallait-il qu'ils imitassent
l'aveugle fatalisme des Turcs? Les Turcs! et eux
aussi ils sont sortis de leur apathie. Le 26 octobre
1830, le gouvernement ottoman soumit les navires arrivant à Constantinople des ports infectés

ou suspects de la mer d'Azof et de la mer Noire,
aux épreuves sanitaires adoptées par ceux qui
viennent des lieux ravagés par la peste. Il établit
un mouillage de quarantaine dans le port de la
capitale.

Le gouvernement britannique ne peut pas être
accusé d'ignorance; surtout on ne dira pas qu'il
veuille entraver sans motif le commerce et l'industrie. Eh bien! ce gouvernement si éclairé, si
sage et si protecteur a aussi pris des précautions
contre le choléra. Un ordre du conseil de l'ami-
rauté, adressé en 1819 à tous les commissaires
des douanes, leur enjoignit de porter une attention particulière à l'examen de tout navire venant
de l'Ile-de-France, alors ravagée par le fléau des
Indes; il leur prescrivit d'en suspendre au besoin
les communications. Plus tard, c'est-à-dire le 5
octobre 1830, le conseil privé de la Grande-Bretagne, d'après une dépêche de lord Haytesbury,
ambassadeur d'Angleterre en Russie, prescrivit à
tous les commissaires des douanes de faire exécuter avec la plus grande sévérité les réglemens sanitaires en vigueur, à l'égard des provenances de
l'empire russe. Nous avons déjà dit que lorsque
le choléra éclata en Angleterre vers la fin de 1831,
le gouvernement consigna toutes les troupes dans
les casernes, et que les magistrats municipaux
d'Edimbourg établirent une maison de quaran-

taine pour les personnes qui avaient vécu autour des cholériques.

Le gouvernement belge prit des mesures semblables. Il choisit en cette occurrence le parti le plus sûr et partant le plus sage : l'expérience le justifia. Pour s'en convaincre il suffit de voir les faits et de les comparer.

A Gand où les mesures d'isolement ne furent pas exécutées, le choléra fit proportionnellement plus de ravages qu'à Bruxelles où les mesures sanitaires reçurent une exécution rigoureuse.

La maladie se manifesta à Roulers avec intensité, eu égard à la population; mais elle n'y dura que 20 jours, graces au soin extrême avec lequel l'administration appliqua les mesures d'isolement et de quarantaine, mesures qui étouffèrent aussi le fléau à son apparition à Saint-Ghislain et à Louvain.

Les heureux résultats des mesures sanitaires employées en Belgique sont consignés dans une lettre de M. de Theux, ministre de l'intérieur, écrite le 7 juillet 1832 à M. Lehon, ambassadeur belge à Paris. Tous les journaux de la Belgique applaudirent à ces mesures mises en usage pour isoler les malades.

En Hollande la transmissibilité du choléra a été reconnue par le gouvernement, les administrations municipales et sanitaires, la plupart des

médecins, la presse et l'opinion générale de la
population.

Toutes ces autorités administratives et gouver-
nementales n'ont point jugé inconsidérément la
question de contagion. C'est aux meilleures sources qu'elles ont puisé leurs renseignemens; elles
ont pris pour guides des hommes de pratique et
d'expérience, des personnages éminens auxquels
leur position scientifique ou sociale a permis d'é-
mettre une opinion en parfaite connaissance de
cause.

Ecoutons Delpech dans son rapport sur sa
mission en Angleterre :

« Le prince ambassadeur m'a introduit auprès
« de sir H. Halfort. Ce médecin fort instruit est
« pleinement convaincu de la propriété conta-
« gieuse du choléra. La même opinion est parta-
« gée par S. Th. Blane, qui a écrit dans les *Trans-*
« *actions médicales;* tout le conseil supérieur de
« santé est dans la même conviction, et il est très
« remarquable que ce conseil reçoit tous les jours
« les documens des médecins résidant sur les
« lieux où la maladie régne, et de ceux que le
« gouvernement y a envoyés, soit de Londres,
« soit de diverses autres villes; que son opinion
« se forme par les faits qui sont portés à sa con-
« naissance, et que parmi les membres qui le com-
« posent se trouvent le docteur Russel qui a résidé

« long-temps dans l'Inde, le docteur Barry connu
« par des travaux estimés, et que l'un et l'autre
« ont été envoyés en Russie pour y observer la
« maladie.

« Comme chez les fabricans et les négocians
« anglais la dénégation est systématique touchant
« le caractère contagieux du choléra indien, les
« médecins se croient obligés de respecter ce sys-
« tème. Ils donnent confidentiellement des détails
« propres à soutenir l'opinion du contagionisme
« qu'ils professent tous intérieurement; mais ils
« se refusent à donner de l'authenticité aux faits
« qu'ils citent, dans la crainte de nuire au com-
« merce de leur pays.

« J'ai trouvé en voyage un jeune moscowite, le
« docteur Lowenhayn, voyageant pour le compte
« du gouvernement russe dans la vue spéciale de
« l'étude des épidémies. Il a vu en Allemagne un
« grand nombre de médecins qui avaient observé
« le choléra à Berlin, à Vienne, à Hambourg, etc.
« Presque tous le regardent comme contagieux (1).

(1) Le savant professeur Hubeland, de Berlin, a publié une
dissertation sur le choléra, et il conclut de ses observations :
1° que cette maladie est étrangère à l'Europe et la même qui a
été observée dans l'Inde où elle a pris naissance; 2° que sa cause
est un principe particulier, et que c'est la même qui l'a engen-
drée et qui l'engendre encore au Bengale; 3° que le choléra se
propage par importation et par infection, en prenant ce mot
dans le sens le plus étendu; 4° enfin, qu'attendu sa transmissibilité, il appartient au nombre des maladies contagieuses.

L'illustre professeur Delpech ajoute ces mots remarquables : « Pour quiconque n'a pas jugé « avant de connaître, la contagion est la seule voie « de propagation du choléra qui soit susceptible « de démonstration, non pas de celle à laquelle « on peut procéder par des formules mathémati- « ques et que l'on exprime par des nombres, mais « de celle où l'on approche le plus possible de la « vérité par des probabilités; et il faut convenir « que peu de propositions physiques, fondées sur « des probabilités, en ont d'aussi grandes (1). »

Le choléra reviendra-t-il parmi nous à des inter- valles plus ou moins éloignés? Prendra-t-il racine sur notre sol? Y conservera-t-il son énergie pri- mitive? Toutes ces questions sont insolubles, car le terrible fléau ne trouve dans aucun fait connu la raison de son existence. Si rien ne démontre qu'il puisse s'acclimater dans nos contrées, rien ne garantit non plus qu'il doive entièrement se retirer de nous. En remontant au delà des temps actuels, nous assistons à l'importation d'une foule de maladies exotiques jadis inconnues à la France et qui ont fini par s'y fixer à demeure, en prenant place parmi les affections indigènes, et perdant de leur intensité à mesure qu'elles devenaient plus communes. D'ailleurs n'oublions pas que les

(1) Ouv. cité.

circonstances physiques au milieu desquelles nous nous trouvons paraissent favorables au développement du fléau d'Asie, que nous sommes exposés au danger de son invasion par la voie maritime et facilement accessibles à sa puissance meurtrière.

Que la prudence nous dirige toujours; et loin d'adoucir la sévérité des mesures préventives, prenons, s'il le faut, des précautions plus rigoureuses. Des insensés se rencontrent souvent qui tournent en ridicule ces quarantaines et tous ces établissemens sanitaires fondés par la sagesse de nos ancêtres. Puissent les gouvernans et les hommes d'état chargés de veiller à la conservation de la santé publique, ne pas oublier leurs devoirs et ne jamais être séduits par des doctrines désastreuses, qui fort heureusement se brisent impuissantes contre l'instinct des masses! Malheur à eux! malheur à nous! si la voix des sophistes et des novateurs téméraires pouvait un jour étouffer la voix de la raison et de l'expérience: il y va du salut commun.

NOTE.

De nouveaux renseignemens nous ont été communiqués sur les motifs qui ont déterminé l'émigration de quelques-unes des personnes citées dans cet ouvrage. De ces renseignemens il résulte que M. le docteur Beullac père, président alors de la société royale de médecine, n'a quitté la ville de Marseille qu'après la mort du docteur Reymonenq, son ami et son élève ; et que, pendant son séjour à la campagne, il a donné ses soins à des cholériques de la banlieue. Nous ajouterons que la courte émigration de M. Beullac pourrait trouver une excuse dans les sollicitations pressantes de ses trois fils qui, médecins comme lui, sont restés constamment à leur poste.

Nous avons également appris que le départ de M. Mathieu, docteur en médecine et secrétaire-général de la même société, avait eu lieu pour cause de maladie et d'après les conseils de feu le docteur Reymonenq. Cette circonstance que nous ignorions lorsque nous avons rédigé la 5e livraison de notre ouvrage, nous a été attestée par des personnes d'un caractère honorable et auxquelles nous devons toute confiance.

ERRATA.

Page 293, dernière ligne, *au lieu de* : où il promettait un retour à la vie, *lisez* : où il leur promettait un retour à la vie.

Page 328, sixième ligne, *au lieu de* : pourtant les fuyards pressaient le pas, *lisez* : partout les fuyards pressaient le pas.

TABLE

DES MATIÈRES.

TABLE

TABLE

DES MATIÈRES.

FIN DE LA TABLE.

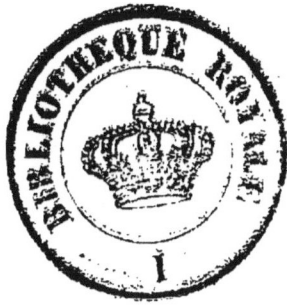